Gerlinde M. Wilberg · Karlo Hujber
Natürliche Geburtsvorbereitung und Geburtshilfe

Gerlinde M. Wilberg und Karlo Hujber

Natürliche Geburtsvorbereitung und Geburtshilfe

Ein Handbuch

Kösel

ISBN 3-466-34268-6

Druck und Bindung: Kösel, Kempten.
Umschlag: Elisabeth Petersen, München.
Umschlagfoto: Niki Mareschal – The Image Bank, München.

3 4 5 · 01 00 99 98 97

Inhalt

2. Teil: Wichtige Themen in der Geburtsvorbereitung und Geburtshilfe

3. Teil: Praktische Geburtsvorbereitung

4. Teil: Methodik und Didaktik in der Geburtsvorbereitung

Erklärung der verwendeten Symbole
Zur thematischen und methodischen Kennzeichnung der Übungen wurden die folgenden
Symbole verwendet:

⇨ Reflexionen
✧ Tagträume
○ Körperübungen

Einführung

Warum wir dieses Buch schreiben

Es gibt genügend Bücher über natürliche Geburt, Informationen zu den verschiedenen Geburtshilfe- und Geburtsvorbereitungsmethoden und noch mehr veröffentlichte Kritik über moderne (alternative) und technologische Geburtshilfe.

Doch es scheint, als ob sich die ganze Literatur hauptsächlich um das Wie, Wo und Was kümmert. *Wie* verläuft eine ideale Geburt? *Wo* soll sie stattfinden? *Was* müssen werdende Eltern wissen?

Vergessen ist allzuoft das »Wer«. *Wer* unterrichtet? – *Wen*?

Wer bin ich als Geburtsvorbereiterin oder Geburtshelfer? *Wer* sind die Eltern? *Wer* ist das ungeborene Kind? Gerade diese letzte Frage berührt uns stark.

So viele Bücher vermitteln:

Wenn Eltern, die mit Liebe und Bewußtsein mit ihrem Körper und dem ungeborenen Kind in Kontakt sind,
eine gute, natürliche (möglichst Haus-)Geburt ohne Interventionen erleben,
ist das Ergebnis ein zufriedenes, glückliches Baby und eine geglückte Eltern-Kind-Beziehung.

Doch ein Kind, ein neugeborener Mensch, ist nicht die Summe von Faktoren. Genausowenig, wie wir eine gute Geburt machen können, genausowenig können wir ein glückliches, zufriedenes Baby produzieren.

Neugeborene sind schon »Individualisten«, und manche sind, trotz dramatischer Schwangerschaft und Geburt, mit ihrem Leben auf der Welt zufrieden, während andere, trotz harmonischer Schwangerschaft und Geburt, sich verzweifelt schreiend gegen die neuen Eindrücke wehren.

Dieses Wunder zu vermitteln,

- daß das Neugeborene seine eigene Persönlichkeit, seine Erfahrungen und sein eigenes Wissen mitbringt, wobei diese Erfahrungen nicht unbedingt den unseren gleichen müssen;
- daß wir dies dem Neugeborenen zugestehen können und uns selbst zunächst in unserer Individualität kennenlernen und akzeptieren –

das bedeutet für uns Geburtsvorbereitung.

Ein Kind zu wollen, das heißt: bereit zu sein, eine uns völlig fremde Person in unsere Wohnung und Beziehung einzuladen und mit dieser Person mit allen ihren Eigenarten die nächsten 20 Jahre zu leben!

Vieles, auch in der sogenannten humanen Geburtshilfe, muß sich noch einmal umorientieren, um dem Baby als Individuum gerecht zu werden. Nicht alle Kinder wollen gebadet, sofort gestillt, ständig herumgetragen werden, genausowenig, wie alle Kinder ruhig im Wärmebettchen liegen wollen. Wer ist diese ungeborene Person, wie will sie geboren und behandelt werden?

Wer sind die Eltern? Welche Art von Geburt entspricht ihren individuellen Umständen, Hintergründen und Bedürfnissen?

Es ist immer wieder erschreckend zu sehen, daß sich zwar vieles zu ändern scheint, sich im wesentlichen aber doch nichts geändert hat. Ein Dogma löst das andere ab. Die Geburten in einer alternativen Klinik sind zwar »besser« als im »normalen« Landeskrankenhaus, aber sie laufen meist genauso uniform ab: anstatt »in einem sterilen Nachthemd liegen und Dammschnitt« ist es »nackt hocken und Urschrei bei Durchtritt des Kopfes«; anstatt Abhängigkeit von Peridural-Anästhesie oder Herztonmesser ist es Abhängigkeit von homöopathischen Mitteln oder vom warmen Bad. Weder das eine noch das andere ist für alle Frauen richtig.

Und wer sind wir selbst als Geburtsvorbereiterin oder Geburtshelferinnen und -helfer? Was bringen wir mit an Wissen, Erfahrung, Erwartung, Grundhaltung und Gefühlen? Nur wenn wir unsere eigene Individualität bejahen, anstatt uns eine Haube à la Lamaze, Kitzinger, Leboyer oder Odent überzustülpen, können wir auch auf die Individualität der werdenden Eltern und des Kindes reagieren.

Verantwortlichkeit, das hat etwas mit antworten zu tun: uns selbst und den Menschen, denen wir in ihrer Ganzheitlichkeit begegnen.

Wir hoffen, daß dieses Buch dazu beiträgt, daß du in diesem Sinne verantwortlich mit dir selbst, mit den werdenden Eltern und dem Kind umgehen kannst.

Wie du dieses Buch benützen kannst

Dieses Buch ist für alle, die beruflich mit Schwangeren und Gebärenden zu tun haben.

Es ist ein Arbeitsbuch, das neben persönlichen Fragestellungen und Reflexionen (1. Teil) auch ganz praktische Hilfen und Arbeitsmaterialien anbietet (2. bis 4. Teil). Es wird nicht genug sein, dieses Buch einmal durchzulesen und dann beiseite zu legen. Ein Großteil des Buches soll zum Durcharbeiten anregen.

Ein Teil der Leserinnen hat wahrscheinlich an unseren Fortbildungskursen teilgenommen, in denen viele Aspekte persönlich oder in der Gruppe bearbeitet werden konnten.

Wenn du deine Arbeit anhand dieses Buches machen möchtest, so nimm dir Zeit, die Inhalte und die Reflexionsübungen Schritt für Schritt durchzugehen. Leg dir dazu Papier und Schreibzeug zurecht, oder suche dir eine Partnerin, mit der du dich besprechen kannst und die die Übungen für dich anleitet.

Eine solche Zuhörerin sollte dich akzeptieren und respektieren, auch wenn du negative Gefühle äußerst. Sie sollte verständnisvoll und mitfühlend sein, aber nicht selbst vom Thema so stark betroffen, daß sie deine Gedanken und Aussagen durch ihre Reaktion wesentlich beeinflußt. Wenn nötig, erinnere sie daran, daß du nur laut denkst und dies für dich selbst durcharbeiten möchtest.

Bringe dich dabei nicht in eine Prüfungssituation, bei der du die »richtigen« Antworten geben mußt. Du sollst dir nur bewußt werden, wo du selbst mit deinen Einstellungen und Handlungen stehst, wo du sie so belassen willst und wo du Veränderungen vornehmen möchtest.

Wir haben uns bei der Erstellung des Buches darauf festgelegt, den Begriff »Geburtsvorbereiterin« zu verwenden, da wir davon ausgehen, daß in diesem Arbeitsfeld hauptsächlich Frauen tätig sind. In der Geburtshilfe sieht die Realität anders aus; wir hoffen, daß sich beide Geschlechter durch den Begriff »GeburtshelferIn« angesprochen fühlen.

Was bedeutet »natürliche Geburt«?

Natürliche Geburt bedeutet für die meisten von uns, so zu gebären, wie es Frauen seit tausenden von Jahren und noch immer in manchen Kulturen tun – ohne ärztliche Hilfe oder Intervention, aber umgeben von Frauen, die selbst geboren haben.

Natürliche Geburt sollte sich aber auch daran orientieren, was für uns individuell im Rahmen unserer Kultur und unserer persönlichen Lebenserfahrung natürlich ist. Warum sollte eine Frau, die bei jedem Kopf- oder Zahnschmerz Aspirin schluckt, nicht natürlicherweise bei der Geburt auch ein Schmerzmittel wollen?

Warum sollte eine Frau, welche die Hockstellung unbequem findet oder sich auf allen vieren geniert, nicht im Bett liegend gebären, wenn sie sich dabei am besten entspannen und so dem Geschehen öffnen kann? Und doch, wir wissen, daß nicht nur alle Medikamente, sondern auch die Rückenlage negative Nebenwirkungen hat. Was also ist die Lösung?

Viele Frauen beginnen von selbst, im Verlauf der Schwangerschaft bewußter mit ihrem Körper umzugehen. Sie nehmen Medikamente mit größerer Vorsicht ein, sie folgen mehr ihren Körpersignalen bzw. ihren Eß- und Schlafbedürfnissen als in nichtschwangeren Zeiten. Dies ist ein natürlicher Prozeß, der sie auf die Geburt vorbereitet.

Manche Frauen versuchen, mit Übungen ihren Körper an eine Hockstellung zu gewöhnen. Wenn dies einem inneren Bedürfnis entspricht, so ist das in Ordnung. Wenn sie diese Übungen aber aufgrund sozialen Drucks machen, ist es nicht mehr natürlich und auch nicht weiter erstaunlich, daß diese Frauen schließlich doch oft mit medizinisch-technologischer Geburtshilfe entbinden, denn eigentlich waren sie von sogenannter »natürlicher Geburt« nie wirklich überzeugt. Viele von ihnen fühlen sich dann jedoch als Versager, weil sie die in ihnen aufgebauten Erwartungen nicht erfüllt haben.

Deswegen liegt unsere Hauptaufgabe darin, den Frauen durch ungefärbte Information eine wirklich freie und faire Wahl zu ermöglichen: für die Art von Geburt und Geburtshilfe, die ihnen entspricht.

Eine Geburt läßt sich mit Bergsteigen oder Langstreckenlauf vergleichen. Wenn eine Frau sich auf den Geburtsprozeß einläßt und mit ihrem Körper im Einklang ist, so erlebt sie nicht unerträglichen Schmerz, sondern Anstrengung und Befriedigung, wie sie z.B. der Langstreckenläufer empfindet. Auch für ihn ist es wichtig, so zu atmen, wie es seinem Körper entspricht – nicht zu viel, nicht zu wenig. Wenn er unnötige Energie verschwendet, wenn er die Konzentration verliert, d.h. mit seinem Körper nicht mehr im Einklang ist, dann spürt er unerträglichen Schmerz und will aufgeben. Genauso ist es bei der gebärenden Frau.

Gebären, Langstreckenlauf, Bergsteigen…

Das ist jedoch nicht »jederfrau's« Sache. Manche lieben es. Manche hassen es. Manche wollen es gerne tun, entscheiden sich aber nach den ersten paar hundert Metern, doch lieber die Seilbahn oder den Bus zu benutzen (etwa in Form einer Peridural- Anästhesie). Manche beschließen vielleicht von vornherein, daß sie nicht bergsteigen wollen und fahren lieber an einen See. Sicherlich kann die Frau, die per Seilbahn die Bergspitze erreicht, die frische Luft und die Aussicht genauso genießen und als beeindruckende Erfahrung erleben.

Und doch, es bleibt die Frage, welchen Stellenwert *der Prozeß* hat, der zum gewünschten Ergebnis führt. Deswegen muß die Entscheidung und die Wahl bei der Frau/bei dem Ehepaar liegen. Sie müssen für sich selbst erfühlen, welche Art von Geburt sie wollen.

Zu dem Entscheidungsprozeß gehört allerdings in unserer derzeitigen Geburtshilfesituation, auf die Vielzahl der unnötigen und schädlichen Interventionen hinzuweisen.

Das Gebären an und für sich ist ein natürlicher Vorgang, so wie Atmen oder Verdauen. Unser Körper kann und macht das im Normalfall von selbst.

Welcher Arzt würde einen gesunden Kreislauf, den Atem- oder Verdauungsvorgang überwachen oder gar in ihn eingreifen, ihn beschleunigen oder verlangsamen? Das hätte mit Sicherheit Krankheitssymptome zur Folge. Wenn in einen normal verlaufenden Vorgang eingegriffen wird, ist es logisch, daß eher Komplikationen auftreten. Und doch wird gerade das sehr häufig in der Geburtshilfe gemacht. Sicher ist manchmal medizinische Hilfe notwendig, nämlich dann, wenn bestimmte Vorgänge nicht normal verlaufen und die Störungen körperliche Ursachen haben.

Sehr oft sind diese Störungen jedoch durch eine unnatürliche Lebensweise bedingt, und deshalb sind Bewegungs- und Atemübungen, Ernährungslehre und eben auch Geburtsvorbereitung wichtig.

Geburtsvorbereitung und natürliche Geburt – ein Widerspruch?

»Unsere Gefühle zurückzuhalten, uns zu beherrschen, ist falsch verstandene Tapferkeit. Es erfordert viel mehr Mut, wir selbst zu sein, besonders wenn wir von der Mißbilligung der Experten umgeben sind, die denken, sie wissen mehr über uns als wir selbst.«

(*Elisabeth Noble*)

Im Normalfall hat eine Schwangere zwei Möglichkeiten, sich auf die Geburt vorzubereiten:
- Sie kann sich entscheiden, die Kontrolle den Geburtshelfern zu überlassen.
- Sie kann sich selbst mit Hilfe von erlernten Entspannungs- und Atemtechniken kontrollieren.

Wenn sie jedoch jegliche Kontrolle loslassen will und trotz ungünstiger Situation sich in ihre individuelle Geburtserfahrung hineinbegeben will, dann braucht sie Geburtsvorbereitung anderer Art. Nicht Techniken und Regeln, sondern Selbsterfahrung und Selbsterkenntnis:

- Wissen um die eigenen Körpersignale und ein instinktives »Darauf-eingehen-können« (dies meint ein erprobtes und erlebtes Körperselbstvertrauen; nicht nur hypnotisierende Wiederholungen wie »Dein Körper kann gebären«, sondern Selbsterfahrung durch Übungen und Streßsituationen).
- Verständnis der eigenen Bedürfnisse und Abwehrmechanismen bei Streß, Enttäuschung, Angst und Schmerz (keine einstudierten Verhaltensmuster, sondern Akzeptieren der eigenen Begrenzungen, und die Erkenntnis, daß es verschiedene Möglichkeiten des Verhaltens gibt).

Für eine Gebärende, die sich mit widrigen Umständen auseinandersetzen muß – und das ist leider noch zu oft der Fall – ist es wesentlich, daß sie ihre eigenen Gefühle verstehen und zulassen und ihren Körperbedürfnissen vertrauen kann.

Wenn aber eine Frau in optimalen äußeren Umständen gebären kann und dazu ein hohes Maß an Körperselbstvertrauen hat, braucht sie eigentlich keine Geburtsvorbereitung.

»Der weibliche Körper kann von selbst ein Kind in sich wachsen lassen, sollte er unfähig sein, das Kind von selbst zu gebären!?«

(Elisabeth Noble)

Nehmen wir uns selbst nicht zu wichtig!
Wir bräuchten keine Geburtsvorbereitung,

- wenn Ärzte und Hebammen schwangere Frauen und Paare als verantwortliche Erwachsene behandeln würden…;
- wenn sie bei der Vorsorgeuntersuchung auf die Individualität jeder schwangeren Frau achten und eingehen würden…;
- wenn eine Frau bei jeder Vorsorgeuntersuchung darin gefördert würde, auf ihre Körpersignale zu achten (es braucht manchmal nur eine Frage und die Zeit, der Antwort zuzuhören)…;
- wenn Frauen und Männer den GeburtshelferInnen vertrauen könnten, daß diese nicht ohne Erklärung oder wichtigen Grund intervenieren…

Wenn das Körpervertrauen der Frauen nicht untergraben, sondern gefördert wird, und die Geburtshelfer nicht unnötig eingreifen,
dann kann natürliche Geburt von selbst geschehen.
Wir müssen über unsere Rolle Klarheit haben. Sind wir bereit, uns überflüssig zu machen?

Welche Geburtsvorbereitung ist die natürlichste?

»Nichts ist neu daran, wie Frauen gebären. Neu ist nur das Verhalten derer, die den Geburtsprozeß kontrollieren.«

(Elisabeth Noble)

Jede Beeinflussung des Verhaltens einer gebärenden Frau – sei der Vorschlag noch so gut gemeint – ist ein Eingriff in den natürlichen Prozeß. Hinterfrage deshalb jede Geburtshilfe- oder Geburtsvorbereitungsmethode (-technik, -übung), ob sie nicht letztlich doch die Gebärende von sich selbst entfremdet.

So oft wird die medizinisch-technologische Intervention angegriffen – und es stimmt, sie ist oft unnötig und schädlich – doch werden von denselben wohlmeinenden Kritikern neue alternative Interventionen angeboten und sogar zur Regel gemacht. Es geht jedoch nicht darum, ob bestimmte Methoden besser sind als andere, sondern darum, daß es keine Methode der Geburtsvorbereitung oder Geburtshilfe gibt, die einer so individuellen Erfahrung wie Geburt in jedem Fall entspricht.

Warum werden dann immer wieder neue Methoden erdacht und übernommen, für etwas, das eigentlich keine Methode braucht? Jede Methode beinhaltet Regeln, die irgendwie versprechen, daß der Geburtsprozeß vorausplanbar und kontrollierbar ist, und diese Kontrolle entspricht nicht nur dem Bedürfnis der GeburtshelferInnen und Geburtsvorbereiterinnen, sondern vieler schwangerer Frauen und Paare.

Geburtsvorbereitung bleibt oft dabei stehen, den Geburtsprozeß intellektuell verständlich zu machen und gängige Geburtshilfemethoden zu kritisieren. Zu oft betont eine Geburtsvorbereiterin die Wichtigkeit von Faktenwissen und vermittelt Techniken, um mit den Kontraktionen kontrollierter umgehen zu können. Sie setzt damit Standards für eine natürliche Geburt und schafft so neue Abhängigkeiten, die den Rest an Selbstvertrauen nehmen können, den die Eltern noch hatten.

Die Geburtsvorbereiterin wird dadurch zur Expertin und die werdenden Eltern zu Konsumenten und Empfängern. Nun müssen sie noch mehr Regeln befolgen. Gut, es mögen bessere Regeln sein, aber was bringt es, wenn ihnen diese nicht entsprechen?

Geburtsvorbereitung sollte in erster Linie werdende Eltern dazu ermuntern, für sich selbst herauszufinden und zu entscheiden, was sie wirklich wollen – welche Art von Geburt und welche Art von Geburtshilfe. Ihr Ziel sollte es sein, werdende Eltern zu befähigen, ihre körperlichen und seelischen Veränderungen besser zu verstehen und in ihnen die Bereitschaft wecken, sich ihrem individuellen Geburtsgeschehen zu öffnen.

Das ist dann »natürlich« für dieses individuelle Elternpaar.

Was soll vermittelt werden?

Früher hörte man oft: »Vielen Dank, Herr Doktor, ohne Sie hätte ich es nicht geschafft.«
Und heute ebenso oft: »Ohne die Hilfe der Geburtsvorbereiterin hätte ich es nicht geschafft.
Im Kurs habe ich genau gelernt, was ich zu tun hatte, und es wirkte!«
Das spiegelt ein Ergebnis falsch verstandener Geburtsvorbereitung wider. Es geht weder
darum, wissenschaftliche Information zu vermitteln, noch verhaltenspsychologisch orien-
tierte Techniken der Entspannung und Atmung einzuüben. Es geht vielmehr darum, das
Selbstvertrauen der Frauen in ihren eigenen Körper und dessen Autorität zu stärken. Das
bedeutet im einzelnen:

- Mein Körper kann mein Kind gebären.
- Mein Körper weiß, was er braucht.
- Ich kann auf meinen Körper hören und auf seine Signale reagieren.
- Ich weiß, wie sich mein Körper am besten entspannen kann.
- Ich weiß, welche Atmung meinem Körper am besten zusagt.
- Ich bin mit meinem Baby in mir verbunden.

Wenn eine Frau die Gelegenheit hat, dieses Selbstvertrauen im Geburtsvorbereitungskurs
zu erleben und die Erfahrung mit ihrem Partner zu teilen, kann ihre Reaktion nach der Geburt
so lauten: »Ich hab's geschafft. Mein Körper hat wunderbar gearbeitet. Ich habe mich als
Ganzes erlebt. Ich war meinem Mann sehr nahe.«
Was für ein Unterschied zu der Frau, die hilflos und ängstlich hofft, daß der Arzt sie
entbindet, oder der Frau, die zwar erfreut ist, wie gut ihr Körper funktionierte, aber sich das
Geschehen nicht wirklich aneignet.
Es ist für die Geburtsvorbereiterin sicherlich nicht einfach, von der Psychoprophylaxe, die
ihr Autorität gab, zu einem Kurskonzept im obigen Sinn zu wechseln:

- Erstens ist es notwendig, daß die Geburtsvorbereiterin ihrem eigenen Körper vertraut und
  ihn genießt, sonst kann sie dieses Vertrauen nicht weitergeben.
- Zweitens ist es wichtig, daß sie Geburtsvorbereitung nicht als eine Vermittlung von
  Wissen sieht (von dem sie immer mehr hat als die Teilnehmer, was ihr dann Autorität
  gibt).
- Drittens darf sie nicht daran glauben, daß intensives Lernen und Üben die Voraussetzung
  für eine gute Geburt sind, denn Geburt läßt sich nicht produzieren.

Solange die Geburtsvorbereiterin glaubt, daß Geburt eine komplizierte Angelegenheit ist,
bereitet sie nicht auf eine natürliche Geburt vor.

Der psychologische Hintergrund der Gebärenden

Wie eine Geburt verläuft (ob z.B. Komplikationen oder starke Schmerzen auftreten oder nicht), ist vom psychologischen Hintergrund der Gebärenden abhängig. Und die körperliche Konstitution, der genetische Hintergrund, die geburtshilflichen Auswirkungen?… werden jetzt viele denken. Auch diese sind vom psychologischen Hintergrund beeinflußt.

Was ist der psychologische Hintergrund einer Geburt?

- Die Erfahrung der eigenen Geburt (und was ich als Frau darüber hörte);
- die Erfahrung der eigenen Mutter und der Einfluß des Elternhauses (Erziehung);
- die Sozialisation (kulturelle Beeinflussung).

Diese Erfahrungen prägen unsere Grundhaltungen zur Geburt:

- unsere Einstellung zu Ernährung, wie wir mit unserem Körper umgehen usw…;
- unsere Einstellung zu Mutter- und Vaterschaft, ob wir ein Kind wollen usw…;
- unsere Einstellung zu Sexualität, Feminität und Maskulinität in uns selbst usw…;
- unsere Einstellung zur derzeitigen medizinischen Praxis, ob wir uns kritisch informieren, unsere Wünsche äußern usw…;
- unsere positive oder negative Lebenseinstellung, ob wir Drama brauchen, Komödie vorziehen, Langeweile fürchten usw…

Diese Grundhaltungen wiederum schreiben unser Lebensdrehbuch:

- unsere gegenwärtige Lebenssituation mit oder ohne Partner;
- unsere körperliche Gesundheit und Fitness;
- unsere Wahl von Krankenhaus, Hebamme, Art der Geburtshilfe;
- den Verlauf unserer Geburt.

Es ist wichtig, die Verantwortung für das eigene Leben zu akzeptieren und zu übernehmen, anstatt äußere Faktoren ständig verantwortlich zu machen: die schlechte Geburtshilfesituation, die schlechte Konstitution, das Schicksal … Unsere Erfahrungen können wir zwar nicht rückgängig machen, aber wir können unsere Einstellungen, die daraus resultieren, überprüfen und verändern und dadurch unser Lebensdrehbuch umschreiben.

Geburtsvorbereitung ist mehr als Wissensvermittlung

Ein Kind in sich entstehen zu lassen und zu gebären ist eine unwahrscheinlich »gefühlsge-laden« Erfahrung. Alles scheint sich zu verändern:

- Das Verhältnis zum eigenen Körper:
  Angst, Unsicherheit über das Aussehen, die »Rundungen«, Wehwehchen (Hämorrhoi-den, Rückenschmerzen usw.). Die Frau fühlt sich nicht mehr als sie selbst, beschwerlich, unbeholfen, oder beschwingt, rund, wohlig. So oder so, es ist Schmerz dabei, Abschied von einer Lebensphase, entweder Abschied vom »Nur«-Frau-sein oder eben von der Schwangerschaft, wenn sie körperlich als schön erlebt wurde…
- Das Verhältnis zum Lebensstil:
  Einkommen; Tageseinteilung, Nachtstörungen; Beziehungen zu Freunden, Freizeitmög-lichkeiten, Interessen verändern sich (Kinobesuch wird zum Spaziergang im Park)…
- Das Verhältnis zum Partner:
  Zeit und Energie verändern sich; Sexualität; »Machtverschiebung«: wer verdient das Geld?…
- Das Verhältnis zu den eigenen Eltern:
  Fähigkeit, Grenzen zu setzen; Frau kann das Kind besser beschützen als sich selbst; Aufmerksamkeit, Zuwendung wendet sich dem Enkelkind zu; Neid auf das, was man/frau selbst nie kriegte…
- Sonstige Gefühle:
  Angst vor Schmerz (körperlicher, verlassen werden); Angst vor Behinderung (eigener, durch Schwangerschaft; des Kindes); Angst vor Unfähigkeit (natürlich zu gebären, das Kind zu lieben); Ärger und Wut (auf Partner, Ärzte, Eltern); Neid (auf Männer, Freunde ohne Kinder); Sorge (über das eigene Aussehen, Gesundheit, Auswirkungen des Kindes auf den eigenen Lebensstil, Gesundheit des Kindes); Trauer (über den Verlust von Unabhängigkeit, Freiheit); Hoffnung; Genuß; Freude; Liebe…

Was machen wir mit diesen Gefühlen?

Einerseits:
- ist es besser, man/frau rührt nicht daran, sie könnten explodieren;
- sind wir keine qualifizierten Therapeuten (und sogar, wenn wir es wären…);
- kommen die Paare nicht zur Therapie in die Geburtsvorbereitung.

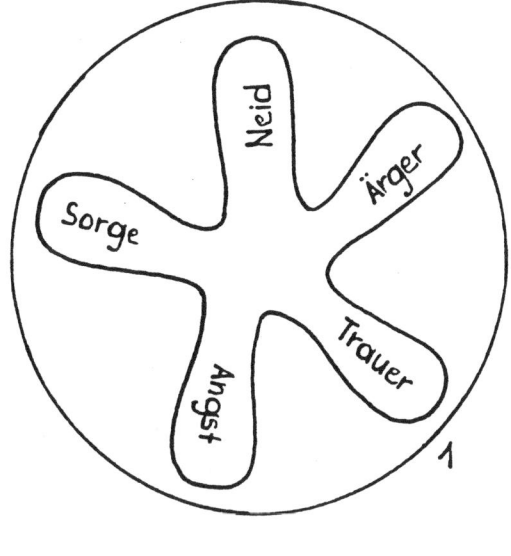

Abb.1: Vorhandene Gefühle, eingebettet in einen Schutzraum von Stabilität und hormonellem Schutz wärend der Schwangerschaft.

Abb.2: Eines der Gefühle wächst aus der Proportion, verlangt Aufmerksamkeit, ist störend.

Abb.3: Vorhandene Gefühle sind so stark, daß sie den Schutzmantel zu sprengen drohen. Schwangere fühlt sich zum »Platzen« oder zieht sich zurück, ist depressiv, um der Explosion engegenzuwirken.

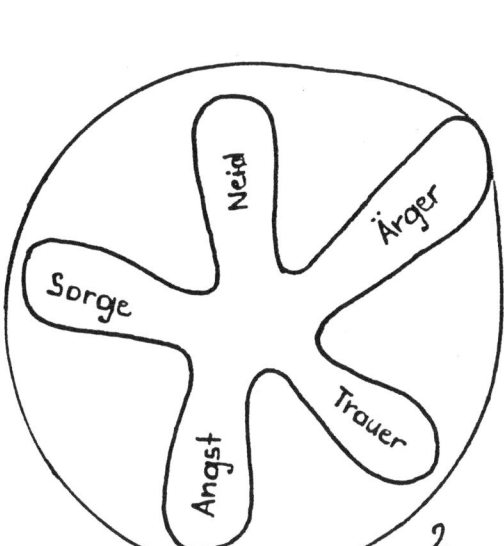

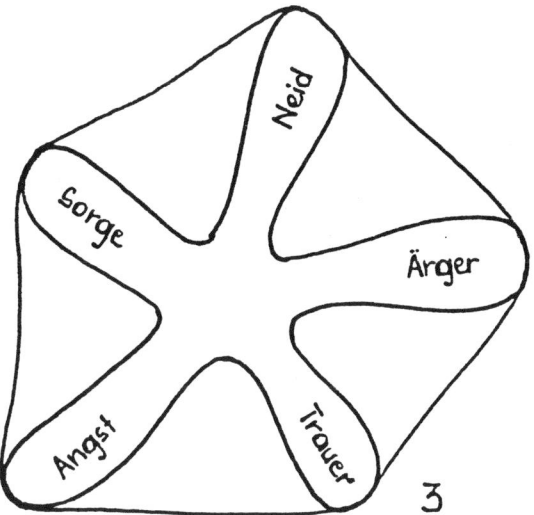

Andererseits:
- sind die emotionalen Aspekte untrennbar von Körper und Geist;
- können wir keine rein körperliche oder sachliche Geburtsvorbereitung machen;
- sind gute, gesunde Gefühle die Basis einer guten Geburtserfahrung.

Außerdem wissen schwangere Paare oft nicht, wo sie sonst mit ihren Schwierigkeiten und Nöten hingehen sollen.

Was also ist unsere Rolle als Geburtsvorbereiterin?

Nicht analysieren!
Nicht therapieren!

Wir sind nicht verantwortlich für die Gefühle der Schwangeren, wir brauchen die negativen Gefühle nicht in positive zu verwandeln; z.B. Angst in Vertrauen; Neid in Bewunderung; Haß in Mitgefühl.
Können wir es akzeptieren, daß unsere KursteilnehmerInnen negative Gefühle haben? Können wir es akzeptieren, daß es okay ist, Angst, Ärger oder Neid zu fühlen? Können wir es akzeptieren, daß wir selbst negative Gefühle haben?

1. Teil
Persönliche Erlebnisse und Erfahrungen als Fundament deiner Arbeit

Motivation

Wir alle haben vielerlei Gründe, warum wir in dieser Arbeit sind. Vielleicht hat ein Mensch, den wir bewunderten, uns dahingehend geprägt … vielleicht war es der frühe Tod eines Geschwisterchens oder das Geburtsgeschehen unseres Kindes … vielleicht blieb nach abgebrochenem Studium, Hausfrau- und Muttersein, nur dieses übrig … mit irgendetwas wollen wir Geld verdienen. Ist es Berufung, unser Traumberuf, oder wollten wir eigentlich lieber selbst Ärztin sein oder etwas ganz anderes machen?

Unsere Motivationen sind sehr vielschichtig, manche offen und manche versteckt. Manche passen wie Puzzleteile haargenau ineinander und manche widersprechen sich.

Es ist verständlich, daß unsere Motivationen unsere Arbeit mitprägen, und deswegen ist es wichtig, daß wir darüber reflektieren und uns bewußt werden, welche Motivationen uns in unserer Arbeit anfeuern, welche uns bremsen und welche uns in die eine oder andere Richtung drängen.

✧ Tagtraum: Warum ich Geburtsvorbereiterin wurde

Vorübung

Laß zu, daß dein Körper sich entspannt, weich wird. Erlaube deinem Körper, die Stellung einzunehmen, in die er schmelzen will. Das geht langsam, ganz allmählich…

Wenn sich nichts verändern will, so bleib still, verspanne dich nicht dabei, erlaube dir, einfach so zu sein, wie du bist.

Nimm alle Körperempfindungen wahr und wichtig, und laß dich deine Bedürfnisse wissen,… auch wenn es dir jetzt vielleicht nicht möglich ist, sie zu befriedigen.

Achte auf deinen Atem. Erlaube auch ihm, ganz frei in dich und von dir zu fließen,… Und wenn dir das noch nicht ganz gelingt, seufze bei jedem Ausatmen ein bißchen. Nicht forciert, nur gerade so viel, daß du damit loslassen kannst, die Luft hergeben, die Anspannung weggeben kannst. (Wenn du in hohen, gepreßten Tönen seufzt: laß tiefe Töne zu, uuuh, aaah, oooh …).

Gib dich dem Atemgeschehen hin, … laß ihn dich bewegen. Laß dich fühlen, was sich in deinem Körper bewegt, wenn du atmest: Brustraum, Bauchdecke … laß die Atembewegungen weiter und weiter in dir vordringen, aber forciere nichts; schau nur zu, erlebe dich.

Nun bleib ruhig sitzen oder liegen, wenn du dich wohlfühlst in deiner Position. Bleibe einfach für die nächsten Minuten in dir ruhen.

Wenn du dich nicht ganz wohlfühlst: räkle und strecke dich, gähne, aale dich wohlig …
Dann komme langsam zur Ruhe in dir.
Laß dich spüren, wie du jetzt weicher und weicher wirst.
Laß dich dich selbst spüren.

Tagtraum

Nun möchte ich dich auf eine kleine Reise in die Vergangenheit mitnehmen.
Du brauchst nichts erzwingen, nichts entstehen lassen. Laß deine Gedanken wandern, wohin sie wollen, ich gebe dir etwas Führung. Du beobachtest einfach, was vor deinem inneren Auge auftaucht. Laß die Gedanken zu, vertraue deinen inneren Bildern.
Beginnen wir mit der Gegenwart:
Versuche nun – mit geschlossenen Augen – von diesem Raum und von dir darin ein Bild entstehen zu lassen, so wie du jetzt gerade sitzt oder liegst. Nimm wahr, wie du dich selbst siehst und wie du dich fühlst…
Dann laß das Bild wieder verschwimmen.
Wandere in Gedanken langsam zurück zu dem Zeitpunkt, als du dich vorher in diesem Raum niedergelassen hast. Wie fühltest du dich da? Welche Bilder und Gedanken tauchen in der Erinnerung daran auf?
Gehe nun langsam zurück durch den heutigen Tag.
Was hast du alles getan … wie hast du dich gefühlt, heute morgen beim Aufstehen …? Schau einfach, welche Erinnerungen und Gefühle vor dein inneres Auge treten. Erzwinge nichts. Schau einfach, was kommt, als ob du einen Film betrachten würdest.
Nun wandere weiter zurück durch die letzte Woche.
Wichtige und kleine vergessene Ereignisse mögen auftauchen: Augenblicke, in denen du ganz du selbst warst, Situationen, in denen du eine ganz andere warst, als du jetzt bist.
Schau einfach zu, was kommt, und wandere langsam – in Gedanken – weiter zurück … durch die vergangenen Wochen.
Halte keinen der Gedanken fest …
Laß ein Bild, eine Erinnerung in dir auftauchen. Betrachte es, und laß es wieder verschwimmen. Produziere keine Erinnerung, sondern sieh zu, was von selbst kommt. Alles ist gleich wichtig … triff keine Auswahl … schau einfach deinen Gedanken zu, wohin sie wandern…
Wandere weiter zurück durch die letzten Wochen, Monate, Jahre, und laß Erinnerungen auftauchen. Welche Situationen und Begegnungen waren da, die dich in deinem Wunsch beeinflußt haben, Geburtsvorbereitung zu machen? Wenn eine Situation in dir auftaucht, nimm sie wahr, betrachte sie, nimm die Menschen wahr, die damit zu tun hatten, und laß dich noch einmal fühlen, was du damals gefühlt hast.
Erinnere dich an die Umstände und die Gegebenheiten drumherum. Laß dann die Erinnerung los, wandere ein bißchen weiter, vorwärts oder rückwärts in deinem Leben.
Laß eine andere Begegnung oder Situation in dir auftauchen, die für dich wichtig war in bezug auf natürliche Geburt und das, was du jetzt machen willst.

Laß die Erinnerung in dir lebendig werden, die Umstände, die Menschen, die Gefühle. Und laß dir Zeit.

Schau einfach nur, was da so in dir auftaucht. Vielleicht sind es Situationen, die scheinbar gar nichts mit dem Thema zu tun haben. Nimm einfach alle Bilder und Erinnerungen wahr, die in dir auftauchen.

Nun halte Ausschau und laß dich zu der Erinnerung führen, zu der Situation oder Begegnung, die ursprünglich den Ausschlag dafür gab, daß du jetzt hier bist, daß dich das Thema Geburtsvorbereitung so interessiert. Schau einfach zu, was kommt …

Eine Begegnung oder ein Geschehen, das dir damals vielleicht gar nicht wesentlich erschien, das jedoch in dir den Samen legte, Geburtsvorbereiterin werden zu wollen.

Triff keine Auswahl. Schau einfach alles an und laß es wieder zerfließen. Dann laß etwas Neues in dir auftauchen.

Versuche, nichts zu bewerten, sondern einfach wahrzunehmen, was da an Erinnerungen und Gefühlen in dir hochkommt, mögen sie noch so irrational und ohne Bezug sein.

Laß dir Zeit, laß verschiedene Situationen und Begegnungen vor dir abrollen, bis du das Gefühl hast: Das war's, das hat's in mir ausgelöst!

Laß dir Zeit und schau einfach mal, was kommt.

Wenn du das Gefühl hast, fertig zu sein, oder wenn du aufhören willst, so dehne und räkle und strecke dich. Atme tief durch, hol dein Schreibzeug und schreibe für dich selbst in aller Ruhe auf, woran du dich erinnern konntest. Triff dabei wiederum keine Auswahl. Schreib einfach alles nieder.

Dauer der Übung: ca. 20 Minuten

⇨ Was bedeutet es für dich, Geburtsvorbereiterin zu sein?

Beantworte zwei der folgenden Fragen schriftlich oder als Paarübung:

- **Frage 1:**
  Welche *Rolle* spielt die Geburtsvorbereitung in deinem Leben?
  Welche Rolle spielt die *Geburtsvorbereitung* in deinem Leben?
  Welche Rolle spielt die Geburtsvorbereitung in *deinem* Leben?
- **Frage 2:**
  Wie würde dein Leben *ohne* die Geburtsvorbereitungsarbeit aussehen?
  Wie würde dein Leben ohne die *Geburtsvorbereitungsarbeit* aussehen?
  Wie würde *dein* Leben ohne die Geburtsvorbereitungsarbeit aussehen?

- **Frage 3:**
  Wie *stark* ist dein Leben durch die Geburtsvorbereitungsarbeit geprägt?
  Wie stark ist dein Leben durch die *Geburtsvorbereitungsarbeit* geprägt?
  Wie stark ist *dein* Leben durch die Geburtsvorbereitungsarbeit geprägt?
- **Frage 4:**
  Inwiefern *ändert* die Geburtsvorbereitungsarbeit dein Leben?
  Inwiefern ändert die *Geburtsvorbereitungsarbeit* dein Leben?
  Inwiefern ändert die Geburtsvorbereitungsarbeit *dein* Leben?

Als Paarübung (ca. 10 Minuten):
- A stellt dieselbe Frage mit unterschiedlicher Betonung immer wieder – insbesondere, wenn B ins Stocken kommt oder vom Thema abschweift, wird die Fragestellung von A wiederholt (5 – 7 Minuten).
- A gibt zusammenfassend wieder, was sie verstanden hat (2 Minuten).
- B gibt Feedback, ob die gemachten Aussagen richtig verstanden wurden (1 Minute).

Aus dieser Reflexion wird u.a. deutlich, daß es nicht nur einer Initialzündung bedarf, um unsere Arbeit jetzt am Laufen zu halten. Wir brauchen ständig neuen »Brennstoff«, neue Motivation für unsere Arbeit.

⇨ Begeisterung und Energie für deine Arbeit

Beschreibe schriftlich oder einem zuhörenden Partner:
- Was feuert dich an?
- Was hält deine Flamme am Brennen?
- Welche Situationen oder Ereignisse geben dir neue Energie?

Nicht immer können und wollen wir mit Begeisterung und Energie tätig sein.

⇨ Was hemmt deine Motivation?

Beschreibe schriftlich oder einem zuhörenden Partner:
- Was bremst Dich manchmal?
- Welche Situationen oder Ereignisse wirken besonders blockierend/hemmend auf deine Motivation, mit der Arbeit fortzufahren?

Am meisten wird unsere Motivation wohl gehemmt, wenn keine Befriedigung unserer Bedürfnisse stattfindet. Wenn eine Sache, eine Beziehung, eine Tätigkeit keinerlei Bedürfnisse befriedigt, können wir dafür keine Motivation aufbringen.

⇨ Deine Arbeit – eine persönliche Befriedigung?

Beschreibe schriftlich oder einem zuhörenden Partner:
- Welche deiner eigenen Bedürfnisse befriedigt die Geburtsvorbereitung? (Beschreibe alles, was dir dazu einfällt, egal wie wichtig oder sinnvoll es dir erscheint.)
- Welche »Eigenschaften« kannst du dadurch ausleben (Macht, Spontaneität, viel reden, usw…)?
- Welche »Dinge« erhältst du durch die Arbeit mit Schwangeren (Geld, Bewunderung, Autorität, usw…)?

Ordne deine Bedürfnisse nach ihrer Wichtigkeit für dich. Dann frage weiter:
- Die Befriedigung welcher Bedürfnisse sind dir am wichtigsten (zweitwichtigsten, usw.)?
- Überprüfe dich selbst, welche deiner Bedürfnisse tatsächlich in der Realität des Kurseleitens/der Geburtshilfe befriedigt werden.
  Welche bleiben unbefriedigt?
  Wie stimmt dies mit deinen vorher gesetzten Prioritäten überein?
  Bleiben wichtige Bedürfnisse unbefriedigt? Werden eher unwichtige Bedürfnisse erfüllt, oder hast du das Gefühl, daß deine wichtigsten Bedürfnisse befriedigt werden?

Es ist durchaus legitim und positiv, wenn du eigene Bedürfnisse befriedigt haben willst. Es ist aber wichtig, daß du dich selbst wissen läßt:
Wofür brauche ich diese Arbeit?
Was erwarte ich von dieser Arbeit?
Wenn wir unsere eigenen Bedürfnisse unterdrücken, mag es uns zwar möglich sein, die Bedürfnisse anderer zu erfüllen, aber auf die Dauer züchten wir Bitterkeit und Frustration, die sich dann in das einschleicht, was wir anderen geben.

Meine Schwächen und Stärken

Die Geschichte vom Teufelchen

Ein Kind wurde immer wieder vom Teufel geärgert. Er zwickte, er kratzte und flüsterte böse Gedanken in sein Ohr. Das Kind schubste den Teufel weg: »Geh fort, ich mag Dich nicht!«
Doch der Teufel schlich sich heimlich wieder heran. Je mehr das Kind versuchte, sich den Teufel vom Leib zu halten, desto listiger wurde er. Er kam immer häufiger.
Er kam unversehens von hinten, wenn das Kind nicht an ihn dachte. Wohin sich auch das Kind wandte, der Teufel kam immer nach. So konnte das Kind schließlich nichts anderes mehr denken und tun. Es war pausenlos damit beschäftigt, sich den Teufel vom Leib zu halten bzw. ihn wieder los zu werden.
Da hatte das Kind eine Idee. Es nahm den Teufel fest in den Arm, wie einen Teddybär, wiegte ihn, streichelte ihn und sagte: »Du darfst jetzt bei mir bleiben. Du gehörst zu mir, ich werde Dich nicht mehr fortschicken.« Und der Teufel begann sich wohl zu fühlen. Das war es ja, was er die ganze Zeit gewollt hatte. Akzeptiert und anerkannt zu werden!
Und das Kind drückte ihn fest an sich und sagte: »Ich mag Dich, Du gehörst zu mir.«
Der Teufel war gar nicht mehr böse, er wurde zu einem kleinen, lieben Teufelchen. Er lebte gerne mit dem Kind und das Kind lebte gerne mit ihm. Sie hatten Spaß miteinander.
Endlich hatte das Kind Zeit für alle seine anderen Spiele, denn das Teufelchen war jetzt friedlich, es brauchte nicht mehr bekämpft zu werden. Ja, das Teufelchen half ihm sogar, den großen Turm aus Bausteinen zu bauen, anstatt ihn immer wieder zu zerstören.

Wenn Teilnehmerinnen in Trainings für Geburtsvorbereiterinnen um eine Selbstreflexion gebeten werden, ist es für die einzelnen sehr oft schwierig, lobende oder kritische Aussagen über sich selbst zu machen.

Deshalb ist die Geschichte vom Teufelchen so wichtig. Wir können unsere Schwächen ignorieren, nicht wahrhaben wollen, wegschieben…; sie kommen doch immer wieder durch und stören dann unsere Arbeit, unsere Beziehungen und unser Leben. Wenn wir sie jedoch akzeptieren, haben wir die Chance, sie kreativ zu nutzen.

In den folgenden Überlegungen kannst du dir deine Stärken und Schwächen näher ansehen.

⇨ Kennst du deine Schwächen?

- Erstelle eine Liste all deiner Schwächen, die dir in den Sinn kommen.
- Nun schau dir die Liste an:
  Welche dieser Schwächen kannst du akzeptieren? (Okay, so bin ich, das gehört zu mir, so will ich sein …)
  Welche dieser Schwächen empfindest du als störend, nicht zu dir gehörend?

⇨ Kennst du deine Stärken?

- Erstelle eine Liste all deiner Stärken, die dir in den Sinn kommen.
- Nun schau dir die Liste an:
  Welche dieser Stärken lebst du in welchen Bereichen? Gibt es bestimmte Stärken, die du nur in gewissen Situationen mit gewissen Personen lebst? Warum?
  Welche dieser Stärken sind eher latent in dir? Was fehlt, um sie lebendig werden zu lassen?

An dieser Stelle noch ein Gedanke. Für mich ist jede Schwäche gleichzeitig eine Stärke. Aber umgekehrt kann jede Stärke auch eine Schwäche sein. Wenn ich mir einer Stärke nicht bewußt bin und sie nicht mit Bewußtsein einsetze, kann sie sich leicht in eine Schwäche verwandeln.

Ein Beispiel:
Ich bin intuitiv, das ist eine meiner Stärken. Wenn ich mit meiner Intuition jedoch nicht mit Bewußtsein umgehe, kann sich das als Voreingenommenheit auswirken.
Ich kann mich also nicht blind auf meine Stärke verlassen, ich muß mit Gespür daran gehen. Ich muß mich prüfen: Ist es wirklich Intuition, oder welche anderen Gefühle spielen mit hinein?

⇨ Schwächen in Stärken verwandeln

- Finde eigene Beispiele für deine Stärken!
- In welche Schwächen könnten sich deine Stärken verwandeln?
- Worauf mußt du achten?

Wie kann sich aber nun eine Schwäche in eine Stärke verwandeln?

Ein Beispiel:
Ich bin ein distanzierter Mensch, ich lasse mir andere nicht leicht nahekommen. Eigentlich eine Schwäche in meiner Arbeit, die einen konstanten Umgang und Nähe mit anderen Menschen erfordert.
Jedoch: Diese Schwäche, anerkannt und bewußt gelebt, ist eine meiner Stärken im Leiten von Kursen. Ich kann Grenzen setzen und einhalten. Positiv für mich: Ich kann meine Interessen wahren.
Positiv für die Kursteilnehmer: Ich fördere Unabhängigkeit (siehe dazu auch das Kapitel »Verantwortlichkeit«, S. 75-79).
Aber ich muß diese Schwäche voll anerkennen, sonst funktioniert es nicht. Wenn ich z.B. meine, diese Schwäche übergehen zu müssen, also gegen mein Gefühl handle, mir selbst keinen Abstand gönne, bin ich früher oder später vor Erschöpfung den Tränen nahe. Allein das Wissen um eine Schwäche nützt nichts. Ich muß sie akzeptieren und voll leben – dann ist sie eine Stärke.

An dieser Stelle ein paar zusätzliche Überlegungen:
- Brauche ich meine Schwäche, um die Stärke leben zu können?
- Warum halte ich an der Schwäche fest?
- Warum glaube ich, daß ich mit Aufgabe der Schwäche auch die Stärke verlieren würde?

Das braucht nicht so zu sein. Es gibt andere Möglichkeiten, Stärke auszudrücken, ohne dazu die Schwäche zu brauchen. Eine Konkretisierung des letzten Beispieles zum besseren Verständnis. Darin wird deutlich, wie die Fähigkeit, Grenzen zu setzen und einzuhalten, eingesetzt werden kann:

Ein Beispiel:
a) Ich kann einen Kursabend Punkt 22.00 Uhr beenden, aus dem Gefühl heraus, wenn ich den kleinen Finger reiche, wollen sie die ganze Hand. Es wird bestimmt nicht bei 5 Minuten bleiben.
Jemand hat Tränen in den Augen. Wenn wir jetzt noch eine Weile weitermachen, wird sie bestimmt zu weinen beginnen … sie wird mich bestimmt anrufen, wenn ich morgen früh die Kinder für die Schule fertig mache … lieber schnell Schluß machen … nichts wie weg!
Oder:
b) Ich kann einen Kursabend Punkt 22.00 Uhr beenden, aus dem Gefühl heraus, vieles ist noch unausgesprochen, aber heute abend können wir ohnehin nicht alles lösen. Die Kursteilnehmerinnen brauchen erst einmal Zeit, zu »verdauen«, genauso geht es auch mir.
Jemand hat Tränen in den Augen. Ich frage sie unter der Türe, ob sie mit mir darüber sprechen möchte. Wenn ja, biete ich ihr an, mich morgen zu einer bestimmten Zeit anzurufen.

⇨ »Das Teufelchen in den Arm nehmen«

- Überlege andere Möglichkeiten für dich, wie sich deine entsprechende Stärke ausdrücken könnte, ohne daß du die Schwäche dazu brauchst.
- Kannst du dir vorstellen, die Stärke ohne die Schwäche zu leben?
- Kannst du akzeptieren, daß du für dich – so wie du bist – die Schwäche brauchst?

Eine Erfahrung, die ich in den Jahren meines eigenen Prozesses gemacht habe: Als ich noch mit meiner Schwäche, »mir niemanden zu nahe kommen zu lassen«, kämpfte, teils überwinden, teils höhere Mauern bauen wollte, habe ich wie magnetisch andere Menschen angezogen, die meine Mauern eindrücken wollten, die extrem viel Nähe und Zuwendung wollten; Menschen, die dazu neigten, andere, nicht nur mich, auszunutzen. Ich hatte eine ungleich höhere Anzahl solcher »Bedürftiger« im Kurs als meine Kolleginnen.

Dasselbe beobachte ich in anderen Bereichen. Kursleiterinnen, die Schwierigkeiten mit ihrer Beziehung zu Männern hatten, wurden viel häufiger mit Partnerproblemen im Kurs konfrontiert. Die Geschichte mit dem Teufelchen weist auf diese Situation hin: Solange wir ein Problem wegschieben oder bekämpfen, ziehen wir es wie magnetisch an. Es gibt aber noch eine Komponente, die wir bezüglich unserer Schwächen betrachten sollten. Warum denken wir eigentlich, daß bestimmte Qualitäten eine Schwäche sind, nur weil sie nicht der Norm entsprechen?

Ein Beispiel:
Mit meiner Ausbildung und in meiner Position müßte ich besser reden können. Ich bin jedoch denk- und sprechfaul, und meine verbalen Erklärungen sind meist stümperhaft. Ich habe dies für eine Schwäche gehalten und mich deswegen schlecht gefühlt, bis ich erkannte: Ich will mich ja gar nicht anstrengen, ich versuch's ja nicht einmal, so bin ich einfach.
Als ich die Schwäche akzeptiert hatte, erkannte ich plötzlich, daß sie auch eine Stärke war. Da ich keinen Fachjargon habe, kann ich Schwieriges in der Umgangssprache vermitteln. Die werdenden Eltern gehen nicht beeindruckt nach Hause: »Ja, wenn ich so reden könnte wie unsere Kursleiterin, könnte ich mich dem Arzt gegenüber durchsetzen.« Die Kursteilnehmer finden später ihre eigenen Worte für das, was ich heute erkläre. Und das finde ich sehr gut.

So also kann eine Schwäche zur Stärke werden. Die Geschichte meint das in der Schilderung, daß das Teufelchen in den Arm genommen und liebevoll betrachtet wird.
Aber nicht immer ist es so einfach. Es gibt auch Qualitäten, die nicht so eindeutig als Stärke oder als Schwäche interpretiert werden können. Ich denke da an Qualitäten wie Aggression, Selbstaufgabe, Kindlichkeit, Naivität …

⇨ Deine Identität und ihre Wirkung auf andere

- Erstelle eine Liste solcher Qualitäten, von denen du weißt, daß sie von verschiedenen Personen(gruppen) unterschiedlich bewertet werden.
- Schau dir die Liste an und finde und markiere die Qualitäten, die für dich eindeutig eine Schwäche und eindeutig eine Stärke sind.
- Wie gehst du mit den Qualitäten um, die du selbst als Stärke empfindest, andere jedoch als Schwäche kritisieren? Kannst du zu ihnen stehen?
- Wie gehst du mit Qualitäten um, die du selbst als Schwäche empfindest, andere jedoch als Stärke – also positiv – bewerten? Kannst du das akzeptieren?
- Denke über die Qualitäten nach, von denen du selbst nicht sicher bist, wie du sie einordnen sollst. Kannst du eine Tendenz erspüren?

- Hast du einige oder viele dieser für dich schwer einzuordnenden Qualitäten?
  Wie gehst du damit um? Kannst du sie akzeptieren?

Ein Beispiel:
Ich werde manchmal für meine Selbstgefälligkeit kritisiert. Für mich ist das etwas Positives. Ich finde es prima, wenn Menschen selbst Gefallen daran haben, wie sie sind und was sie tun. So bin ich mir sicher, daß das, was ich mache, denke und fühle, auch richtig ist. Das finde ich gut. Andere können das manchmal schwer ertragen.
Aufgrund meiner Selbstsicherheit in dem, was ich tue, kann ich es gut aushalten, daß andere meinetwegen frustriert sind. Andere ärgert das.
Meine Arbeit wird nicht dadurch verwässert, daß ich meine, bestimmten Personen(gruppen) gefällig sein zu müssen. Nicht alle finden das gut.

Ich stehe zu meiner Selbstgefälligkeit. Ich versuche aber gleichzeitig, mit Gespür damit umzugehen, sie also – wie die vorherige Geschichte beschreibt – fest im Arm zu halten, damit sie mir und anderen keine Streiche spielt. Eine andere Schwäche, die damit einhergeht, ist die, daß meine Erwartungen an andere sehr hoch sind.
Auch hier kann ich diese Schwäche »Überforderung von anderen« liebevoll in den Arm nehmen, denn ich sehe, daß ich damit auch Positives auslösen kann, daß nämlich andere Fähigkeiten in sich entdecken, weil sie durch meine Erwartung herausgefordert werden.
Ich glaube, daß Überforderung besser ist als Unterforderung, das ist aber gleichzeitig der Punkt, bei dem ich aufpassen muß. Und es ist wichtig, mir dieser Einstellung bewußt zu sein und diese Qualität mit Bewußtsein zu handhaben (siehe dazu auch Kapitel »Normen und Wertvorstellungen«; Seite 47-55).

Ein Beispiel:
In den Kursen für werdende Eltern schone ich die Teilnehmer nicht vor Informationen und Gesprächen, die für sie vielleicht »hart« sind. So reden wir offen über die Nebenwirkungen von medizinischen Interventionen, über Behinderung und über Tod.
Ich traue den Teilnehmern zu, daß sie diese Informationen und Gespräche verkraften. Ich traue ihnen zu, sich zu melden, wenn sie etwas nicht verstehen. Ich traue ihnen zu, sich zu wehren, wenn ihnen eine Übung oder ein Thema nicht zusagt.
Meine Verantwortung aber ist, den Freiraum dafür zu schaffen, Aufforderung dazu zu geben, und das nicht nur verbal, sondern auch durch Denk- und Gesprächspausen, durch Fragen usw.

⇨ Stärken und Schwächen beeinflussen sich gegenseitig

- Erstelle für dich selbst ein Schaubild deiner Schwächen und Stärken, die sich besonders in der Arbeit mit Schwangeren und werdenden Eltern auswirken.
- Ziehe Verbindungslinien, zeichne Pfeile. Welche Qualitäten beeinflussen sich gegenseitig?
- Schreibe oder rede darüber, worauf du bei den jeweiligen Schwächen bzw. Stärken achten mußt, wie sie sich gegenseitig beeinflussen bzw. verändern können.
- Schreibe oder rede darüber: Was kannst du in der Arbeit mit Schwangeren und Paaren konkret tun, um die jeweilige Schwäche/Stärke voll einzubringen, aufzufangen, auszugleichen?

Ein Beispiel:

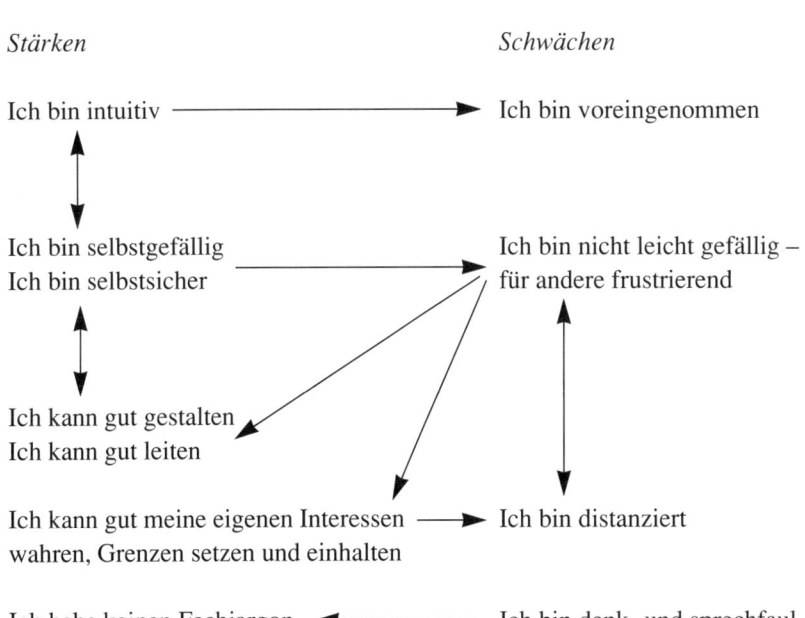

39

Persönliche Geburtserfahrung

Obwohl die eigene Geburtserfahrung nicht immer für unsere Entscheidung, mit Schwangeren zu arbeiten, ausschlaggebend ist, hat sie doch eine stark prägende Wirkung darauf, *wie* wir mit dem Thema, mit Hebammen, Ärzten und nicht zuletzt mit den Schwangeren umgehen.

Beispiele:
Eine Hebamme, die eine sehr schöne und völlig komplikationslose Schwangerschaft und Geburt hatte, findet es schwierig, all die »Wehwehchen« der Schwangeren zu verstehen.
Ein Arzt, der seine eigene Frau lieber aus Vorsicht per Kaiserschnitt entbindet, wird Schwierigkeiten haben, ein guter Geburtshelfer bei einer »natürlichen Geburt« zu sein.
Eine Geburtsvorbereiterin, die selbst zuhause geboren hat, wird Schwierigkeiten haben, die Eltern voll für eine Krankenhausgeburt zu unterstützen.
(Finde weitere, eigene Beispiele …)

Das muß aber nicht heißen, daß es unmöglich ist, auch über Dinge zu reden, die ich an mir selbst nicht oder anders erfahren habe. Um dies möglich zu machen, müssen wir unsere eigene Erfahrung analysieren und als Teil eines größeren Gesamtwissens in uns integrieren. Sonst passiert es immer wieder, daß wir den werdenden Eltern theoretisch etwas anderes vermitteln als das, was zwischen den Zeilen als unsere eigene Erfahrung durchschimmert. Und es ist oft das »zwischen den Zeilen Gesagte«, das die Schwangeren und Paare mehr beeinflußt als alles andere.
Kritische Punkte sind:

- Unsere Erfahrung mit bestimmten Phasen des Schwangerschafts- und des Geburtsverlaufes.
- Unsere Erfahrung mit Geburtshelfern.
- Unsere Erfahrung mit Krankenhaus/Hausgeburt.
- Unsere Erfahrung mit Medikamenten und anderen medizinischen Interventionen.

Es geht darum, daß ich überprüfe, wie stark ich selbst durch diese Erfahrung geprägt bin. Persönliche Geburtserfahrung bedeutet aber nicht nur die eigene Geburt oder die Geburt meiner Kinder, sondern alle Geburten, die ich persönlich miterlebt habe. Dabei ist es natürlich von Vorteil, eine möglichst große Bandbreite von unterschiedlichen Geburten erlebt zu haben.

Beispiele:

Eine Geburtsvorbereiterin, die 3 völlig unterschiedliche Geburten miterlebte, hat eine größere Erfahrung als eine Geburtsvorbereiterin, die 20 Geburten gesehen hat, in denen alle Frauen routinemäßig Dolantin und einen Dammschnitt erhielten.

Eine Hebamme, die nur Geburten gesehen und entbunden hat, bei denen Syntometrin injiziert wurde, wird nur schwer darauf vertrauen können, daß sich die Gebärmutter von selbst stark genug zusammenzieht und die Plazenta sich auch von selbst ablösen kann.

Eine Ärztin, die tausend Kinder entbunden hat, aber nur im Krankenhaus, wird Schwierigkeiten haben, zu vertrauen, daß Frauen auch zuhause gebären können.

Eine Geburtsvorbereiterin, die nie eine gut gehandhabte Austreibungsphase erlebt oder gesehen hat, wird den Frauen schwer das Vertrauen vermitteln können, ruhig zu atmen und nur zu pressen, wenn sie einen Preßdrang verspüren.

⇨ Deine eigene Geburt

- Befrage deine Eltern, Verwandten, älteren Geschwister … über deine eigene Geburt.
- Trage alle Fakten zusammen und schreibe daraus einen Geburtsbericht. Schmücke ihn mit eigenen Phantasien aus.
- Schreibe mehrere Versionen, basierend auf den Fakten (Umstände, Zeit, Komplikation usw.):
  Welche Version, befürchtest du, war Wirklichkeit?
  Welche Version, wünschst du, war Wirklichkeit?
  Welche Version klingt am realistischsten?
  Welche Schlüsse ziehst du daraus für deine Einstellung zu Schwangerschaft und Geburt?
- Erstelle eine Liste deiner Einstellungen. Beginne jeden Satz mit: »Weil meine Geburt so verlief…«

⇨ Die Geburt deiner Kinder

- Beschreibe die Geburt deines Kindes/deiner Kinder, wie du sie erlebt hast.
- Beschreibe die Geburt deines Kindes/deiner Kinder,
  wie dein Partner sie erlebt hat;
  wie Hebamme/Arzt sie erlebt haben;
  wie das Kind seine Geburt erlebt hat.
- Beschreibe als Partner, Hebamme, Arzt, Kind, nicht als du selbst, phantasiere …

Versuche, durch diese Übung alle möglichen Aspekte und Gesichtspunkte zu erfassen.

⇨ Der jeweilige Blickwinkel

Beschreibe einen Geburtsprozeß in verschiedenen Variationen.
Gib einen idealisierten Bericht einer bestmöglichen Geburt, die du je erlebtest oder dir vorstellen kannst.
Gib einen dramatischen Bericht der schlimmsten Geburt, die du je erlebtest oder dir vorstellen kannst.

⇨ Ergebnisse und Einsichten

Schreibe eine Liste von »Ergebnissen/Einsichten« entsprechend Deiner Erfahrung.

Beispiel:
»Obwohl ich selbst während der Eröffnungsphase flach lag, bin ich sicher, daß eine aufrechte Position während dieser Phase für die meisten Gebärenden günstiger ist.«

⇨ Negative und positive Aspekte

Beschreibe einen Geburtsverlauf deines eigenen Kindes oder einen miterlebten in zwei Variationen: *positiv* und *negativ* (siehe Beispiel ab Seite 43). Gerade wenn du eine Geburt negativ erlebt hast, versuche einmal, alle Aspekte positiv auszuwerten.

Diese Übung ist besonders gut, um noch einmal über deine Werte zu reflektieren. Beim Durchlesen von Geburtsberichten stellt man oft fest, daß hinter wunderbaren Erlebnissen eigentlich recht komplizierte Geburten, aber auch, daß hinter enttäuschten, negativen Berichten, gute normale Geburtsverläufe stecken, wenn die subjektiven Bewertungen von der Faktenmitteilung getrennt werden.
Es ist wichtig, diese Beobachtung und Information den Paaren vor der Geburt mitzuteilen (z.B. durch Vorlesen eines solchen zweigegliederten Berichtes), so daß sie sich Gedanken über ihre eigenen Wertvorstellungen machen und dadurch freier werden, das Geburtsgeschehen so zu akzeptieren, wie es ist. Meines Erachtens ist es wichtig, hohe Erwartungen an die Energie des Geburtsgeschehens zu haben, aber keine konkreten Erwartungen, wie Einzelheiten des Geburtsverlaufes sein oder erlebt werden sollten.
Wenn aber Erwartungen bestehen, sollte überlegt werden, wie das erwünschte bzw. unerwünschte Verhalten interpretiert wird. Eine Frau kann sich durchaus bewußt sein, daß die Schreie, die sie von sich gibt, nicht Erleichterung oder gar Genuß, sondern Schmerz oder Wut ausdrücken. Sie braucht sich nicht einzureden, sie hätte weder Schmerz noch Wut gefühlt, aber sie braucht diesen Wutausbruch auch nicht negativ zu bewerten.

Ich kann enttäuscht von mir sein, so häßliche Gefühle gehabt zu haben, oder ich kann froh sein, daß ich solch kraftvolle Gefühle zulassen bzw. herauslassen konnte.

Es geht nicht darum, im Kurs Druck auszulösen, sich innerlich nun ausschließlich für ein positives Erleben zu entscheiden, sondern die individuellen Einstellungen und Haltungen zu erkennen, die das Geburtserleben prägen können, und darauf hinzuweisen, wie die Einstellung und Haltung der Geburtshelfer (z.B. »Schreien ist schlecht«) das Erleben beeinflussen bzw. erschweren können, wenn wir uns nicht ganz sicher sind.

Beispiel eines Geburtsberichtes in 2 Variationen:

Am 29.12. hatte ich einen Zahnarzttermin. Als ich vor dem Weggehen noch zur Toilette ging, sah ich den blutigen Schleim als Anzeichen.	
Ich war so glücklich und wußte, es würde heute noch losgehen. Ich war den ganzen Nachmittag so glücklich, ich wollte nichts mehr essen. Dies war ein weiteres Anzeichen für mich. Mein Körper hatte offensichtlich schon umgeschaltet auf die kommende Wehenarbeit – keine Energie mehr für die Verdauung.	Ich war völlig verschreckt. Ich hatte eine Stunde Autofahrt vor mir (den Zahnarzttermin), es war mir alles zuviel. Ich war den ganzen Nachmittag unruhig. Ich war so aufgeregt, ich konnte nichts essen, und dann bekam ich Angst, ich hätte nicht genügend Energie für die Wehenarbeit.
Gegen Abend wurden die Wehen regelmäßig: alle 7 bis 8 Minuten, knapp eine Minute lang, sehr mild und einfach zu beatmen.	
Ich war völlig ruhig und gelassen, brachte meinen 4jährigen Sohn zu Bett, sang ihm seine Abendlieder und genoß die Wehenströme in mir. Alles schien so bedeutungsvoll und die Zeiteinteilung war gerade richtig. Jonah würde schlafen – wir hatten die Nacht für uns.	Ich war nervlich völlig erledigt. Die Wehen kamen über Stunden hinweg in derselben Regelmäßigkeit. Nichts änderte sich, das würde die ganze Nacht so weitergehen, und ich hatte den ganzen Tag nicht geschlafen. Nun sollte ich auch noch meinen großen Sohn zu Bett bringen. Nur mit Mühe konnte ich mich beherrschen und mir nichts anmerken lassen.

Gegen 22 Uhr rief ich die Hebamme an, um sie vorzuwarnen. Die Wehen waren noch immer mild, das Wehenmuster hatte sich nicht verändert. Wir spielten in den Wehenpausen »Drei in einer Reihe«. Ein Spiel war gerade lang bzw. kurz genug, um eine Wehenpause zu füllen.

Ich war so voll unbändiger Energie, Fröhlichkeit und Leichtigkeit – es erstaunte mich selbst. Ich hätte nie gedacht, daß ich während der Eröffnungsphase spielen könnte. Bei der letzten Geburt war alles so ernsthaft und intensiv. Die Hebamme wollte gleich kommen, aber ich sagte, sie solle sich Zeit lassen; es war so schön, Peter und ich gemeinsam, in dieser so geladenen und gleichzeitig gelösten Stimmung.	Ich war so unruhig, ich wußte nicht, waren es richtige Wehen oder nicht. Warum veränderte sich das Muster nicht, sie sollten doch an Intensität zunehmen? Wie lange sollte das noch weitergehen? Die Hebamme meinte, sie würde gleich kommen, aber dann sagte ich, sie solle sich Zeit lassen, vielleicht waren es ja gar keine richtigen Wehen. Alles fühlte sich verkehrt an. Ich war so aufgeregt, ich wußte nicht, was ich mit mir anfangen sollte.

Gegen 23 Uhr kam die Hebamme. Die interne Untersuchung sagte uns, daß ich bereits 4 bis 5 cm eröffnet war. Kurz nach der Untersuchung nahmen die Wehen an Intensität zu und kamen alle 4 Minuten.

Wunderbar! Ich hätte nicht gedacht, daß diese milden Wehen schon soviel Eröffnung geleistet hätten. Ich hatte nie mit so einer einfachen Eröffnungsphase gerechnet. Ich war beglückt, euphorisch, ich lachte nach jeder Wehe begeistert, wie gut und stark sie waren.	O Schreck, schon so weit – es würde also wirklich heute nacht sein! Bald würden sie noch intensiver, noch schmerzhafter werden. Ich war so aufgeregt, ich lachte nervös in den Wehenpausen, anstatt mich ruhig und entspannt zu konzentrieren.

Ich ging umher oder lehnte mich vorwärts über Sofa oder Küchenschrank, trank Himbeerblättertee.

Ich fühlte mich so wunderbar und energiegeladen, das Sofa war mein »Powerpoint«. Ich konnte richtig spüren, wie die Energie mich durchströmte, aber ich konnte mich zwischen den Wehen frei bewegen, wanderte zwischen Schlafzimmer, Küche und Wohnzimmer hin und her. Ich brauchte mich an keine Position zu klammern. Die Stärke war in mir.	Ich war so unruhig, ständig wechselte ich die Position, nirgends konnte ich es lange aushalten. Ich ging von einem Zimmer zum andern und lehnte mich vorwärts, wenn eine Wehe kam. Ich brauchte Stütze. Warum konnte ich mich nicht an einem Platz, in einer Position entspannen? Es war so anders, als ich es erwartet hatte.

Mit jeder Wehe kamen ab Mitternacht gewaltige Rückenschmerzen, mir war, als ob mein Becken zerbersten würde.

Ich spürte genau, was ich mit jeder Wehe brauchte: manchmal nur Beckenkreisen, manchmal nur Peters warme Hand an einem bestimmten Platz in der Nähe des Steißes und manchmal festen Druck. Ich konnte dies Peter genau mitteilen, und er reagierte wunderbar, auch wenn meine Signale grob klangen: »Geh weg… »Nein, weiter unten« … »Fester« … »Nein, nicht, geh weg« … Es war so einmalig, ganz genau zu spüren, was mein Körper in jeder Sekunde wollte, und darauf reagieren zu können.

Ich war den Rückenschmerzen völlig ausgeliefert. Nichts schien zu helfen, wir versuchten alles: Beckenkreisen, Wärme, Druck … alles schien für eine Weile, oder oft auch nur für ein paar Sekunden zu helfen, und dann waren die Rückenschmerzen wieder voll da.

Ich war sehr grob mit Peter, fuhr ihn ständig an, kommandierte ihn herum. Ich war so enttäuscht von mir. Wo waren die liebevollen Blicke und Küsse, die wir jetzt haben sollten?

Das Gefühl des zerberstenden Beckens veränderte sich. Nun spürte ich mit jeder Wehe Druck auf den After, offensichtlich Austreibungsphase. Wir begaben uns ins Schlafzimmer und in Position. Spiegel zwischen den Beinen, ich an Peters Schultern lehnend/hängend. Die Wehen und der Druck nach unten waren unbeschreiblich intensiv.

Die Hebamme verließ sich völlig auf mich, auf meine Signale, kniete ruhig hinter mir, mit sterilen Handschuhen, bereit, das Kind aufzufangen. Keine interne Untersuchung, sie glaubte mir, es war so eine wohltuende Atmosphäre von gegenseitigem Vertrauen. Sie konnte die kindlichen Herztöne in dieser Halbhockstellung nicht mehr hören, aber ich war nicht bereit, meine Position zu verändern. Und sie spürte das wohl, sie bat mich nicht einmal darum, mich zwischen zwei Wehen hinzulegen, damit sie nachhorchen/fühlen könnte. Es war eine ungeheure Energie im Raum – zeitlos.
Peter und ich (hauptsächlich ich) redeten in unserer Unsinnsprache während jeder Wehe – die einzige Möglichkeit, wie ich mich am Atmen halten konnte. Und in jeder Wehenpause sank ich völlig erschöpft und entspannt in seine Arme. Er war ein starker Turm, es war phantastisch, wie er diese Stunde durchhielt, mich hielt. Ich konnte mich völlig gehen lassen.

Die Wehen waren unwahrscheinlich intensiv und schmerzhaft. Jonahs Austreibungsphase war so einfach gewesen, ich hatte nicht erwartet, daß es jetzt noch schlimmer werden würde. Ich war wie gebannt in einer Position, völlig abhängig von dieser einen Position. Peter verließ mich einmal in einer Wehenpause, um seine weiße Hose auszuziehen, da sie Blutspritzer abbekam. Ich rief ihm noch nach, er solle sie in kaltem Wasser einweichen, dann kam die nächste Wehe, und ich brauchte ihn sofort, ich war völlig hilflos ohne ihn.

Sollte die Hebamme nicht darauf bestehen, daß ich mich zwischendurch hinlege? Sollten die Herztöne nicht abgehört werden? Ich bin wie festgemeißelt in dieser Position, plappere Unsinniges während jeder Wehe. Ich bin nicht mehr in Kontrolle, kann weder meinen Atem lenken und nützen, noch mit meinem Willen meine Position verändern.

	Langsam, langsam tritt der Kopf tiefer. Eine gelblich-weiße Fruchtblase hängt aus meiner Scheide. Ich habe keinerlei Preßdrang.

Ich kann mich nun völlig den Wehen überlassen. Zulassen, daß sich das Kind in mir nach unten schiebt ... mich völlig in Peters Armen entspannen und dem Geschehen öffnen. Gebären ist etwas Einmaliges, enorm und wunderbar.	Warum habe ich keinen Preßdrang? Warum geht alles so langsam? Wie lange kann ich das noch aushalten? Ist das noch normal? Ob es dem Kind wohl gut geht? Warum tut die Hebamme nichts? Wann ist es endlich vorbei?

	Die Hebamme bricht die Fruchtblase, nun habe ich plötzlich auch Preßdrang. Ich lege mich zurück aufs Bett, um meinen Beckenboden zu schonen, und atme, presse den Kopf und die Schultern heraus. Es ist eine ungeheure Anstrengung, noch nie habe ich so intensiven Schmerz gefühlt. Höllenfeuer! – dachte ich. Es fühlte sich an, als ob alles in mir zerrisse. Beim Durchtritt des Kopfes schrie ich laut.

Ein Urlaut! Mit dieser Geburt habe ich wahrlich die Grenzen meiner Körperlichkeit erreicht, ausgefüllt. Eine beeindruckende Erfahrung. Welch ein Wunder, welch ein Geschenk, daß wir Frauen das erleben dürfen. Ich fühlte mich gesegnet. Für Tage, ja Wochen war ich euphorisch!	Es war schrecklich! Ich hatte mir die Austreibungsphase ganz anders vorgestellt. Mich öffnen wie ein Blütenkelch, orgasmisches Atmen, aber diese Schreie, ich bin enttäuscht vor mir selbst, fühle, ich habe versagt, das Examen meines Frauseins nicht bestanden.
Geburtsbericht – Variation A: Hatte keine Erwartungen an ihre Geburt. War bereit, sich auf alles einzulassen. Hatte Vertrauen in sich selbst, ihren Partner und die Hebamme.	*Geburtsbericht – Variation B:* Hat ganz bestimmte Erwartungen. Sie will eine sanfte Bilderbuchgeburt erreichen. Sie ist über sich selbst und ihren Körper/Partner/Hebamme unsicher.

Dieses Beispiel zeigt, daß der Geburtsverlauf nicht nur von äußeren »Zufällen« (welches Krankenhaus es in der Nähe gibt, welche Hebamme, welcher Arzt Dienst hat usw.) oder von körperlichen Gegebenheiten (Größe und Lage des Kindes, Hormonhaushalt, Wehenstärke usw.) geprägt ist, sondern sehr stark von unserer Einstellung. Das beeinflußt nicht nur, wie wir den Geburtsverlauf erleben, sondern wie er sich tatsächlich entwickelt.
Denn unsere eigene positive oder negative Grundhaltung beeinflußt das jeweilige Verhältnis mit den diensthabenden Geburtshelfern, aber auch den Hormonhaushalt und dadurch den Geburtsverlauf selbst. Letztlich gestalten wir durch unser Denken und unsere Gefühle unsere Wirklichkeit.

Normen und Wertvorstellungen

Wohl mehr noch als alles Wissen über die Bereiche Schwangerschaft, Geburt und Elternschaft wird die Arbeit mit Schwangeren durch Normen, Werte und sogenannte Glaubensgrundsätze geprägt.

Jeder Mensch hat bestimmte Vorstellungen, individuelle moralische Begriffe, Standpunkte über falsch und richtig, die sehr tief liegen, oft nicht bewußt sind, aber das eigene Leben und den Umgang mit anderen Menschen stark beeinflussen.

⇨ Welches sind deine Einstellungen?

- Beschreibe deine eigenen Wertvorstellungen zur Schwangerschaft, Geburt und Elternschaft.
  Versuche verschiedene Satzanfänge:
  Meine Meinung ist …
  Ich denke …
  Für mich steht fest …
  Meine Norm ist …
  Ich finde das am besten …
  Ich glaube …
- Wähle einen Satzanfang, mit dem du dich am besten ausdrücken kannst, und schreibe dazu eine möglichst lange Liste deiner Glaubensgrundsätze. Die ganze Bandbreite von: »Ich glaube, daß Wegwerfwindeln besser sind«, bis »Ich glaube an einen Gott«.

⇨ Hinter welchen Grundsätzen kannst du wirklich stehen?

- Überprüfe deine Grundsätze, inwieweit sie deiner subjektiven Erfahrung entspringen und ob sie für dich objektiv auch Gültigkeit haben.
- Überprüfe, welche deiner unbewußten Glaubensgrundsätze, die durch diese Übung hervorgekommen sind, du in deinem Bewußtsein anerkennen und leben und welche du korrigieren willst.

Achte auf feine Unterschiede, z.B.:
- Ich glaube, es ist am besten, wenn eine Frau ihr Kind stillt.
- Ich glaube, daß alle Frauen stillen sollten.

- Ich glaube, Stillen ist am besten für Mutter und Kind.
- Ich glaube, daß alle Frauen stillen könnten.

Oder:
- Ich glaube, daß alle Kinder im Bett der Eltern schlafen sollten.
- Ich glaube, daß es am besten für das Kind ist, wenn es bei den Eltern schlafen kann.
- Ich glaube, daß manche Kinder lieber allein in ihrem Bett schlafen.
- Ich glaube, daß Eltern die Kinder nicht im Schlaf erdrücken.

⇨ Situationen, die dir fremd sind

- Erforsche und beschreibe deine Einstellungen zu weiteren Situationen, die dir im Umgang mit Schwangeren begegnen können/werden:
  wenn eine Schwangere ihr Kind alleine (ohne Mann) gebären und erziehen will,
  wenn eine Schwangere ihr Kind zur Adoption freigeben will,
  wenn eine Schwangere ihr Kind – falls es mongoloid ist – in ein Pflegeheim geben will,
  wenn eine Schwangere ihr Kind abtreiben will,
  wenn ein Kaiserschnitt notwendig ist,
  wenn eine Schwangere viele Symptome hat/viel leidet,
  wenn Frühgeburtsbestrebungen da sind,
  wenn ein Kind während oder nach der Geburt stirbt,
  weitere Situationen, die in dir bestimmte unklare Gefühle auslösen.
- Wähle jeweils einen Satzanfang, der es dir leicht macht, den Satz zu beenden, z.B.:
  Ich glaube, daß Frühgeburtsbestrebungen dann auftreten, wenn…
  Ich glaube, daß eine Schwangere, die ihr Kind zur Adoption freigibt, …

Denke oder erkläre nicht mit medizinischem Sachverstand, sondern fühle in dir nach, wie du – tief in dir – solche Situationen beurteilst, welchen Sinn du darin siehst, welche Bedeutung sie für dich haben.
Triff keine Vorauswahl dafür, was du aufschreiben willst.

Ein Beispiel:
Ich glaube, daß ein Kaiserschnitt notwendig wird,
- wenn die Frau eine Legitimation braucht, um eine Narkose zu bekommen (die Geburt nicht erleben will);
- wenn die Frau Angst hat, bei einer normalen Geburt zu versagen (Kaiserschnitt erlaubt ihr, etwas Besonderes zu leisten);
- wenn die Frau sexuelle Probleme hat/ihre Scheide nicht akzeptieren kann;
- wenn der Mann nicht akzeptieren kann, daß »seine« Scheide Geburtskanal sein soll;
- wenn das Kind der Geburtsbelastung ausweichen will.

Auch wenn dir bei deinen Aussagen etwas entschlüpft, das du sofort zensieren wolltest (aus Angst vor deiner eigenen anmaßenden Interpretation oder weil du dich innerlich vor einer Frau entschuldigst, auf die das bestimmt nicht zutrifft), schreibe alles auf, was dir einfällt, laß dich selbst deine »moralischen« Grundsätze wissen, damit sie dir und deiner Arbeit mit Schwangeren nicht im Wege stehen.

Wichtig ist auch zu wissen, daß es in jeder der Situationen verschiedene Gründe für verschiedene Frauen gibt. Nicht jeder Grund trifft auf jede Frau zu.

Um beim Beispiel Kaiserschnitt zu bleiben: Es mag einer Frau helfen, wenn im Kurs angesprochen wird, welche unbewußten Gründe bei einem Kaiserschnitt mitspielen können. Es ist möglich, daß sie »ihre Ursachen« reflektieren und durcharbeiten kann, sich danach die »äußere« Situation verändert (z.B.: Kind dreht sich vom Steiß auf Normallage; oder: Krankenhauswechsel) und es ihr gelingt, doch normal zu entbinden. Eine Frau wird signalisieren, wenn sie wirklich keinen Kaiserschnitt will. Da ist es wichtig zu wissen, welche medizinischen Gründe für einen Kaiserschnitt sprechen. Bei einem stark verengten Becken nach Unfall oder Rachitis besteht keine Hoffnung auf normale Entbindung. Wenn eine Frau jedoch wirklich wünscht, eine solche zu erleben, kann sie dahingehend unterstützt werden, daß der Kaiserschnitt-Termin nicht vorher festgelegt wird, sondern ein natürlicher Geburtsbeginn abgewartet wird (vorausgesetzt, Kind und Plazenta sind gesund), damit die Hormonausschüttung trotzdem in Gang kommt und das Kind geburtsbereit ist, und daß sie eine peridurale Anästhesie erhalten kann. Wenn die Frau jedoch signalisiert, daß es ihr ganz »recht« ist, einen Kaiserschnitt zu »brauchen«, finde ich es wichtig, daß ihr durch die Interpretationen der Geburtsvorbereiterin diese Legitimation nicht genommen wird.

⇨ Umgang mit Normkonflikten

Was sagst du als Geburtsvorbereiterin/GeburtshelferIn, wenn sich eine Frau dahingehend äußert,
- daß sie gerne per Kaiserschnitt entbunden werden will …
- daß sie gerne ihr Kind zur Adoption freigeben will …
- daß sie gerne nach der Geburt sofort wieder arbeiten will,
  oder was immer deinen Normen widerspricht?

Ein Beispiel:
Eine Mutter fragt: »Was meinst du, ist es besser, das Baby in ein Tagesheim zu geben oder eine Tagesmutter zu finden? Ich beginne nach 10 Wochen wieder zu arbeiten …«
Antwort 1: »O nein, wie kannst du das tun!?«
Antwort 2: »Keines der beiden ist wirklich gut, aber wenn schon, dann eher Tagesmutter.«
Antwort 3: »Ich finde, Kinder gehören mindestens für das erste halbe Jahr ganz zur Mutter.«

Was wäre deine Reaktion auf diese Frage, welche der Antwortvariationen würde dir am ehesten entsprechen?

Alle drei Antworten drücken eine negative Bewertung und Ablehnung aus, doch die erste Variante enthält zumindest noch eine Frage, so daß das Gespräch weitergehen kann, während Antwort 2 und 3 signalisieren, daß ich über dieses Thema nicht sprechen will. Die Antworten sitzen wie Pfropfen auf explosiven Fragen.

Bei allen Fragen, nicht nur bei solchen, die einen Normkonflikt beinhalten, müssen wir darauf achten, daß mit der Antwort die Problematik der eigentlichen Frage nicht zugestöpselt wird.

Beispiele:

»Was ist eigentlich erhöhter Blutdruck?« Diese Frage kann sagen wollen: »Ich fühle mich so unwohl in letzter Zeit.«

»Wie oft spürt man eigentlich Kindsbewegungen?« Dahinter kann stehen: »Ich habe Angst, meinem Kind geht es nicht mehr gut.«

Mit etwas Übung gelingt es meist, Fragen nicht nur mit der relevanten Information, sondern auch mit einer Gegenfrage zu beantworten: Wieso? Was meinst du? Was fühlst du? …

Im Normenkonflikt ist es jedoch viel schwerer, auf die Frage einzugehen und für die Problematik dahinter offen zu sein. Wenn eine solche Bemerkung oder Frage kommt, deshalb erst mal:

- tief durchatmen – entspannen – ausatmen;
- sich selbst wissen lassen: Wie fühle ich? Was denke ich?
- die andere Person anschauen, wahr- und wichtig nehmen;
- spiegeln, was gehört wurde (um Mißverständnisse zu vermeiden), dabei versuchen, Positives herauszustreichen;
- eigenes Gefühl/eigene Gedanken mitteilen;
- nachfragen, woher die andere Aussage kommt, Ursache und Hintergrund zu verstehen suchen (abklären: was bedeutet der Standpunkt für den Fragenden, wie groß ist der Spielraum, kann innerhalb des Spielraums die Situation für Eltern und Kind verbessert werden?)

Es gibt nichts, was für alle richtig ist, nur dieses:
allen Teilnehmern helfen, ihre wahren Bedürfnisse zu erkennen und sie im Rahmen ihrer individuellen Situationen verwirklichen zu können.

Sich an die Seite der anderen zu stellen bedeutet nicht, ihrer Meinung zu sein. Anderer Meinung zu sein bedeutet nicht, daß ich mich nicht an ihre Seite stellen kann, um das Problem gemeinsam zu betrachten.

Im Beispiel von vorher wäre (nach durchatmen/mich selbst und mein Gegenüber wahrnehmen) *eine* mögliche Reaktion: »Du suchst die beste Lösung für dein Kind, während du arbeitest. Für mich wäre es unvorstellbar, mein Kind so früh herzugeben. Steht es fest, daß du nach 10 Wochen zu arbeiten beginnst? Wie fühlst du dich diesbezüglich?«

Die fragende Mutter fühlt sich akzeptiert, die Haltung, aber auch die Anteilnahme der Geburtsvorbereiterin werden deutlich. Nun kann die werdende Mutter darüber reden, warum sie arbeiten geht und wie es ihr bei dem Gedanken daran geht. Vielleicht tut sie es aus Angst, mit dem Kind nichts anfangen zu können, sich zu langweilen oder depressiv zu werden. Vielleicht ist es sozialer Druck, vielleicht finanzieller Druck. All dies käme bei den Antwortvariationen 2 oder 3 von vornherein nicht zur Sprache.

Es ist wichtig, daß die Geburtsvorbereiterin »Ich-Aussagen« macht (nicht: »Du kannst dein Kind doch nicht so früh hergeben«, sondern: »Ich fände es unvorstellbar, mein Kind so früh herzugeben«), und daß sie ehrlich ist. Denn wenn ich meine Gefühle und Normen zurückhalte, hindere ich die Gruppe daran, ihre eigenen Gefühle und Normen wahrzunehmen. Indem ich meine eigenen Gefühle und Normen klar ausspreche, überfahre ich die Gruppe nicht, sondern gestehe ihr zu – gebe ihr das Recht – ihre eigenen Gefühle und Normen zu haben.

Aber es ist wichtig, daß ich dabei nicht nervös lache, sarkastisch oder aggressiv bin, lang übers Thema herumrede oder manipulativ werde, sondern mich kurz und direkt mitteile und die andere Person dabei anschaue.

Mein Credo

Dieser Text ist nicht als absolute Wahrheit zu verstehen, die auch für dich gelten muß. Er soll vielmehr anregen, ein eigenes »Glaubensbekenntnis« zu schreiben.

Ich glaube   an den Gott des *Frühlings*
               an immerwährende Erneuerung und Veränderung
               an Wiedergeburt und Leben
               an eine Energie, die so kraftvoll ist, daß sie nicht anders kann,
               als zu wachsen.

Ich glaube   an den Gott des *Sommers*
               an den Reichtum des Lebens
               an Freude und Schönheit
               an eine Energie, die sichtbar ist und nicht anders kann,
               als sich zu zeigen.

Ich glaube   an den Gott des *Herbstes*

an das Loslassen, das jedem Erlebnis folgt

an Trauer und Vergessen

an eine Energie, die sich selbst verliert und nicht anders kann,

als sich aufzulösen.

Ich glaube   an den Gott des *Winters*

an das Zurückziehen ins Darunter und ins Jenseits

an den Traum und Tod

an eine Energie, die innerlich ist und nicht anders kann,

als zu verstehen.

Ich glaube   an die Göttin des *Lebens*

die alles umfaßt und beinhaltet

die alles ist, was ist

alles, was wir sehen und wahrnehmen

und alles, was wir nicht sehen und nicht wahrnehmen.

Ich glaube   an *mich selbst*

an meine Fähigkeiten, Möglichkeiten und Wahrscheinlichkeiten

an all die Energien, die in mir sind

an die Herausforderung und an die Hingabe

an mein Leben

und daß ich nicht anders kann, als ich selbst zu sein.

Ich glaube   daß wir selbst unsere Wirklichkeiten schaffen

daß wir sie durch unsere unbewußten Wünsche, Befürchtungen

und Einstellungen beeinflussen

daß alles, was geschieht, seinen Zusammenhang hat.

Schwangerschaft und Geburtsvorbereitung

- Ich glaube, daß der Zeitpunkt einer Schwangerschaft kein Zufall ist.
- Ich glaube, daß alle Symptome (»Weh-wehchen«) eine Bedeutung haben, daß unser Körper uns damit etwas mitteilen will.
- Ich glaube, daß unser Körper weiß, was er braucht und uns das auch signalisiert (durch Müdigkeit, Rückenschmerzen, erhöhten Blutdruck usw.).
- Ich glaube, daß wir – zumindest während der Schwangerschaft – möglichst unseren Bedürfnissen entsprechend leben sollten, das tun und lassen sollten (essen, schlafen, arbeiten usw.), was wir wirklich wollen.
- Ich glaube, daß sich Frauen darin einüben können, auf ihren Körper zu hören und auf seine Signale entsprechend zu reagieren.

- Ich glaube, daß alle »Komplikationen« (Frühgeburt, Übertragung, vorliegende Plazenta, Steißlage, EPH-Gestose usw.) eine Bedeutung haben und wir diese eher vermeiden oder lösen können, wenn wir der individuellen Einstellung und den Lebensumständen der Eltern Aufmerksamkeit geben.
- Ich glaube, daß Geburtsvorbereitung überflüssig wäre und wird,

  wenn sich die Situation in unserer Gesellschaft und der Schwangerschaftsvorsorge insofern verändert, daß Frauen als individuelle Menschen geachtet werden, ihre Körperwahrnehmung geschult und ihrem Instinktwissen vertraut wird, anstatt es ständig zu untergraben...;

  wenn die Geburtshelfer von selbst eine natürliche Geburt zulassen und nur dann eingreifen, wenn es wirklich notwendig ist...;

  wenn Frauen nicht für ihre Rechte kämpfen müssen, sondern der Hebamme und dem Arzt voll vertrauen können...
- Ich glaube, daß Geburtsvorbereitung nicht dazu da sein sollte, die Frauen besser ins Krankenhaussystem einzupassen bzw. sich selbst mit Atemtechniken kontrollieren zu lernen...
- Ich glaube, daß Geburtsvorbereitung nicht dazu da sein sollte, Frauen gegen das Krankenhaussystem aufzuwiegeln (wehrt euch ... laßt das nicht zu... sie sind darauf aus, euch zu schaden...).
- Ich glaube, daß Geburtsvorbereitung ihren Sinn dann erfüllt,

  wenn wir die Lücke füllen, die das Krankenhaussystem und die Situation unserer Gesellschaft ständig neu schaffen;

  wenn wir der Frau ihr natürliches Selbstbewußtsein wiedergeben: »Ich kann. Ich weiß, was ich will«;

  wenn wir der Frau ihr Selbstvertrauen in ihren Körper wieder wachrufen;

  wenn wir die Individualität jeder Frau bejahen und sie unterstützen, die eigenen Bedürfnisse wahr- und wichtig zu nehmen und darauf entsprechend reagieren zu können;

  wenn wir nicht bestimmte Positionen oder Atemtechniken aufzwingen, sondern mit der Frau herausfinden, wie ihr individueller Körper am besten gebären kann und will.
- Ich glaube, daß Männer mindestens genauso stark von der Situation unserer Gesellschaft geprägt sind und wieder lernen müssen, ihre eigenen Instinkte wichtig und wahrzunehmen, sich selbst und dem Körper ihrer Frau zu vertrauen.
- Ich glaube, daß Männer, fast mehr noch als Frauen, einen Geburtsvorbereitungskurs brauchen, um mit der Situation befriedigend zurechtzukommen.
- Ich glaube, daß Frauen vor der Geburt alles soweit geregelt und besprochen haben sollten, daß sie nicht mehr denken/zweifeln/kämpfen brauchen, sondern sich ganz dem Körpergeschehen überlassen und ihrem Mann und den Geburtshelfern vertrauen können.

Geburt

- Ich glaube, daß der Zeitpunkt der Geburt kein Zufall ist, sondern den Bedürfnissen und Lebensumständen von Eltern und Kind entspricht.
- Ich glaube, daß unser Körper uns signalisiert, ob er liegen, stehen, essen, trinken usw. will und wir uns darauf verlassen können.

- Ich glaube, daß jede Frau freie Wahl haben sollte, nicht nur, ob sie Medikamente will oder nicht, sondern auch, ob sie stehen, hocken, gehen oder liegen will.
- Ich glaube, daß jegliches Dogma schlecht ist, sei es routinemäßige Verabreichung von Dolantin oder routinemäßiges Hocken während der Austreibungsphase oder routinemäßiges Baden des Neugeborenen. Jede Frau und jedes Kind sollte individuell beachtet und behandelt werden.
- Ich glaube, daß alle Symptome (Erbrechen, Bluthochdruck usw.), die unter der Geburt auftreten, eine Bedeutung haben, und wir in uns hineinhorchen sollten, was uns unser Körper damit mitteilen will.
- Ich glaube, daß alle Komplikationen eine Bedeutung haben und den Lebensumständen und inneren Einstellungen der werdenden Eltern und des Kindes entsprechen.
- Ich glaube, daß manche neugeborenen Kinder sterben wollen und daran gehindert werden.
- Ich glaube, daß manche ungeborenen und neugeborenen Kinder einen ungeheuren Lebenswillen haben und allen Widrigkeiten zum Trotz überleben.
- Ich glaube, daß es keine Zufälle gibt.
- Ich glaube, daß es eine Bedeutung hat, warum eine bestimmte Frau in ein bestimmtes Krankenhaus geht und an bestimmte Geburtshelfer »gerät«.
- Ich glaube, daß wir nie der Wirklichkeit ausgeliefert sind, sondern unsere Wirklichkeit schaffen, indem wir bewußte und unbewußte Entscheidungen treffen (Schwangerschaftszeitpunkt, Wahl des Krankenhauses usw.).
- Ich glaube, daß jede Frau das Recht und die Möglichkeit hat, so zu entbinden, wie es ihr entspricht.
- Ich glaube, daß der Körper der Frau für eine natürliche Geburt gedacht ist.
- Ich glaube, daß medizinische Geburtshilfe ein Eingriff in natürliche Prozesse ist.
- Ich glaube, daß viele Frauen verlernt haben, auf ihren Körper und ihr instinktives Wissen zu achten und deswegen der Lehrbuchautorität mehr vertrauen als sich selbst.
- Ich glaube, daß Frauen sich darin üben können, ihre Instinkte wieder wahrzunehmen und einzusetzen.
- Ich glaube, daß Frauen instinktiv wissen können, ob es ihnen und dem ungeborenen Kind gut oder schlecht geht und was für sie wichtig ist.
- Ich glaube, daß jede Geburt wieder völlig anders sein kann, entsprechend den Bedürfnissen und der Individualität von Mutter und Kind (Zeitdauer, Verlauf, Wehenintensität).
- Ich glaube, daß eine Hausgeburt etwas Selbstverständliches sein sollte, etwas, wofür man nicht kämpfen muß.
- Ich glaube, daß jedes Elternpaar für sich selbst die richtige Entscheidung bezüglich Haus- oder Krankenhausgeburt treffen kann.
- Ich glaube, daß auch im Krankenhaus eine schöne und natürliche Geburtserfahrung möglich ist, wenn die Eltern wissen, was sie wollen und was sie erwartet und mit dem Krankenhauspersonal darüber reden bzw. ihre Wünsche durchsetzen können.
- Ich glaube, daß dieses »mit dem Krankenhauspersonal reden bzw. Wünsche durchsetzen können« letztlich von den Eltern, sehr stark auch von der Unterstützung des werdenden Vaters abhängig ist.
- Ich glaube, daß auch in einem »schlechten« Krankenhaus eine gute Geburtserfahrung möglich ist.
- Ich glaube, daß es für die werdenden Väter eine enorme Erfahrung ist, bei der Geburt des Kindes beteiligt zu sein, und daß dies ihre Beziehung zu Frau und Kind intensiviert.

Elternschaft

- Ich glaube, daß die spontane Mutter- oder Vaterliebe nicht unmittelbar nach der Geburt da ist, sondern allmählich – sei es über Stunden, Tage, Wochen oder Monate – heranwächst.
- Ich glaube, daß es etwas ganz Kostbares und Besonderes ist, ein neugeborenes Kind im Arm zu fühlen und/oder anzuschauen.
- Ich glaube, daß Neugeborene sehr viel mehr wissen, fühlen und wahrnehmen, als wir fähig sind zu verstehen.
- Ich glaube, daß die meisten Neugeborenen Ruhe und Körperkontakt wollen.
- Ich glaube, daß manche Neugeborenen erst mal Ruhe und Platz für sich selbst in ihrem eigenen Bettchen wollen.
- Ich glaube, daß neugeborene Kinder genau solche Individualisten sind wie Erwachsene (bezüglich Zuwendung, Licht, Lautstärke, Musik, Baden, Körperposition usw.).
- Ich glaube, daß viele Neugeborenen die Körperwärme der Eltern wünschen und brauchen und bei ihnen im Bett schlafen wollen.
- Ich glaube, daß manche Neugeborenen lieber und besser (ungestörter) für sich alleine schlafen.
- Ich glaube, daß Eltern ihre Kinder nicht erdrücken, wenn sie in einem Bett schlafen.
- Ich glaube, daß Neugeborene und Kleinkinder ganz individuelle Schlafbedürfnisse und -zeiten haben.
- Ich glaube, daß alle Frauen stillen könnten.
- Ich glaube, daß Frauen, die nicht stillen wollen, ihrem Kind mehr geben, wenn sie es liebevoll mit der Flasche füttern, als wenn sie dem Kind »lieblos« die Brust reichen.
- Ich glaube, daß manche Kinder eine längere, andere eine kürzere Stillzeit brauchen und möchten, je nach Individualität des Kindes und der Mutter-Kind-Beziehung.
- Ich glaube, daß eine Mutter/ein Vater, die ganz den Bedürfnissen des Kindes folgen, aber ihre eigenen Bedürfnisse dabei gänzlich unterdrücken, dem Kind keinen guten Dienst tun (da das Kind dies spürt).
- Ich glaube, daß eine Mutter oder ein Vater, die ihren eigenen Bedürfnissen und Richtlinien folgen, aber die Bedürfnisse des Kindes unterdrücken, sich selbst keinen guten Dienst tun (da sich das Kind mit Schreien und Krankheiten wehrt).
- Ich glaube, daß es möglich ist, eine Balance zu finden und sowohl den eigenen Bedürfnissen als auch denen des Kindes zu entsprechen, vor allem, wenn es die Eltern während der Schwangerschaft gelernt haben, ihren Bedürfnissen zu vertrauen und mit ihnen umzugehen.

Sexualität

Sexualität und Geburtsvorbereitung

⇨ Was hat Sexualität mit Geburtsvorbereitung zu tun?

- Welche Verbindungen kannst du sehen?
- Welche Verbindungen sind bewußt oder unbewußt für die Kursteilnehmer da?
- Was sollte inhaltlich im Kurs vermittelt werden?
  Erstelle eine Liste davon, was du ansprechen/nicht ansprechen willst.
- Was sind deine Ziele für die Kursteilnehmer?
  Was willst du auslösen, wenn du das Thema »Sexualität« einbringst?
  Was willst du verhindern/vermeiden?

⇨ Was hat deine Sexualität mit deiner Arbeit als Geburtsvorbereiterin/Geburts- helferIn zu tun?

Finde Beispiele für dein Verhalten, die sowohl auf deine Sexualität als auch auf deine Arbeit zutreffen.

Beispiele:
Mich bringt nichts so schnell aus der Ruhe (= Ich bin nicht leicht erregbar).
Ich verliere mich nicht im Thema, bin mir der Störungen bewußt – Gefühle der Kursteilnehmer, Hintergründe einer Zwischenfrage usw. (= Ich verliere mich nicht in der Erregung; wenn es irgendwo zieht, drückt oder sonst stört, bin ich wieder objektiv da).
Der äußere Rahmen ist wichtig: Blumen, angenehmes Licht … Ich könnte nicht in einer Turnhalle Geburtsvorbereitung machen (= Ich brauche viel äußere Zuwendung: Tanzen, Kerzen, Musik …, die Atmosphäre muß stimmen).

⇨ Sexuelle Wünsche an den Partner/die Partnerin

Diese Übung ist zur Selbstreflexion und zum Durchführen in der Gruppe geeignet. Frage dich bzw. die Teilnehmer/innen:

Was wünscht du dir sexuell von deinem Mann/deiner Frau?
Erstelle eine Liste von ganz konkreten Wünschen, die du im geheimen hegst oder auch schon oft ausgesprochen hast. Welche davon werden erfüllt? Welche werden nicht erfüllt?

Die Gemeinsamkeiten von Sexualität und Geburt

Sexualität und Geburt haben vieles gemeinsam: empfangen … sich öffnen … sich hingeben … Es gibt Parallelen in der Intensität des Atmens, des Stöhnens, des Erlebens; dieselben Organe sind beteiligt.

Sexualität gehört als Thema in die Geburtsvorbereitung, es sollte weder ignoriert oder unterdrückt noch überbetont werden. Um mit dem Thema behutsam umgehen zu können, ist es wichtig, daß du dir über deine eigene Sexualität und über deine Einstellung dazu klar bist.

Einerseits soll durch eine offene Sprache, beispielhaftes Stöhnen und Erlaubnis zum Geschlechtsverkehr in der Schwangerschaft das Paar von ängstlicher Zurückhaltung befreit werden. Andererseits werden gerade dadurch oft Ängste ausgelöst: »Ich kann das nicht (so gut wie die Geburtsvorbereiterin/wie andere Kursteilnehmerinnen), also werde ich eine schwierige Geburt haben.«

Einen weiteren Punkt gibt es zu bedenken, wenn wir dazu anregen, die Paare könnten ruhig bis zum Beginn der Wehen Geschlechtsverkehr haben. Einer Frau, die keine Lust am Geschlechtsverkehr mit ihrem Mann hat und sich ihn bisher mit Regeln wie »ab dem 5. Monat darf man nicht mehr« vom Leibe hielt, wird durch die Geburtsvorbereiterin die Legitimation zum Neinsagen genommen. Sie wird sich verraten und betrogen fühlen. Dies kann die Vertrauensbasis schwächen. Deshalb sollte dieses Thema mit »Vor-sicht« behandelt werden, »vor-sehend«, welche möglichen Reaktionen entstehen können.

Wenn das Thema von der Gruppe eingebracht wird und du glaubst, daß in einzelnen der Eindruck entsteht: »Ich habe keinen Orgasmus / ich kann keine Geräusche machen / mir macht Sex keinen Spaß = ergo, ich bin nicht normal / nicht für natürliche Geburt geeignet«, kannst du selbst die Frage in den Raum stellen, diskutieren bzw. reflektieren lassen: »Stimmt es eigentlich, daß die Frau, die gut im Bett ist, auch gut gebären kann?« »Stimmt es eigentlich, daß eine Frau, die einen intensiven Orgasmus hat, auch Geburt schön findet?«

Es ist wichtig, daß du selbst auch deine eigene Einstellung daraufhin überprüfst und eventuell korrigierst. Es stimmt nämlich nicht unbedingt, aber Sex *kann* eine gute Vorbereitung auf die Geburt sein.

Wenn es in einer Gruppe passend erscheint, kannst du folgendes durchaus als »Hausaufgabe« geben: Mann/Frau kann mit Atmen, Stöhnen, Positionen, Beckenübungen, Sich-gehen-lassen, Sich hingeben, Sich öffnen, Schmerz zulassen u.ä. experimentieren.

Ein Beispiel:

Eine Frau, die nie einen Orgasmus hatte und die Penetration sehr schmerzhaft fand, wendete die Atmung vom Geburtsvorbereitungskurs an. Der Mann erkannte den Rhythmus, fragte: »Tut es so weh?« und ging auf sie ein. Von da an atmete sie immer mit dem Schmerz und erreichte durch die Intensivierung ihres Atmens und wohl auch dadurch, daß sie sich von ihm »gehört« fühlte, zum ersten Mal einen Orgasmus.

Sex genießen zu können kann die Voraussetzung für eine gute Geburtserfahrung sein, muß es aber nicht. Frauen können sehr intuitiv im Umgang mit ihrem eigenen Körper sein, sich ihrem Kind öffnen und sich dem urweiblichen Geschehen einer Geburt hingeben, auch wenn sie das mit ihrem Mann nicht können. Das kann durch eine unbewußte Einstellung Männern gegenüber verhindert sein, es kann aber auch einfach daran liegen, daß der jeweilige Mann, mit dem sie Sex erlebt, nicht mit ihr umgehen kann und ihr die Lust am Sex genommen hat. Wie bei jedem Thema auch hier: Das Ziel ist Geburtsvorbereitung, nicht Sexualberatung oder -therapie! Probleme können zwar angesprochen und erkannt werden, es kann zur Reflexion angeregt werden. Es liegt jedoch am jeweiligen Paar, ob es das Thema aufgreifen und die Einsichten für sich persönlich umsetzen will. Die Bearbeitung eines Problems aber muß woanders erfolgen (Eheberatung, Pro Familia usw.).

Übungen hierzu findest du unter »Partner-Sensibilisierung«, Seite 166-177

Sexualität nach der Geburt

In Ausbildungsgruppen für Geburtsvorbereiterinnen wird oft auch die sexuelle Problematik angesprochen, die nach der Geburt – in den ersten Wochen/Monaten/Jahren mit dem Kind – auftritt:

- Die Eifersucht des Mannes auf die Zuwendung, die das Kind erhält.
- Das Desinteresse der Frau, da ihr Zärtlichkeitsbedürfnis vom Kind gedeckt wird – vor allem, wenn sie stillt.
- Die Ablehnung ihres Mannes als Sexualpartner, wenn er in anderen Bereichen (Kinderbetreuung, Haushalt usw.) kein Partner ist, vor allem, wenn das Kind unerwünscht war oder schwierig ist und sie Angst vor einer neuen Schwangerschaft hat.
- Die Unfähigkeit des Mannes, die Frau als Sexualpartner zu erleben, nachdem er sie als Gebärende gesehen hat oder weil sie jetzt »Mutter« ist (Inzesttabu).
- Die praktischen Schwierigkeiten (nicht miteinander allein sein/ausgehen können; gestörte Nächte; Baby weint jedesmal, wenn sie Geschlechtsverkehr wollen usw.).

- Die Schwierigkeit der Frau, sich selbst als sexy zu erleben (gewünschte Kleidergröße paßt nicht, keine Zeit für Friseur, entspannende Bäder usw.).
- Die Beeinträchtigung durch schmerzhaften Dammschnitt, wunde Brustwarzen, druckempfindliche Brüste, trockene Scheide (hormonell bedingt, solange Frau stillt) usw.

Es gibt viele mögliche Gründe. Es ist kein Wunder, daß es kaum Paare gibt, deren sexuelle Beziehung durch die Geburt der Familie nicht mehr oder weniger (vorübergehend) gestört ist. Wie können/sollen Frauen bzw. Paare darauf vorbereitet werden?

Im Geburtsvorbereitungskurs, vor allem mit Erstgebärenden, taucht das Thema nicht von selbst auf. Die Teilnehmer sind sich der auf sie wartenden Schwierigkeiten nicht bewußt, sie leben eher in der Hoffnung, daß bestehende Schwierigkeiten nach der Geburt automatisch gelöst sein werden.

Was ist die Aufgabe der Geburtsvorbereiterin?

Aufklären? Vorwarnen? Die Hoffnung nehmen? Mögliche Schwierigkeiten im voraus auffangen und verhindern?

Ich denke, so wenig Geburtsvorbereitung dazu da ist, bestehende sexuelle Probleme zu lösen und zu beseitigen, so wenig können wir erwarten, zukünftige Probleme in der Familie durch unsere Arbeit im Kurs zu verhindern. Wir können aber erreichen, daß die Paare miteinander ins Gespräch kommen, wir können sie anregen und befähigen, ihre Bedürfnisse wahr und wichtig zu nehmen und mitzuteilen. Sie können im Kurs auch erfahren, welche konflikt-auslösenden Gefühle in einer jungen Familie völlig normal sind. Solange sich ein Paar bewußt ist, daß es nicht ihre individuelle Problematik ist (vor allem nicht *seine* oder *ihre*), sondern es unzähligen anderen Paaren genauso geht, solange das Paar miteinander redet, verändert es zwar nicht die erlebte Frustration, aber es verhindert die Verhärtung von Fronten und öffnet die Möglichkeit zur Veränderung der Situation und der Gefühle.

Was soll in der Geburtsvorbereitung angesprochen oder bewirkt werden?

1. Entlastung
- Auflösung falscher Vorstellungen und Zwänge (Jede/r, wie (oft) er/sie will).
- Eigene Bedürfnisse wahrnehmen und zulassen (Ja zum Nein-sagen; individuelle Bedürfnisse sind okay).

2. Erkenntnis
- Anderen geht es ebenso – jedes Paar hat seine Frustration.
  Es ist nicht nur mein persönliches Problem (sich durch andere bestärkt fühlen in dem,

was Mann/Frau selbst erlebt; von anderen hören, was die eigene Frau/der eigene Mann sich nicht zu sagen trauen).

- Prozeßhaftigkeit von sexuellen Bedürfnissen akzeptieren; Gefühle/Bedürfnisse ändern sich; unterschiedliche Bedürfnisse der Frauen/Männer ansprechen und bearbeiten.

3. Vorbereitung auf die Geburt

- Sex als psychologische Vorbereitung und Hilfe: sich im Loslassen, Öffnen, Hingeben usw. üben; zum Experiment für die neue Erfahrung bereit sein; Sex als körperliche Vorbereitung und Hilfe: Durchblutung der vaginalen Schleimhäute; Stimulation der Klitoris und Brüste bei Wehenschwäche; Stimulation und Reifung des Muttermundes durch Prostaglandin (im männlichen Samen vorhanden).
- Vorbereitung auf Veränderungen/Störungen in der Beziehung durch das Leben mit dem Kind. Ansprechen von möglichen Problemen, Miteinbeziehung des Kindes schon jetzt. Nicht so tun, als ob kein Bauch/Kind da wäre.

Mit Schmerzen umgehen

⇨ Wie reagierst du auf »Schmerz«?

- Wenn jemand dir gegenüber über Kopfschmerzen klagt, was ist deine typische Reaktion:
  Bietest du eine Schmerztablette an?
  Bietest du eine Kopfmassage an?
  Ignorierst du es und gehst zur Tagesordnung über?
  Empfiehlst du, sich ein Viertelstündchen hinzulegen und zu ruhen?
- Wenn jemand in deiner Anwesenheit zu weinen beginnt, was ist deine typische Reaktion:
  Gehst du hin und umarmst/streichelst die weinende Person?
  Versuchst du, Blickkontakt zu erreichen, bleibst aber auf körperlicher Distanz?
  Bietest du ein Taschentuch an?
  Sagst du ein tröstendes, aufmunterndes Wort? (Die beiden letzten Möglichkeiten können dazu führen, daß das Weinen aufhört. Willst du das?)
  Ignorierst du es und gehst zur Tagesordnung über?
  Verläßt du diskret den Raum, um der weinenden Person Gelegenheit zu geben, sich zu sammeln?
- Wie gefällt dir selbst deine Art, wie du mit Schmerz umgehst?
- Reagierst du in einer Weise, wie du dich innerlich auch fühlst, oder reagierst du widersprüchlich?

Beispiele:
Du bist ärgerlich, daß die andere Person schon wieder soviel von ihren Kopfschmerzen redet, wo du selbst seit Tagen klaglos Rückenschmerzen erleidest, bietest aber trotzdem eine Kopfmassage an.
Du möchtest gerne hingehen und die weinende Person in den Arm nehmen. Du traust dich aber nicht und verläßt lieber den Raum.

- Wie wolltest du selbst bei Kopfschmerzen, oder wenn du weinst, behandelt werden?

⇨ Wie gehst du als Geburtsvorbereiterin mit Schmerz um?

- Wenn jemand Kopfschmerzen, Rückenschmerzen usw. mitteilt, fühlst du dich:
  schuldig, angeklagt?
  verantwortlich?
  aufgefordert, sie zu lindern, zu heilen?
  irritiert, es sollte nicht sein, alle müssen sich bei mir wohl fühlen?

- Wenn jemand in deiner Gruppe weint:
  Kannst du ruhig zuwarten, bis jemand, der weint, von selbst aufhört und/oder erzählt, was sie/ihn bedrückt?
- Kannst du die/den Weinende(n)
  mit deinen Blicken umfassen?
  Oder tendierst du dazu,
  verlegen aus dem Fenster zu schauen;
  hilfesuchend die anderen Teilnehmer anzuschauen;
  nervös in deinen Notizen zu blättern?
- Bist du dir bewußt, wenn du die/den Weinende(n) umarmst,
  daß du das vielleicht für dich selbst tust,
  weil du das Weinen/den Schmerz nicht ertragen kannst;
  daß die/der Weinende sich vielleicht erdrückt fühlt;
  verlegen ist über die Aufmerksamkeit, die er/sie erregt?
- Bist du dir bewußt, daß du mit einem Taschentuch oder einem tröstenden Wort in der Regel das Weinen stoppst, stoppen kannst?
- Kannst du selbst entspannt bleiben, wenn jemand weint, tief durchatmen, loslassen;
  eventuell die Gruppe dazu auffordern, dasselbe zu tun, um angestaute Spannung zu entladen?
- Wie siehst du dich selbst in einer solchen Situation?
  Gefällt dir dein Verhalten oder fühlst du dich danach meist unzufrieden?
  Entspricht dein Verhalten der individuellen Teilnehmerin und dir selbst?

Manche Weinenden wollen berührt/umarmt werden und können erst dann richtig loslassen – andere wiederum hemmt es. Manche empfinden das Taschentuch als Aufforderung zum Weinen, andere erleben es als Aufforderung, das Weinen aufzuhalten. Es kommt nicht nur darauf an, mit welchen Gesten oder Worten wir reagieren, sondern *wie* wir sie »verabreichen«.

Ich will aber nicht den Eindruck erwecken, wir müßten das Weinen immer zulassen oder dazu ermutigen. Ich finde es durchaus legitim, einen »Stopper« zu verwenden, wenn das der Gruppensituation oder der eigenen Verfassung eher entspricht. Mir ist es einfach wichtig, daß wir ehrlich sind, verantwortlich reagieren, allen Beteiligten – auch uns – gegenüber.

⇨ Muß die Geburt schmerzhaft sein?

- Glaubst du, daß Wehen weh tun müssen?
- Glaubst du, daß jede Geburt schmerzhaft ist?
- Glaubst du, daß es Frauen gibt, die keinen Schmerz empfinden, die die Wehen schön finden?

⇨ Geburtsschmerz als Realität

Glaubst du, daß du die Frauen vor der Intensität des Schmerzes warnen solltest, oder daß lieber gar nicht von Schmerz gesprochen werden sollte, um keine Vorurteile zu erzeugen?

Zu den Treffen nach der Geburt kommen immer wieder Frauen und behaupten, niemand hätte ihnen gesagt, daß es sooo weh tun würde. Die Kursleiterin ist jedoch überzeugt, daß mehrmals davon gesprochen wurde. Was nicht gehört werden will, geht einfach nicht ins Ohr. Deshalb bin ich sehr überzeugt von Körper-Streßübungen in der Geburtsvorbereitung, weil sich die Frauen einer Körpererfahrung weniger verschließen können als Worten. Und daß durchs Darüberreden keine schmerzhaften Wehen erzeugt werden, beweisen die Frauen, die ständig auf den Schmerz warten, der dann nie kommt, und die das Kind ohne Hebamme usw. gebären, weil alles plötzlich so schnell geht. Auch das muß in diesem Zusammenhang gesagt werden.
(Übungen, mit denen das Thema in der Gruppe eingeführt und behandelt werden könnte: »Atemwahrnehmungen XIV, XV, XVII und XVIII« S. 129-132; »Der Umgang mit Schmerzen« S. 202-205; »Streß-Sequenz« S. 253f)

Erfahrungen zum Thema »Angst«

⇨ Was macht dir angst?

- Wovor hast du Angst als Geburtsvorbereiterin/Hebamme/Arzt?
- Was macht dir angst, wenn du an Geburt denkst?
- Wovor hast du Angst bei deiner eigenen Geburt?
- Was macht dir angst, wenn du an Geburtsvorbereitungskurse denkst?
- Denkst du, daß Angst
  normal,
  unnötig,
  notwendig,
  neurotisch ist?

⇨ Soll dieses Thema angesprochen werden?

- Sprichst du das Thema Angst mit den schwangeren Frauen/Paaren an, oder wartest du, bis es von selbst aufkommt? Befürchtest du, daß es aufkommt, oder weißt du, wie du damit umgehen wirst?
- Denkst du, das Thema sollte vermieden werden, da es möglicherweise/normalerweise nur noch mehr Angst auslöst? Oder denkst du, daß das Thema immer angeschnitten werden sollte, da alle Teilnehmer vor irgendetwas Angst haben, die sie unterdrücken, deiner Meinung nach aber anschauen sollten?

Für mich ist es sehr wichtig, daß das Thema Angst bewußt behandelt wird. Eine Geburtsvorbereiterin kann das Thema bewußt vermeiden und doch »zwischen den Zeilen« vermitteln: ».. da mußt du aufpassen … es ist angsterregend, wie oft da … die Zustände in diesem Krankenhaus sind schrecklich … unter diesen fürchterlichen Umständen … gefährliche Medikamente … gefährliche Interventionen« usw. Eine Wiederholung solcher gedankenloser Sätze löst viel mehr Angst aus, als wenn wir das Thema bewußt ansprechen.
Um es jedoch bewußt angehen zu können, ist es wichtig, daß du als Geburtsvorbereiterin/Hebamme/Arzt um deine eigenen Ängste weißt, nicht nur Ängste bzgl. der Geburtssituation – deiner eigenen oder anderer – sondern auch um deine Angst vor anderer Leute Ängste.
Wie mit allem, was wir vermitteln, mache nur das, womit du dich selbst wohlfühlst.
(Übungen zum Thema »Angst« siehe Seite 205-210)

Geburtskomplikationen

Es ist wesentlich, daß wir im Kurs nicht nur über die möglichen Komplikationen sprechen und darüber, wie sie verhindert werden oder wie damit umgegangen werden kann, sondern daß auch die psychologische Dimension beleuchtet wird.

⇨ Was begünstigt Komplikationen?

Was glaubst du, wovon Komplikationen letztlich abhängen:
Von den Fehlern und Interventionen der modernen Medizin?
Von der neurotischen Struktur der Frau oder der Paarbeziehung?
Von genetischen Störungen?
Vom Schicksal?
Von inneren und äußeren Einflüssen?
Von …?

Darauf baut sich das Gespräch auf, das wir in der Gruppe führen: Glauben wir, daß sich Komplikationen vermeiden lassen? Wenn ja, wie? Und welche? Alle?
Es ist sehr wichtig, daß wir uns selbst unsere Grundhaltung dazu wissen lassen.

⇨ Ursachen und Lösungen

Überlege anhand verschiedener Beispiele, von denen du weißt, daß es Komplikationen gab: was waren deiner Meinung nach die Ursachen und welche Lösungen gab es dafür/hätte es geben können?

Geburtsvorbereitung zur Vermeidung von Komplikationen?

Mögliche Ursachen von Komplikationen

Wie kann Geburtsvorbereitung helfen?

1. Körperliche Erschöpfung

Information über Ernährung,
Übungen zur Selbstwahrnehmung und -regulation
(sich selbst Gutes tun, Gutes »erlauben«).

2. Seelische Erschöpfung
Unglückliche Beziehung,
ungewollte Schwangerschaft,
unaufgearbeitete Mutter-Kind-Beziehung,
unverhältnismäßige Schmerzempfindlichkeit
oder Angst.

Bewußtmachung,
emotionale Unterstützung des Partners fördern,
Erlaubnis geben, selbst zu sein,
sich zu akzeptieren, nicht perfekt, ideal sein zu
müssen.

3. Körperliche Ursachen
z.B. vorzeitiger Blasensprung,
vorzeitige Wehen, Wehenschwäche,
Steißlage, ungenügende Rotation,
lange Austreibungsphase.

Meist durch 1 und/oder 2 ausgelöst – siehe oben.
Information, Wahl der Klinik,
Übungen, Position,
Atmung, Entspannung.

4. Verbale Intervention
Negative Aussagen wie »enges Becken,
breiter Damm« ... lösen unverhältnismäßige
Angst aus.

Information,
Beispiele von Frauen, die trotz engem Becken na-
türlich gebären,
Informationen zu Positionen usw.

5. Medizinische Intervention
Künstlicher Blasensprung,
Einleitungsbeschleunigung,
Medikamentation usw.

Informationen über Notwendigkeit und Alternativen.

6. Genetische Störungen

Information: Wahl der Klinik.

7. Schicksal

Hinterfragung, Selbstwahrnehmung, Bewußtmachung:
Was will ich/brauche ich? Kann ich mir erlauben,
mich bzw. mein Leben zu ändern, mir/meinem Part-
ner/den Geburtshelfern zu vertrauen?

Zur Vermeidung von Geburtskomplikationen können wir insofern beitragen, als wir durch Informationen und Übungen eine positive Grundhaltung der Teilnehmer/innen fördern:

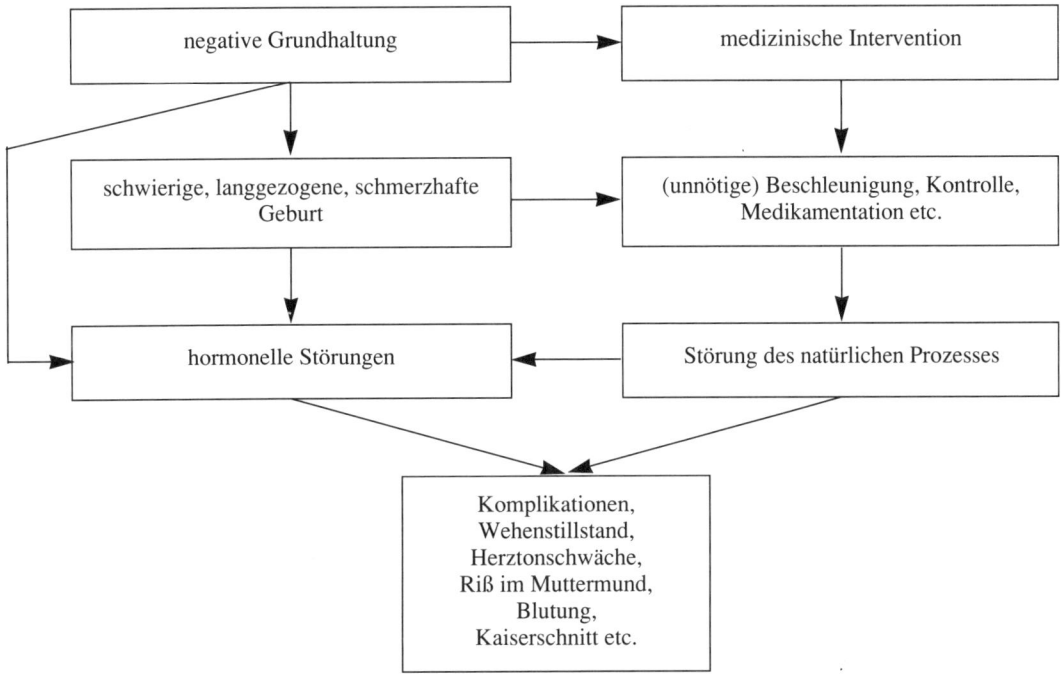

Oftmals mache ich die Beobachtung, daß aus einer Gruppe von Frauen fast alle, die sich für eine Hausgeburt entscheiden, normale Geburten haben, während bei jenen, die sich für eine Klinikgeburt entscheiden, vor, während oder nach der Geburt irgendwelche Komplikationen auftreten. Manche wissen wohl von vornherein um die Komplikation, andere ahnen sie vielleicht und wählen deshalb (instinktiv) eine Klinikgeburt.

Oder ist dieselbe Grundhaltung (Unsicherheit, Angst usw.), die zur Wahl der Klinikgeburt führt, auch für die Komplikation ursächlich? Wir können die »Schuld« nicht dem »schlechten« Krankenhauspersonal oder der medizinischen Intervention zuschreiben.

Die Wahl des Krankenhauses und der Hebamme spielen eine große Rolle. Es ist Aufgabe der Geburtsvorbereitung, diese Entscheidung bewußt zu machen. Eine »halbherzige« Entscheidung für eine Hausgeburt ohne die entsprechende positive Grundhaltung führt meist auch zu Komplikationen. Und eine bewußte, positive Entscheidung für eine Klinikgeburt ermöglicht eine gute Geburtserfahrung in der schlechtesten Klinik.

Letztlich ist es Entscheidung und Verantwortung der Frau bzw. des Paares, entsprechend ihrer individuellen Bedürfnisse und Gegebenheiten eine bestimmte Klinik zu wählen oder sich für eine Hausgeburt zu entscheiden und konkrete Vorabsprachen zu treffen. Wir sind nicht ausgeliefert, wenn wir uns nicht selbst ausliefern. Änderungen könnten bringen: Wünsche in den Mutterpaß eintragen lassen, mit Klage drohen, zur Konkurrenz gehen, Leserbrief oder Artikel in der Lokalzeitung.

Ich finde es gut, diese Zusammenhänge in der Geburtsvorbereitung bewußt zu machen, auch wenn das »Verstehen« erst Wochen oder Jahre nach der Geburt einsetzt, denn es ist selten möglich, in den wenigen Wochen die Grundhaltung eines Menschen zu verändern.

Manche Frauen ziehen Komplikationen wie magnetisch an, angelockt durch ihre Grundeinstellung, die ganz verschiedene Formen annehmen kann:

- Schmerz ist nötig.
- Je komplizierter die Geburt, desto größer die Leistung (umso größer auch die Bewunderung von Partner und Freunden usw.).
- Ich habe nichts besseres verdient.
- Bei mir geht immer alles schief.
- Das medizinische System schadet, aber ich bin zu hilflos, um mich zu wehren.
- Ich habe keinerlei Vertrauen (in mich, in die Hebamme, in meinen Partner usw.).

Vertrauen

Wirklich vertrauen heißt zu verzeihen, wenn die Situation oder der Mensch nicht den Erwartungen entspricht. Ohne Verzeihung ist es Zwang und läßt keinen Freiraum.

⇨ Kannst du vertrauen?

- Wie sieht es mit deinem Vertrauen aus,
  gegenüber dir selbst? ... deiner Arbeit? ... deinem Körper? ...
  in die Krankenhäuser/Ärzte/Hebammen/Kollegen, mit denen du zusammenarbeitest?
- Kannst du verzeihen, wenn jemand dein Vertrauen enttäuscht?

⇨ Vertrauen – Mißtrauen

- Erstelle zwei Listen:
- Wem oder was vertraue ich?
- Wem oder was mißtraue ich?

Du kannst eine solche Liste auch von Teilnehmern/innen eines Geburtsvorbereitungskurses erstellen lassen, evtl. kombiniert mit »meditativen« Fragen zum Thema »Vertrauen« (siehe auch »Tagtraum VIII« S. 190) und mit einer passenden Körperübung (z.B. »Partner-Sensibilisierung I, II und III« S. 168-172).

Wie kann Vertrauen bestärkt und Mißtrauen abgebaut werden?

- **Selbstvertrauen:**
  Körperselbstwahrnehmung und -regulation, Einübung von instinkthaftem Verhalten.
- **Vertrauen in den Partner:**
  Bedürfnisse aussprechen, Feedback geben.
- **Vertrauen in die Klinik, in den Arzt und die Hebamme:**
  Informationen einholen, Fragen klären, Wahl des Arztes, Wahl der Klinik.

Der Schlüssel ist das Vertrauen der Geburtsvorbereiterin (bzw. der GeburtshelferIn) in sich selbst, in ihren Partner und in Kliniken, Ärzte und Hebammen im allgemeinen und konkreten... Das Vermitteln des eigenen Vertrauens und der verantwortungsvolle Umgang mit dem eigenen Mißtrauen ist Kern der Geburtsvorbereitung. Bestehendes Mißtrauen braucht nicht weggedrängt, muß nicht mit Gewalt aufgearbeitet werden. Das gilt für uns selbst wie für die Schwangeren/Gebärenden. Wichtig ist allein, daß wir uns wissen lassen, wo wir kein Vertrauen haben, was fehlt, und wie wir das Fehlende ergänzen bzw. ausgleichen können. Das kann für uns z.B. bedeuten, daß wir uns mit der Institution, mit der wir zusammenarbeiten, deutlich aussprechen, evtl. weniger frei arbeiten oder uns konkrete Genehmigungen einholen, daß wir zu zweit Kurse leiten oder für bestimmte Themen Fachleute hinzuziehen.

⇨ Vertrauen als Basis der Zusammenarbeit

- Kannst du akzeptieren, daß deine Kollegin einen anderen Arbeitsstil hat (andere Übungen macht/andere Themen behandelt), ohne deshalb dein Vertrauen in sie oder in dich selbst in Frage zu stellen?
  (Dieses Vertauen in die eigene Individualität wirkt sich auch auf Paare/Frauen im Kurs aus, wiewelt sie Vergleiche anstellen, wer die bessere Geburt hat, oder wieweit sie ihre eigene Persönlichkeit und Geburtserfahrung bejahen.)
- Kannst du akzeptieren, daß Frauen/Paare aus deinem Kurs bestimmte Kompromisse eingehen oder Wünsche an die Geburt haben, die ihrem Vertrauen entsprechen, auch wenn sie deinen Werten widersprechen?
  (Ich beobachte manchmal Kursleiterinnen, die zu zweit einen Kurs halten und eher die Vorteile der Anwesenheit einer Freundin bei der Geburt betonen, während Kursleiterinnen, die alleine arbeiten, eher bestärken, daß die Frau allein gebären kann.)

Kurse zu zweit leiten

Es kann viele Vorteile haben, sich die Kursleitung mit einer zweiten Person zu teilen:

- Jede kann sich die Themen aussuchen, die ihr besser liegen, allerdings nur, wenn sich die individuellen Fähigkeiten ergänzen; sonst wird der Kurs leicht einseitig und keine fühlt sich für den unbequemen Teil verantwortlich.

- Es werden unterschiedliche Meinungen eingebracht, die Diskussion wird angeregt, allerdings nur, wenn die zwei zulassen, daß verschiedene Meinungen vertreten werden dürfen, daß nicht eine oder beide denken, ihre Ansicht sei die einzig richtige.
- Vier Augen/Ohren usw. nehmen mehr wahr als zwei: allerdings nützt das nur, wenn beide aufeinander eingespielt sind; sonst ist zwar die Wahrnehmung da, aber die Unruhe ist größer, da eine von der anderen erwartet, daß sie das auch wahrgenommen hat und entsprechend reagiert.
- Wenn einer der beiden ein Mann ist, fühlen sich die Männer vielleicht mehr angesprochen. Allerdings kann es auch Nachteile haben, als »Paar« zusammen zu arbeiten, wenn z.B. einer der beiden dominiert oder eindeutig für bestimmte Bereiche zuständig ist. Ist dies der Fall, sollte bewußt in der Gruppe über Rollenerwartung und Rollenverteilung gesprochen werden, sonst entstehen leicht unausgesprochene Ideale und Normen.
- Beide können sich die Last der Verantwortung und die Last der Vorbereitung teilen, allerdings sollte sich ihr Vertrauen nicht aus zwei halben Vertrauen zusammensetzen (»allein traue ich mir's nicht zu«).

Oft berichten Frauen von einer großen Glückserfahrung, wenn sie die Geburt alleine, ohne Beistand von Freundin oder sogar Partner, geschafft haben.

Genauso geht es auch Kursleiterinnen, die zum ersten Mal alleine arbeiten. Die Befriedigung und das Selbstvertrauen wachsen. Wer das erlebt hat, kann dann auch mit jemandem zusammenarbeiten, das eigene Vertrauen, die eigenständige Erfahrung einbringen und alle Vorteile genießen. In dem Maße, in dem das Selbstvertrauen wächst, nimmt das Mißtrauen anderen gegenüber ab. Wenn wir sagen, wir trauen der Person oder der Situation nicht, vertrauen wir uns selbst nicht, damit umzugehen.

⇨ Vertraust du deiner Arbeit?

- Glaubst du, daß trotz widriger Umstände für dich (grelle Beleuchtung; nicht genügend Matten; Geräusche vom Nebenzimmer; fehlende Anerkennung von Ärzten, Kliniken, Krankenkassen usw.) deine Geburtsvorbereitungskurse gut sein können?
- Glaubst du, daß trotz widriger Umstände für die Teilnehmer/innen deiner Kurse (Steißlage; Partnerkonflikte; technologisch orientierte Kliniken; keine Hausgeburtsmöglichkeit in der Umgebung usw.) eine gute Geburtserfahrung möglich ist?

Deine Kurse leben von deinem Vertrauen!

Autorität und Konkurrenz

Das Wort Autorität löst im deutschsprachigen Raum recht gemischte Gefühle aus, die wohl in unserer Vergangenheit begründet sind. Im Englischen ist »Authority« ein ganz positiv besetztes Wort: Autorität haben oder sein = befähigt sein/Recht/Berechtigung haben/Qualifikation haben.

Kannst du für dich Autorität so definieren, daß du sie als etwas Positives annehmen kannst? In Trainings begegnete es mir immer wieder, daß das Wort abgelehnt wurde, man/frau wollte keine Autorität sein. Für mich ist jedoch dabei die Frage: Wie können wir erwarten, von Institutionen und Ärzten anerkannt zu werden, wenn wir uns selbst keine Autorität geben?

Ich denke, es ist nicht so entscheidend, ob wir eine Qualifikation (Zertifikat usw.) vorweisen können oder nicht, sondern ob wir selbst mit Autorität für unsere Arbeit einstehen können.

⇨ Was bedeutet Autorität für dich?

- In welchen Situationen hast du Autorität, erlebst du dich selbst als Autorität? In welchen Situationen hast du keine Autorität?
- Gegenüber welchen Personengruppen hast du Autorität? Gegenüber welchen Personengruppen hast du keine Autorität (Eltern, Partner, Kollegen, Kinder, Freunde usw.)?
- Wer oder was ist eine Autorität für dich (Person in Uniform, Arzt, Richter, Polizist, Alter, Wissenschaft, Wahrheit, Gefühl, Instinkt…)?
- Stelle dir eine Person vor, die für dich eine Autorität ist, und spüre nach, welche Eigenschaften es sind, die dieser Person (für dich) Autorität geben.
- Hast du selbst ähnliche oder gegensätzliche Qualitäten?

⇨ Was gibt dir Autorität?

Du kannst diese Fragen am besten mit einer zweiten Geburtsvorbereiterin bzw. mit einer zweiten Person in Form einer gegenseitigen Befragung (»Rosenkranzübung«, Seite 223) bearbeiten.

- *Was* gibt *dir Autorität, Geburtsvorbereiterin/GeburtshelferIn* zu sein?
- *Was* würdest *du* brauchen, um *dir selbst* als *Autorität* zu trauen?
- In meiner Arbeit *bin* ich Autorität, weil ...
- In meiner Arbeit *habe* ich Autorität, weil ...

Ein wesentliches Element in der Geburtsvorbereitung, der Vorsorgeuntersuchung und während der Geburt sollte sein, den Frauen selbst Autorität zu geben. Gerade in der Vorsorgeuntersuchung wird jedoch meist alles Selbstvertrauen, das die Frauen haben, zerstört. Sie werden nicht gefragt, wie sie sich fühlen, was sie denken; ihnen wird nicht zugetraut, daß sie selbst meist eine korrekte Diagnose ihrer Symptome geben könnten, vielleicht nicht in medizinischer Terminologie, dafür aber mit einem instinktiven Wissen um die Ursachen.

Zu der Zeit, wenn eine Schwangere zum Geburtsvorbereitungskurs kommt, ist das Verhältnis meist etabliert. Das Selbstvertrauen der Schwangeren ist geschwächt. Sie gibt dem Arzt bzw. der Hebamme Autorität, hat aber vielleicht doch Zweifel daran. Sie sucht nach Alternativen und erwartet in der Geburtsvorbereiterin eine Autorität. Oft ist nun die Geburtsvorbereiterin jemand, die viel mehr Erfahrung und Wissen über den natürlichen Geburtsprozeß hat als viele Hebammen und Ärzte, die das nie gelernt und erlebt haben.

Nun steht die Schwangere zwischen zwei Autoritäten. Der Arzt sagt dies, die Geburtsvorbereiterin das Gegenteil. Sie ist noch mehr verunsichert als vorher. Deshalb ist es ein wichtiges Ziel der Geburtsvorbereitung, das Selbstvertrauen der Frauen/des Paares zu stärken, so daß sie ihren eigenen Gefühlen und Bedürfnissen wieder trauen können. Autorität mit Autorität vermitteln!

Mir wird jedoch manchmal angst, wenn ich erlebe, wie verkehrt GeburtshelferInnen und Geburtsvorbereiterinnen sich selbst in ihrer Rolle verstehen, wie sie aus falsch verstandener Autorität Abhängigkeiten schaffen. Oder andersherum, wie abhängig sich schwangere Frauen machen. Sie brauchen eine gute Geburtsvorbereiterin, eine gute Hebamme, gute Geburtsbegleitung, eine gute Freundin, haben hohe Anforderungen an den Partner. Alle sollen bei der Geburt dabei sein, alle müssen zusammenhelfen, sonst schaffen sie es nicht. Ein unnatürlich hoher Aufwand (z.B. die 100 km entfernte, besonders gute Klinik) für eine »natürliche« Geburt. Kann denn eine Frau nicht von selbst natürlich gebären? *Darin sollten wir sie bestärken, anstatt Abhängigkeit zu schaffen.*

Ich kenne einen Arzt, der sich als Geburtshelfer gegen die Technologie in der Vorsorge und Geburtshilfe wehrte (Ultraschall, CTG usw.). Er hat sich im Krankenhaus unbeliebt gemacht, hatte aber als Privatarzt großen Zulauf. Nun höre ich, wenn Frauen bei ihm entbunden werden wollen, stimmt er nur zu, wenn sie Yoga gemacht haben und Akupunkturbehandlung akzeptieren!

Eine Abhängigkeit löst die andere ab! »Alternative Technologie«!

Von einer anderen Ärztin weiß ich, daß sie nur bereit ist, zu Hausgeburten zu kommen, wenn auch ein Kinderarzt anwesend ist. Wie soll eine Frau da noch Vertrauen in sich selbst haben, wenn Ärzte weder sich selbst noch dem natürlichen Geburtsprozeß vertrauen?

Das ist auch meine Frage an Kurse, zu denen neben der Geburtsvorbereiterin noch eine Hebamme, ein Kinderarzt, ein Gynäkologe, eine Frau aus der Stillgruppe ... geladen werden. Ist Gebären multidisziplinär? Kann die Geburtsvorbereiterin nicht aus ihrer Erfahrung heraus all dies vermitteln? Entsteht da bei den Frauen nicht der Eindruck, um eine gute Geburt zu leisten, muß ich viel lernen, und es bedarf mehrerer Personen, um mir das beizubringen? Sicher kann ein solches Arrangement aus diplomatischen Gründen (Verhältnis zu Hebamme/Krankenhaus/Stillgruppe) notwendig sein, aber es sollte den Frauen/Paaren deutlich gemacht werden, daß es um die Begegnung und nicht ums Lernen geht.

Es ist ein schwieriges Thema für mich. Einerseits finde ich es sehr wichtig, daß eine Zusammenarbeit, ein gutes Verhältnis zwischen Geburtsvorbereiterin, Hebamme, Ärzten, Partner und Gebärender besteht. Aber andererseits, sind denn wirklich alle notwendig bei einer natürlichen Geburt?

- Wenn eine Frau gut vorbereitet ist, also Selbstvertrauen hat und mit ihrem Körper umgehen kann, ist es eigentlich völlig egal, wer sie entbindet, ob die Hebamme gut oder schlecht ist, ob ein Arzt oder eine Ärztin anwesend ist oder nicht, die Frau wird gebären. Letztlich braucht sie niemanden dazu.
  Eine gute Hebamme wird sich zurückhalten, solange die Frau/der Partner selbst gut zurechtkommt. Sie wird aber unterstützen, wo sie gewünscht ist, und da sein, falls es Komplikationen gibt.
  Eine gute Ärztin oder ein guter Arzt werden sich in gleicher Weise zurückhalten und sich nicht in eine Geburt »drängen«, solange sie nicht wirklich gebraucht werden.

Andererseits:
- Wenn eine Frau bei einer guten Hebamme oder einer guten Ärztin entbindet, braucht sie dann eigentlich Geburtsvorbereitung? Ihr Selbstvertrauen wird von der Vorsorge nicht unterminiert sein. Die Hebamme wird ihr erlauben, so zu atmen/sitzen/stehen/liegen, wie es ihr angenehm ist, und ihr Hilfestellung/Tips geben, wo sie gebraucht werden.
- Ich denke oft daran, wenn Geburtsvorbereiterinnen für eine bessere Geburtssituation kämpfen, daß sie sich damit selbst überflüssig machen oder sich zumindest ihr Berufsbild und ihr Name ändern sollte. Anstatt Geburtsvorbereitung: Vorbereitung auf Elternschaft.
- Solange die GeburtshelferInnen nicht einsehen, daß ihre Aufgabe nur darin besteht, die Gebärende in ihrer Arbeit zu unterstützen, stören sie den Geburtsprozeß.
- Solange die Geburtsvorbereiterinnen sich selbst und ihre Rolle in der Vorbereitung auf die Geburt zu wichtig nehmen, hindern sie die Frauen daran, ganz an sich selbst und ihre Fähigkeit zu gebären, zu glauben.

Verantwortlichkeit

⇨ Verantwortung übernehmen – Verantwortung meiden

- Tendierst du dazu, in deinem Leben oft Verantwortung zu übernehmen?
  Schreibe alle Bereiche bzw. Personen auf, für die du verantwortlich bist/warst.
- Tendierst du dazu, in deinem Leben Verantwortung eher zu meiden?
  Schreibe alle Bereiche bzw. Personen auf, für die du Verantwortung ablehnst/ablehntest.

Für welche Fragen fandest du mehr Beispiele?
Stellst du eine Tendenzverschiebung über die Jahre hinweg fest?
In welchem Zeitraum deines Lebens liegen die meisten Beispiele?
Fandest du viele Beispiele für Situationen, in denen du dich zwar verantwortlich fühltest, aber keine Verantwortung übernahmst?
Fandest du viele Beispiele für Situationen, in denen du dich zwar nicht verantwortlich fühltest, aber trotzdem Verantwortung übernahmst?
Fandest du viele Beispiele für Situationen, in denen du Verantwortung übernahmst, die rückblickend betrachtet unnötig war?
Fandest du viele Beispiele für Situationen, in denen du – rückblickend betrachtet – hättest Verantwortung übernehmen sollen?

⇨ Deine Verantwortung als Geburtsvorbereiterin/GeburtshelferIn

Erstelle nachstehende Liste von Situationen/Bereichen in der Geburtsvorbereitung, in denen es gerechtfertigt/nicht gerechtfertigt ist, Verantwortung zu übernehmen.

Wofür bist du als Geburtsvorbereiterin/GeburtshelferIn

verantwortlich?	nicht verantwortlich?
....	....
:....................	....
....	....

(Jede/r wird eigene Grenzen der Verantwortlichkeit festlegen)

Beispiele:
- bei Bedarf Sitzungszeiten überziehen
- jederzeit telefonisch erreichbar sein
- selbst telefonisch nachfragen, wenn jemand fehlte
- technische oder informative Fragen für Teilnehmer lösen
- bei Geburten mitgehen, wenn gewünscht
- bei privaten Problemen der Kursteilnehmer engagiert sein usw.
  Wo sind da z.B. deine Grenzen der Verantwortlichkeit?

Schau dir diese Liste noch einmal unter folgenden Gesichtspunkten an:

- Ist das Verhaltensmuster ähnlich?
- Tendierst du auch hier dazu, eher zuviel oder eher zuwenig Verantwortung zu übernehmen? (Siehe dazu auch Reflexion »Verantwortung übernehmen – Verantwortung meiden«, Seite 75)
- Gibt es Bereiche, die für dich nicht klar zuzuordnen sind, wo sich die Zuordnung von Zeit zu Zeit verschiebt?
- Gibt es Bereiche, in denen du keine Verantwortung übernehmen willst, obwohl du weißt, daß du dafür eigentlich verantwortlich bist?
- Gibt es Bereiche, in denen du dich verantwortlich fühlst, obwohl du weißt, daß du dafür eigentlich nicht verantwortlich bist?

⇨ Grenzen deiner Verantwortlichkeit

Kannst du dich an einzelne Problemsituationen in der Geburtsvorbereitung erinnern, in denen du an die Grenzen deiner Verantwortlichkeit gestoßen bist?
Versuche, eine bestimmte Problemsituation in dir auftauchen zu lassen:

- Wer waren die Beteiligten?
  Schau sie dir in der Erinnerung noch einmal an: Wie sahen sie aus? Was sagten sie? Was sagten sie nicht …?
- Weißt du noch, wie du dich damals fühltest?
- Laß die Situation noch einmal in dir auftauchen:
  Betrachte das Umfeld, in dem sie sich abspielte.
  Was weißt du über die betreffenden Personen?
  Wie war die Stimmung in diesem Kurs?
  Generell? Zu diesem Zeitpunkt?

- Was für ein Gefühl hast du jetzt, wenn du dich an die Situation erinnerst?
- War die Problemsituation in irgendeiner Weise repräsentativ?
  Für die Gruppe?
  Für einzelne Teilnehmer?
  Für dich selbst?
- Wie war dein privater Lebensbereich zu dem Zeitpunkt gestaltet?

Bei dieser Übung ist dir bestimmt manches ein- und aufgefallen, was deutlich macht, wie vielschichtig Problemsituationen sind. Es ist wichtig, sich auch in den laufenden Kursen immer wieder bewußt zu machen, welche inneren Bezüge und Verbindungen bestehen. Und wenn es zu einem Problemknäuel kommt, versuche ihn zumindest für dich selbst auf diese Art zu lösen.

Du bist nicht verantwortlich für die Probleme und Gefühle, die die KursteilnehmerInnen haben. Aber du bist verantwortlich dafür, wie du mit den bestehenden Problemen und Gefühlen umgehst. Und du bist verantwortlich für deine eigenen Probleme und Gefühle, die du in den Kurs einbringst (siehe »Meine Schwächen und Stärken«, Seite 34-39).

Sowenig es dein Verdienst ist, wenn Frauen eine gute Geburt erleben (kannst du ihnen zugestehen, daß sie es auch ohne dich geschafft hätten?), sowenig ist es auch deine Schuld, wenn eine Geburt schlecht verläuft, solange du dich in deinen Gefühlen, Informationen und Aktionen verantwortlich verhalten hast.

Die Verantwortlichkeit der Geburtsbegleitung hinterfragen

Beispiele:
Erstes Kind, Steißlage. Nabelschnurvorfall, Hebamme unternimmt nichts, will auf Eintreffen der Ärztin warten. Sauerstoffmangel/Kind stirbt. Ist es Schuld der Hebamme?
Hintergründe:
In der Familie der Gebärenden ist schon seit 3 Generationen immer das erste Kind bei der Geburt gestorben. Hätte der Tod dieses Kindes verhindert werden können? Hätte in Gesprächen mit den werdenden Eltern dieses Muster durchgearbeitet und aufgehoben werden können?

Erstes Kind, Gebärende ist sehr verspannt, alles verläuft schleppend. Hebamme will Dolantinspritze geben. Spritzt aus Versehen Syntocinon. Gebärmutter verkrampft sich. Sauerstoffmangel/Kind stirbt. Ist es Schuld der Hebamme?
Hintergründe:
Die Mutter der Gebärenden ist eine Verfechterin der natürlichen Geburt, hat selbst ihre Kinder jedoch »nur per Kaiserschnitt« entbunden. Sie ist bei der Geburt anwesend, hat große Erwartungen an die Tochter

und an die Hebamme. Hätte der Tod dieses Kindes verhindert werden können? Hätte in Gesprächen mit der Schwangeren und ihrer Mutter der Druck der Erwartung gelöst werden können?

Zweites Kind, Schwangere erlaubt dem Arzt, programmierte Geburt durchzuführen. Geburtswehen stellen sich nur schwer ein. Oxytocin muß hoch dosiert werden. Kind kommt sehr blau zur Welt, erholt sich nicht und stirbt nach wenigen Stunden. Ist es Schuld des Arztes?

Hintergründe:
Schwangerschaft war nicht gewünscht. Frau steckte in einer Lebenskrise. Auseinandersetzung mit ihrem Frau-sein. Konnte kein Kind akzeptieren. Hatte Angst, Kind könnte ein Mädchen sein, ihre Problematik intensivieren. Kind war ein Mädchen. Hätte der Tod dieses Kindes verhindert werden können? Hätte er verhindert werden sollen?

Es gibt viele Beispiele von Geburten, bei denen das Kind – objektiv gesehen – auf Grund einer Fehlhandlung der GeburtshelferInnen stirbt, die Hintergründe jedoch aufzeigen, daß die Beziehung der werdenden Eltern nur durch die Schwangerschaft zusammengehalten wurde oder das Kind gar nicht gewollt war. Vielleicht wollen manche Kinder sterben. Wer ist da verantwortlich? Ich will damit bestimmt nicht sagen, daß wir als Geburtsvorbereiterin und GeburtshelferIn ruhig Fehler machen dürfen, aber ich möchte uns mit unserer Rolle in einen größeren Sinnzusammenhang stellen, den wir nicht immer begreifen oder erklären können. Ungeborene Kinder haben ihre eigene Geschichte, in der Vergangenheit und in der Zukunft.

Da möchte ich auch die Verantwortung ansprechen, die den Schwangeren in letzter Zeit aufgeladen wird, seitdem das ungeborene Kind als empfindsames Wesen entdeckt wurde. Nun sollen Schwangere nicht nur gesund essen, nicht rauchen, nicht trinken usw. – sie dürfen nicht einmal mehr ohne Schuldgefühle traurig, ängstlich oder ärgerlich sein.

So wie manche Mediziner ungeborene Kinder am liebsten im »Brutkasten« sähen – um Nahrung, Sauerstoff usw. optimal zu steuern, da es bei Frauen ja so viele Unsicherheitsfaktoren gibt – so scheint mir, sähen manche Psychologen die ungeborenen Kinder am liebsten in einer »Gebärmutter«, die pur und rein von allen negativen Gedanken und Gefühlen ist, die nur Wärme, Glück und Zufriedenheit verströmt.

Natürliche Unsterilität im einen wie im anderen Bereich, Unsicherheitsfaktoren und sogenannte negative Gefühle gehören zum Leben. Und ungeborene Kinder bringen ihren eigenen Reichtum an Gefühlen mit. Sie sind nicht »weißer Stoff«, der alles aufsaugt, allem schutzlos ausgeliefert ist. Wir sollten Mütter mit ihrer Trauer, Angst oder Wut sicherlich nicht allein lassen, aber wir sollten ihnen zugestehen und erlauben, diese Gefühle zu haben. Verantwortlich zu sein hat leider oft einen Perfektionsanspruch: allwissend, reine Liebe, selbstlos usw.

Verantworten hat zwar mit antworten zu tun, doch nicht im Sinne von Rede und Antwort stehen, ob ich auch alles richtig mache, sondern in dem Sinne, ob ich die Frage höre und beantworte. Die »Frage« wird von meinen Bedürfnissen, Einstellungen und Erwartungen gestellt. Wenn ich in meinem Verhalten darauf, also auf meinen persönlichen Hintergrund, eingehe, antworte und handle ich mir selbst gegenüber verantwortlich. Wenn ich für andere Verantwortung übernehme, antworte ich mit meinem Verhalten nicht nur den eigenen, sondern auch den Bedürfnissen, Einstellungen und Erwartungen derer, für die ich verantwortlich bin.

Ärzte, Hebammen, Geburtsvorbereiterinnen mögen sich völlig korrekt verhalten und dennoch im oben genannten Sinne unverantwortlich sein. Ziel dieses Buches ist es, deine eigenen Fragen und die Fragen anderer deutlich wahrzunehmen, um verantwortlicher handeln zu können.

Unsere Verantwortlichkeiten

Als Geburtsvorbereiterin/GeburtshelferIn sind wir

verantwortlich

für unsere eigene Sprache (wie wir uns ausdrücken/auch »zwischen den Zeilen«)

für unser eigenes Verhalten (Körpersprache, Körperbewußtsein)

für unsere eigenen Gefühle (daß wir Probleme und Vorurteile so weit integriert haben, daß wir frei sein können für die Begegnung mit der individuellen Schwangeren/Gebärenden)

dafür, daß Informationen und Aktionen nach bestem Wissen geschehen und den Bedürfnissen der Schwangeren/Gebärenden/Paare entsprechen.

nicht verantwortlich

für die Gefühle der werdenden Eltern

für die Entscheidung der werdenden Eltern

für die Paarbeziehung der werdenden Eltern

Als Geburtsvorbereiterin:
für »fehlgelaufene Geburten«
für »falsche Eingriffe«

Als GeburtshelferIn:
für Geburten, die trotz intuitivem Umgang mit den Beteiligten und trotz bester Interventionen und Unterstützung »fehllaufen«

2. Teil
Wichtige Themen in der Geburtsvorbereitung und Geburtshilfe

Hingabefähigkeit und Fremdbestimmung

Je mehr eine Frau versucht, in Kontrolle zu bleiben, desto mehr fürchtet sie, Kontrolle zu verlieren.
Dieser Streß, in Kontrolle bleiben zu wollen, hindert sie daran, sich zu öffnen, weich und flexibel zu sein.
Eine Gebärende kann sich jedoch durchaus kontrollierend öffnen (wenn ihr das mehr entspricht), solange sie keine Angst vor der Hingabe hat.
Es geht darum, sich frei zu entscheiden, anstatt das eine oder andere bekämpfen zu müssen.

Frauen, die sich während der Geburt perfekt unter Kontrolle haben, kommen oft zu einem Punkt, an dem sich der Muttermund einfach nicht weiter öffnet. Sie können sich nicht gehen lassen.
Die medizinische Hilfe reicht von lokaler Betäubung des Muttermundes über Wehentropf bis zum Kaiserschnitt. Viel besser wäre es, eine Atmosphäre zu schaffen, in der die Frau sich erlauben kann, loszulassen. Da kommen dann manchmal ganz massive Berge von aufgestauten Ängsten, Flüchen oder Tränen, aber hinterher oder währenddessen öffnet sich der Muttermund wunderbar.
Manchmal hilft sich der Körper selbst, indem die Frau einen heftigen Brechreiz bekommt, dem sie sich einfach überlassen muß. Sie kann ihre Kontrolle nicht mehr aufrechterhalten. Hinterher hat sie rosige Wangen, feuchte Augen und Lippen, und ist ganz weich, und der Muttermund öffnet sich. Sagt euren Paaren im Kurs, daß sie das Erbrechen begrüßen sollten als ein Einbrechen des Kontrolldammes, als einen Hilferuf und eine Hilfe von seiten des Körpers: Komm, überlaß dich mir … gib dich hin … werde weich … laß los…
Eine Geburtsvorbereitung, die primär vermittelt, mit welchen Techniken, Methoden, Rhythmen und Positionen wir eine natürliche Geburt machen können, erschreckt mich. Das erinnert mich an einen Geschlechtsakt, in dem ich alle Positionen und raffinierten Techniken beherrsche und einsetze, dabei jedoch unbeteiligt, gefühllos, ja angewidert sein kann, und – während ich Schmerz empfinde – meinem Stöhnen den erwarteten Wohlklang gebe. Geliebt habe ich dabei nicht, auf jeden Fall nicht mich selbst. Ich nenne das Vergewaltigung. Eine Vergewaltigung, die ich mir selbst antue. Das ist so, wie wenn jemand Yoga, Aikido, T'ai Chi, Ballett oder irgendeine Sportart beherrscht, seinen Körper beherrschen kann, ihn aber nicht kennt. Wieviel Leid fügen wir da unserem Körper zu?

Fremdbestimmung bei der Geburt, das ist für mich nicht nur, was Arzt, Hebamme oder das System der gebärenden Frau antun. Täuschen wir uns da nicht. Wie viele Frauen »vergewaltigen« sich selbst, indem sie ihren Körper in einen Atemrhythmus oder in eine Position zwingen, die ihnen innerlich gar nicht zusagt. Unsere Aufgabe ist es nicht nur, die Frauen vor dem Ausgeliefertsein an Krankenhaus und GeburtshelferIn zu bewahren, sondern auch davor, sich selbst zu vergewaltigen.

Um beides – Ausgeliefertsein und Selbstvergewaltigung – zu vermeiden, brauchen wir Körperwahrnehmung und Körperselbstvertrauen, so daß wir nicht nur wissen, was unser Körper will, sondern uns auch darauf einlassen können.

In den wenigen Wochen oder Monaten vor der Geburt ist jedoch eine solch radikale Veränderung oft gar nicht möglich, auch wenn Frauen spüren sollten, daß sie den Wunsch danach und das Potential dazu in sich haben. In einem solchen Fall ist das Ziel, zwischen Selbstkontrolle und Geschehenlassen eine Balance zu finden, basierend auf den individuellen Bedürfnissen der jeweiligen Frau.

Beispiele:

»Ich konnte mich recht gut auf meinen Körper einlassen. Ich wechselte häufig meine Positionen und hatte das Gefühl, jeweils den Bedürfnissen meines Körpers nachzugeben. Mein Atem floß meist von selbst. Das einzige, wo ich das Gefühl hatte, mich kontrollieren zu müssen, war mein Bedürfnis zu stöhnen und zu grunzen. Ich hatte Angst, dabei meine Kontrolle zu verlieren, und zog es vor, diese Phasen jeweils mit einem kontrollierenden Atemrhythmus zu ersticken. Aber für mich war das richtig so.«

»Zu wissen, daß ich so viel Krach machen konnte wie ich wollte, tat gut. Ich tendiere sowieso zu lautstarkem Selbstmitleid. Deshalb war es gut für M. zu wissen, wie er mich aus meiner Jammerei herausholen konnte. Ich muß zugeben, daß ich mich selbst wohler fühlte, in wohlklingenden Lauten rhythmisch zu stöhnen. Trotz dieser erlebten Harmonie jagte mich manche Wehe doch wieder in meine alte Gewohnheit des schrillen Jammerns. Meiner anderen Gewohnheit, ›mich ins Bett zu legen und zu warten, bis es vorübergeht‹, hatte ich mir fest vorgenommen, nicht nachzugeben. Und siehe da, mit Unterstützung und etwas Selbstkontrolle brachte ich es fertig, doch die meiste Zeit aufrecht zu bleiben. Ich bin froh darüber, denn ich weiß, im Bett zu liegen und zu jammern, das hätte unvermeidlich zu einer Periduralanästhesie geführt, und eben das wollte ich nicht.«

Aber es gibt auch Frauen im Kurs, deren Typ es entspricht, sich selbst in allen Situationen zu kontrollieren. Sie sind nicht bereit, sich irgendwem, auch nicht ihrem Körper, hinzugeben. In diesem Fall ist das Ziel, eine liebevolle Beziehung zu dem Körper aufzubauen, der auch während der Geburt kontrolliert werden soll (sei es durch eine Peridurale oder eine Atemtechnik). Nicht jede Kontrolle ist Vergewaltigung.

Beispiel:

»Ich hatte sehr große Angst vor den Schmerzen; ich traute mir nicht zu, damit umgehen zu können. Ich habe es noch nie gekommt. Ich entschloß mich für eine Periduralanästhesie. Ich konnte die Wehenkurven auf dem Bildschirm verfolgen, und ich streichelte meinen Bauch, der hart arbeitete, ohne daß ich etwas davon spürte. Es hat mir wohlgetan, diesen Kontakt mit meinem Körper zu halten. Ich habe mit meinem Kind gesprochen und ihm während jeder Wehe gut zugeredet. Ich fühlte mich während der ganzen Geburt meinem Kind sehr nahe. Ich glaube nicht, daß ich diese liebevolle Aufmerksamkeit hätte geben können, wenn ich durch Schmerz und Atemmuster total beansprucht gewesen wäre. Ich habe die Geburt meines Kindes genossen. Mein Kind kam auch ganz friedlich zur Welt, und ich konnte es völlig frisch und unbelastet empfangen.«

Für mich ist das Ziel in der Geburtsvorbereitung keinesfalls eine uniforme Hingebung, die alle Frauen leisten sollten. Was ich mit dem Kurs erreichen möchte, das ist, daß die Frauen sich bewußt werden, was sie wollen und können, welche Kontrolle sie (meinen zu) brauchen und in welcher Form sie diese zulassen bzw. anwenden wollen.

○ Atmung und Hingabefähigkeit

Kennt ihr euren Körper? Wißt ihr, was euer Körper will? Wie steht es mit eurer Hingabefähigkeit – an euch selbst?
Wie ist das z.B. mit eurem Atem? Bewegt ihr euren Atem oder bewegt der Atem euren Körper? Die meisten von euch werden sich selbst dabei als passiv erleben, der Atem ist selbständig aktiv. Aber so einfach ist es nicht: Atem aktiv, ich passiv. Darüberhinaus bestehen weitere Interaktionen, wie in jeder Beziehung.
Wie ist das Verhältnis zu eurem Atem? Passiv sein bedeutet ja nicht nur unbeteiligtes Hinnehmen. Was bedeutet Passiv-sein für euch – fühlt einmal nach:
Wendet ihr euch eher innerlich ab?
Versteift ihr euch gegen euren Atem?
Ist es einfach gedankenlose Ignoranz?
Oder schwingt ihr mit eurem Atem, bewußt oder unbewußt?
Öffnet ihr euch dem Atemgeschehen?
Welche Form hat eure Passivität? Macht es euch bequem – im Liegen oder Sitzen – und lauscht einfach einmal in euch hinein. Was für eine Beziehung spielt sich in euch ab?
(Schreibt auf, was euch aufgefallen ist.)

Nun laßt euch mal auf ein Experiment ein. Versucht zu spüren, wie es sich anfühlt, wenn ihr ein anderes Verhalten ausprobiert.
Vielleicht entdeckt ihr dabei noch mehr über eure Beziehung zu eurem Atem (und evtl. latente Störungen).

Macht es euch bequem:

- Nehmt zunächst euren Atem einfach so unbeteiligt hin, laßt ihn einfach fließen.
- Nun versucht, ihn bewußt zu ignorieren.
  Schaut einfach, ob es euch gelingt, euch innerlich von eurem Atem abzuwenden, und laßt es euch selbst wissen, wie sich das anfühlt.
- Dann versteift euch gegen euren Atem, versucht es einfach mal und spürt nach, was in euch geschieht.
- Laßt nun den Atem wieder ganz entspannt fließen, wehrt euch nicht dagegen.
  Spürt jetzt den Bewegungen nach, die euer Atem in eurem Körper verursacht. Versucht, euch ganz in die Bewegungen einzustimmen. Versucht, mitzuschwingen.
- Öffnet euch jetzt ganz eurem Atem, überlaßt euch ihm ganz, gebt euch ganz dem Atemgeschehen hin. Es atmet euch…
- Nun atmet bewußt aus und tief durch. Kontrolliert ein paar Atemzüge lang die Intensität eurer Atmung. Bewegt Finger, Zehen, streckt und dehnt euch, und dann laßt euren Atem wieder einpendeln …

○ Körperbeziehung und Hingabefähigkeit

Nehmt euch einen bestimmten Zeitraum vor, in dem ihr wahrzunehmen versucht, wie ihr mit eurem Körper umgeht. Egal, was ihr tut – wer bestimmt das, was ihr jeweils tut und wieviel davon: essen – schlafen – spazierengehen … usw.?
Da spielen sich ähnliche Beziehungen wie beim Atem ab.
Kontrolliert ihr euren Körper oder kontrolliert euer Körper euch?

- Wer von euch bestimmt z.B. im Moment eure Sitzhaltung? Prüft einmal nach. Sitzt ihr so, wie euer Körper sitzen will?
- Wer bestimmt die Form und Quantität eurer Tätigkeiten?
- Wer ist wem unterworfen?
- Wer gibt sich wem hin?
- Wer ist Liebende(r), wer ist Geliebte(r)?

Oder eine andere Anregung: Reflektiert einmal darüber, wie ihr euch selbst beim Geschlechtsverkehr verhaltet – so im Durchschnitt, natürlich haben wir alle Variationen – und schaut nach, ob es da Parallelen gibt zu eurem Gebären oder zu euren sonstigen Interaktionen mit eurem Körper, mit eurem Atmen, mit euren Positionen usw. Seid ihr eher aktiv oder eher passiv? Vergewaltigt ihr oder laßt ihr euch eher vergewaltigen? Kontrolliert ihr oder gebt ihr euch hin? … usw. …

Doch ehe ein falscher Eindruck entsteht und ihr annehmt, mein Ziel wäre für jede Frau, eine Sich-selbst-Hingebende zu sein, laßt mich folgendes erklären: Generell wird männlich mit aktiv, weiblich mit passiv gleichgesetzt. Aber es wird auch generell akzeptiert, daß in jeder Frau männliche Anteile stecken und umgekehrt. Wenn wir das annehmen können, dann wissen wir auch aus Erfahrung, daß es Männer mit mehr als 50 Prozent weiblichen Anteilen gibt und Frauen mit mehr als 50 Prozent männlichen Anteilen.

Auch wenn ich vorher soviel von Hingabe gesprochen habe, erwarte ich nicht von allen Frauen, daß sie die Passiv-sich-Hingebenden sein sollen; auch nicht bei der Geburt. Ich weiß aus Erfahrung, daß es Frauen gibt, die alles gern selbst aktiv steuern, und das ist okay, solange sie sich selbst dabei nicht vergewaltigen, solange sie vom Kopf her nicht gegen ihren Körper entscheiden.

Auch vom »männlichsten« Mann erwarte ich, daß er sich in meiner weiblichen Psyche so weit »auskennt«, daß er auf meine Bedürfnisse eingehen kann. Solange er das tut, kann er aktiv sein, wie er will.

Genauso ist es bei der Frau, die sich bzw. ihre Geburt gerne selbst unter Kontrolle hat. Solange sie dies in einem liebenden Verhältnis zu ihrem Körper macht und weiß, was ihr Körper will und worauf er am besten reagiert, ist das gut. Wenn sie nur vom Kopf her alles steuert, ist es Vergewaltigung.

Und deshalb ist – egal, ob aus dem Blickwinkel der Kontrolle oder der Hingabe – die Körpererfahrung der Einstieg für jede Geburtsvorbereitung.

Ziele in der Geburtsvorbereitung

Welches sind deine Ziele für einen Geburtsvorbereitungskurs? Stimmen sie mit deinen Normen/Einstellungen einerseits und mit den angewandten Übungen andererseits überein? Da unsere Ziele auch leere Phrasen sein können, kommen wir uns selbst und unserer Arbeit vielleicht näher, wenn wir unsere eigenen Normen näher betrachten.

Beispiele für Normen, die mir in den Trainingskursen immer wieder begegneten:

Erwünschte Normen:
Intakte Paarbeziehung
Hausgeburt bzw. zumindest natürliche Geburt
Geburt ohne Medikamente
Berufsaufgabe für das erste Jahr
Stillen bis zum 9. Monat
Kind möglichst viel herumtragen
usw.

Unerwünschte Normen:
Privatpatienten mit hohen Ansprüchen ohne wirkliches Bedürfnis für natürliche Geburt;
die ersten Tage im Krankenhaus erholt sich die Frau/kein Rooming-in;
Aufgeben jeglicher Aktivitäten (Sportarten, Hobbys) bereits im ersten Schwangerschaftsdrittel;
Benützen von Wegwerfwindeln
usw.

⇨ Deine eigenen Normen

Erstelle für dich selbst eine solche Liste und spüre in dir nach, welche dieser Normen dich selbst überraschen, welche du überprüfen mußt, an welchen du dich absolut orientieren willst und bei welchen du aufpassen mußt, um andere nicht zu »überfahren«.

Beispiele für widersprüchliche Zielsetzungen

Ziel:
Paare befähigen, sich über ihre Wünsche und Bedürfnisse klar zu werden und entsprechend entscheiden/handeln zu können.
Norm:
Hausgeburt, keine Medikamente, Kind im Bett, 9 Monate Stillen usw.
Inhalt:
Informationen über medizinische Interventionen, falsche Ernährung, psychologische Schädigung beim Kleinkind usw.
Erreichtes:
Paare haben am Ende des Kurses mehr Angst und Unsicherheit, zudem noch Schuldgefühle, weil sie nicht den Normen der Kursleiterin entsprechend handeln können.

Ziel:
Atmung, die frei fließt, die den Bedürfnissen des eigenen Körpers entspricht.
Norm:
Eltern brauchen etwas fest Vorgegebenes; bei mir selbst hat damals die Lamaze-Atmung geklappt …
Inhalt:
Strikte Lamaze-Atmung, eingebettet in Wischiwaschi-Phrasen.
Erreichtes:
Verunsicherung

Ziel:
Paare befähigen, die Austreibungsphase geschehen zu lassen, nur so viel zu pressen, wie der Körper der Frau es vorgibt.
Norm:
In unseren Krankenhäusern ist das sowieso nicht möglich.
Inhalt:
Information und Übungen sind eingebettet in: »Das wäre ideal. Ihr könnt's ja mal versuchen, aber …«
Erreichtes:
Verunsicherung

Ziel:
Paare sollen selbstsicher und selbständig ihre eigenen Entscheidungen finden und vertreten können.
Norm:
Ich gebe den Paaren alle meine Energie und Zeit.
Inhalt:
Leiterin überzieht die Sitzungszeiten, ist jederzeit zu Gesprächen außerhalb erreichbar und geht – wenn möglich – zu fast allen Geburten mit.
Erreichtes:
Paare werden bemuttert und fühlen sich vielleicht sehr wohl dabei, aber mit der beschriebenen Zielsetzung stimmt das nicht überein.

⇨ Inhalte und Ziele, die dir wichtig sind

Erstelle selbst eine Liste von Inhalten, die du im Geburtsvorbereitungskurs für wichtig hältst, und finde deine dazugehörigen Ziele. Oder andersherum: Erstelle eine Liste deiner Ziele und finde die dazugehörigen Inhalte (und wenn du weitergehen willst, die dazugehörigen Übungen).

Das folgende Schaubild (Seite 91-93) zeigt, wie Kurse mit denselben Themen/Inhalten, aber unterschiedlicher Zielsetzung (geprägt von den Normen der jeweiligen Kursleiterin) völlig verschieden wirken, auf dich als Leserin und umso mehr auf die Kursteilnehmer.

Mögliche Kursziele und Inhalte

Inhalte Theoretisches Grundwissen	Zielvariation I Paare ermutigen, selbst aktive Wahl zu treffen für die Art Geburtshilfe, die sie wünschen, und dafür Verantwortung zu übernehmen.	Zielvariation II Paare durch Information dazu befähigen, keine Fehler bei der Geburt und Kindererziehung zu machen.
Schwangerschaftsverlauf Normaler Geburtsprozeß	Körpervertrauen fördern. Vertrautwerden mit den Körpersignalen, so daß die Frau instinktiv weiß, wie sie damit umgehen kann.	Wissen über weibliche Anatomie, um bestimmte geburtshilfliche Eingriffe besser beurteilen zu können.
Tips, Positionen, Tees, Kissen usw.	Über Rechte und Möglichkeiten informiert sein, wie das Paar den Geburtsprozeß selbst angenehmer gestalten kann.	Aufzeigen, durch welche Mittel eine natürliche Geburt erreichbar ist.
Abweichungen und Komplikationen	Auseinandersetzung mit möglicher Realität.	Die Eltern sollen wissen, wie es laufen kann, wenn eine Geburt durch technologische Geburtshilfe dominiert wird bzw. völlig der Krankenhausroutine unterworfen wird.
Geburtshilfliche Vorgänge und Interventionen	Vertrautmachen mit Krankenhaus bzw. geburtshilflicher Routine, so daß das Paar weiß, was es eventuell erwartet. Bewußtwerden der eigenen Wünsche; Planung von Durchsetzung des Möglichen.	
Aufklärung über Fehlinformationen	Entscheidungsfähigkeit des Paares fördern. Notwendigkeit von Mut und Selbstbestimmung betonen.	Erarbeiten von Strategien, wie sich das Paar selbst helfen kann bzw. seine Wünsche durchsetzen kann.
Ernährung, Stillen Entwicklung des Neugeborenen	Bewußtmachen der Bedürfnisse des Kindes und der eigenen.	Wichtigkeit des Stillens und einer gesunden Ernährung deutlich machen.

Inhalte Psychologische Themen	Zielvariation I Selbstwahrnehmung und Sensibilität intensivieren. Gedankensamen legen. Einer Veränderung Zeit und Raum lassen.	Zielvariation II Information und Erfahrung über Interaktionsprozesse vermitteln, um mögliche Störungen zu vermeiden bzw. aufzuarbeiten.
Gruppengespräche	Andere Gleichgesinnte treffen. Freundesgruppen, die sich auch nach der Geburt treffen und gegenseitig helfen. Sich einüben: Fragen stellen und mit anderen ins Gespräch kommen.	Gruppenprozeß aufgreifen, um Spannungen zwischen den Paaren und innerhalb der Paarbeziehung aufzuzeigen. Lösungen aufzeigen.
Veränderungen in der Beziehung durch Schwangerschaft und Geburt	Zum Nachdenken anregen. Sensibilisierung der Partner füreinander. Einigkeit innerhalb der Paarbeziehung fördern.	Durch Interaktionsübungen helfen, Probleme auszusprechen und zu bearbeiten.
Ängste und Erwartungen bzgl. Geburt	Ängste abbauen durch Aussprache und Mitteilen. Eigene Entscheidung treffen und durchsetzen lernen.	Durcharbeiten von Träumen und Phantasien, um Ängste und Wünsche bewußt zu machen.
Umgang mit Schmerz	Erkennen der eigenen Fähigkeiten und Grenzen.	Interaktionsübungen, um eigenen frühkindlichen Schmerz aufzuarbeiten.
Vorbereitung auf Elternschaft	Auseinandersetzung mit der zukünftigen Realität. Praktische Planung beginnen. Illusionen, Ideale und Ängste hinterfragen und korrigieren.	Information über Stillen, Flaschennahrung, Wickeln, Baden und Säuglingspflege.
Bedürfnisse des Säuglings und der Eltern	Kontakt zum (ungeborenen) Kind intensivieren. Eigene Bedürfnisse wahr- und wichtignehmen. Interesse und Bereitschaft wecken, sich auf einen neuen Menschen einzulassen.	Vermittlung elementaren Wissens über frühkindliche Entwicklung und mögliche Störungen.

Inhalte Körperbezogene Themen	Zielvariation I Eltern auf eine aktive, natür- liche Geburt vorbereiten. Vertrauen vertiefen: Ver- trauen in den eigenen Körper und seine Fähigkeit; Vertrau- en in die Situation, daß das Bestmögliche machbar ist.	Zielvariation II Körperschulung und Körperkontrolle
Beweglichkeitsübungen Gleichgewichtsübungen	Elastizität, Beweglichkeit, Weichheit, Zentrierung fördern.	Körpertraining der Bauchmus- keln. Generelle Fitness.
Dehnungsübungen	Lockerung des Beckenbodens. Freude am eigenen Körper inspirieren. Körperselbstvertrauen fördern.	Stimulierung der Blutzirkulation.
Entspannung	Körperselbstwahrnehmung und -regulierung. Eigene Verspannung kennen und lösen lernen. Gespür entwickeln für Bedürf- nisse des Körpers und die Signale, mit denen der Körper diese anzeigt.	Totale Entspannung bei Anspannung bestimmter Körperteile. Entspannung konditionieren, so daß sie jederzeit durchführbar ist.
Massage Berührungsentspannung	Vertrauen und harmonisches Zusammenspiel in der Paar- beziehung fördern. Sensibilisierung für die Be- dürfnisse des Partners. Eigene Bedürfnisse wahrneh- men und äußern lernen.	Zur Schmerzlinderung bei Rückenschmerzen. Zur Lösung von verspannten Schultern, Bauchmuskeln, Beinen, Händen usw.
Atmung	Ursprüngliche individuelle At- mung kennenlernen. Ein eige- nes Atemmuster finden, wel- ches frei, d.h. ohne Anstren- gung fließt. Verschiedene Atemmuster erproben, so daß jedes Paar das für sich indivi- duell richtige herausfinden, er- spüren und so anwenden kann, wie es der jeweiligen Situation und dem eigenen Bedürfnis entspricht.	Um Schmerz mit der Atmung kontrollieren zu können. Optimale Sauerstoffregulation durch Atemrhythmen.

Männer in Geburtsvorbereitungskursen

In der Geschichte unserer und anderer Kulturen gibt es nur wenige Beispiele für die Anwesenheit der Männer bei der Geburt. Und doch gehört dies heute zur »natürlichen Geburt« dazu. Aber wie natürlich ist eigentlich die Anwesenheit der Männer?
Vieles hat sich in unserer Kultur verändert. Männer- und Frauenbereiche werden nicht mehr so getrennt wie früher. Trotzdem stellt sich die Frage: Wie notwendig ist die Anwesenheit des Mannes bei der Geburt? Und für wen ist seine Anwesenheit notwendig?

- Für die Frau als Beschützer? Als Mutterersatz?
- Für die Hebamme als Assistent (Personalmangel)?
- Für ihn selbst, um nicht ausgeschlossen zu sein?
- Für das Kind, als Grundstein für die Beziehung?

Ehe wir daran gehen, Ziele oder Übungen für Männer in Geburtsvorbereitungsgruppen zu erarbeiten, sollten wir zunächst einmal unsere eigene Einstellung überprüfen.

⇨ Wie wichtig ist der Mann bei der Geburt?

- Inwieweit – nenne Beispiele – findest du die Anwesenheit des Mannes

notwendig?	hilfreich?	störend?

Anwesenheit des Mannes bei der Geburt

Notwendig	Hilfreich	Störend
Die gemeinsame Erfahrung der Geburt ist, wenn sie von beiden Partnern gewünscht wird, ein Grundstein der zukünftigen Familie; sie intensiviert die Beziehung zum Kind, das Verständnis für die Frau (im Wochenbett etc.) und das Dazugehörigkeitsgefühl des Mannes.	Kann sie vor Eingriffen/Interventionen schützen – Frau kann sich vertrauensvoll einlassen (weiß, er paßt auf).	Kann Atmosphäre/Beziehung zur Hebamme durch streithaftes Verhalten verderben.
	Kann für die Frau reden, so daß sie sich ganz auf sich selbst konzentrieren kann.	Kann bevormunden.
Wenn die Frau seine emotionale Unterstützung braucht.		Kann selbst störend eingreifen, kann überfürsorglich sein.
Wenn die Hebamme keine Zeit hat, lieblos ist.	Kann Kissen, Erfrischungen usw. bringen.	Kann eigene Angst/Spannung übertragen.
	Kann massieren, streicheln, umarmen, stützen.	Kann falsche Stelle zur falschen Zeit massieren.
In »schlechter« Klinik kann seine Anwesenheit grobes Verhalten/unnötige Interventionen verhindern (Zeugenfunktion usw.).	Kann Aufmunterung geben, kann ablenken bei langer Eröffnungsphase.	Kann Frau zur Selbstkontrolle zwingen, wenn sie sich gehen lassen könnte.
	Kann sie an Atemmuster erinnern.	Kann falsches Atemmuster überstülpen.
	Kann bestimmte Positionsveränderungen vorschlagen bzw. unterstützen.	Kann kritisieren, entmutigen.
	Kann sie in der Austreibungsphase aufrecht halten usw.	Kann selbst mehr an der Technik (Wehenschreiber usw.) interessiert sein.
		Kann selbst Zuwendung brauchen, weil ihn das Geschehen so angreift usw.

Eine solche Zusammenstellung kann auch mit den schwangeren Paaren im Kurs erarbeitet werden, eventuell in zwei Gruppen, jeweils die Männer und Frauen unter sich.
Dabei sind für mich folgende Aspekte wesentlich:

- Wenn den Beteiligten klar ist, daß die Anwesenheit des Partners notwendig ist, ergibt sich eine neue Motivation.
- Die Punkte in der Hilfreich-Sparte können/sollten daraufhin überprüft werden, ob es denn tatsächlich der Mann sein muß, der diese Hilfen bringt. Was davon könnte eine Freundin oder die Hebamme genausogut übernehmen?
- Die Punkte in der Störend-Sparte sprechen für sich selbst. Es ist gut, sie im Kurs klar formuliert zu haben, ohne einen bestimmten Mann »anzugreifen«.

Wenn ich im Kurs das Thema »Die Rolle des Mannes« einbringe, so ist das keinesfalls, um die Männer in dem zurechtzuweisen, was sie zu tun und nicht zu tun haben, sondern vielmehr, um zu hinterfragen und diese Reflexion in allen auszulösen:

- Muß der Mann denn tatsächlich alle Erwartungen erfüllen? Nicht nur die Frau ist schwanger und wird gebären. Der werdende Vater ist zwar nicht körperlich, aber doch psychisch auch schwanger und geht durch einen intensiven Prozeß. Wer hilft ihm bei seiner Geburt?

  Nicht umsonst entwickeln viele Männer gerade zum Geburtstermin Zahn-, Rücken- oder Kopfschmerzen. Sie wollen unbewußt der psychischen Geburt auch eine körperliche Komponente geben: körperlicher Schmerz als Manifestation des Trennungsschmerzes. Auch für die Männer bedeutet die Geburt ihres Kindes eine enorme Veränderung. Und doch wird von ihnen erwartet, daß sie ihren Schmerz unterdrücken (Tabletten schlucken), funktionieren und voll für die Frau da sind.

- Ich möchte die Männer davon befreien, daß sie Hilfe sein **müssen**. Ich gestehe ihnen zu, daß sie selbst Vorbereitung und Zuwendung brauchen. Denn wieso erwarten wir eigentlich, daß der Mann in dieser, auch für ihn völlig neuen Situation, der Starke, Hilfreiche, Führende ist?

Beispiele, die helfen können, diese Frage mit den Schwangeren/Paaren zu reflektieren:
Ein Paar plant eine Bergtour. Sie hat die Wanderkarte studiert, den Rucksack gepackt usw. ... sie sind auf dem Berg ... ein Gewitter zieht auf ... Nebel ... Regen. Wer übernimmt die Führung? Wer trifft Entscheidungen? Wer hilft wem über den reißenden Bach, den schmalen Steg?
Wie wäre das Muster in deiner/eurer Beziehung?

Ein Paar geht segeln. Sie hatte den Segelkurs besuchen wollen, er ist eigentlich nur so mitgegangen. Sie geraten in einen Sturm. Wer übernimmt die Führung?
Was würdest du in deiner Beziehung von dir selbst/von deinem Partner in einer solchen Situation erwarten?

Eine anstrengende Bergtour, Segeln bei starkem Wind, eine Geburt, bei der beide total von der Situation beansprucht werden, können eine verbindende Erfahrung sein, wenn sich beide darauf einlassen, ihre Schwächen zugestehen und sich dadurch nahe sind. Wenn jedoch gegenseitig bestimmte Erwartungen da sind, die nicht erfüllt werden – »jetzt müßte er doch ...« »warum macht sie denn nicht ...« – so entsteht ein Bruch, ein Verlassenheitsgefühl kommt auf.

Günstig ist es, im Kurs verschiedene Geburtsberichte vorzulesen, in denen unterschiedliche Reaktionen der Männer deutlich werden.

»Ich war so froh, daß wir Anna's beste Freundin eingeladen hatten, zur Geburt zu kommen. Ich war wie gelähmt und unfähig zu praktischer Hilfe. Während der ganzen Geburt hatte ich wahnsinnige Kopfschmerzen, die schlagartig weg waren, als die Hebamme mir meinen Sohn in die Arme legte. Es war mir, als wären wir uns während der Geburt psychisch so nah gewesen, daß mir die ganze Körperlichkeit einfach zu viel war.«

»...ich fühlte mich völlig an den Rand gedrängt. Die Hebamme, eine Hebammenschülerin, zwei Freundinnen meiner Frau ... sie alle schienen zu wissen, was zu tun war. Eine Geschäftigkeit, ein Reinundrauslaufen. Ich stand im Weg, wußte nicht, was vor sich ging. Sie redeten, lachten, weinten miteinander, umarmten sich. Ich als Mann gehörte nicht dazu. Jemand brachte mir eine Tasse Tee mit Zucker, dabei trinke ich ungesüßten…! Diese Lappalie trieb mir die Tränen in die Augen. Ich fühlte mich so verlassen und unverstanden. Ich hatte mir die Geburt als ein gemeinsames Erleben zwischen mir und meiner Frau vorgestellt. Sie schien mich ganz vergessen zu haben.«

Diese beiden Berichte zeigen, wie unterschiedlich ein Mann eine ähnliche Situation erleben kann.

Aber er kann auch so reagieren:

»Während der Vorsorgeuntersuchungen hatte ich ein gutes Verhältnis zur Hebamme aufgebaut. Mein Mann hatte sie einmal getroffen und fand sie auch nett. Ich weiß nicht, ob es Eifersucht war oder ob er ganz einfach mit mir alleine sein wollte ... während der Geburt begann Herbert plötzlich eine Wut auf die Hebamme zu entwickeln. Er fand sie zu plump und zu aufdringlich. Er begann mit mir französisch zu sprechen – nicht unsere normale Umgangssprache – er wollte damit die Hebamme ausschließen, mir war es jedoch unnatürlich.

Immer, wenn sich die Hebamme uns angeschlossen hatte, schlug er einen ›Ortswechsel‹ vor. So zogen wir während der Eröffnungsphase von einem Zimmer zum anderen, um ihrem wachsamen Auge und ihrer Anteilnahme zu entgehen. Ich fand seine Reaktion übertrieben empfindsam. Ich hätte die Hebamme gern um uns gehabt. Ich war ja auch auf ihren guten Willen angewiesen und wollte sie nicht verärgern. Zum Glück lief alles ganz normal und die Hebamme blieb aufmerksam und freundlich, auch in der Austreibungsphase, als sie mich darum bat, mich hinzulegen, damit sie die Herztöne abhorchen könne ... und Herbert mich einfach nicht losließ ... Irgendwie schien sie seinen starken Willen zu respektieren. Aber bei mir blieben gemischte Gefühle zurück. Unsere Geburt war seine Geburt geworden. Er hatte die Form wieder einmal total geprägt und ich war zur Ausführenden reduziert. Ich funktionierte ... aber was, wenn nicht?«

War *er* nun der Störende, der Schuldige? Es gehören immer zwei dazu, um ein Muster entstehen zu lassen.

Es hätte auch so sein können:

»Ich spürte, wie Herbert auf die Hebamme eifersüchtig wurde, und eine Weile fühlte ich mich hin- und hergerissen. Ich wollte ihre Nähe, aber ich wollte Herbert auch nicht verletzen. Dann begann er, mit mir französisch zu sprechen. Die Sprache des Landes, in dem wir uns kennenlernten und viele Urlaube verbrachten. Es war wie ein Zauber, der mich einhüllte und mit ihm verband. Plötzlich war die Hebamme weit weg und unwichtig. Die Geburt war wie ein Tanz. Ich konnte mich völlig auf ihn einlassen und er ging mit mir, es war undefinierbar, wer führte und wer geführt wurde. Wir waren wie ein verliebtes Paar im Restaurant, und die Hebamme war der Ober, der ab und zu etwas an den Tisch brachte oder wegräumte. Es war eine ganz wichtige, verbindende Erfahrung für unsere Beziehung, und ich bin dankbar, daß Herbert mich dazu brachte, mich auf ihn zu konzentrieren. Dadurch haben wir die Geburt wirklich gemeinsam geleistet, ohne Hilfe von außen. Vielleicht haben wir die Hebamme verletzt. Vielleicht versteht sie es aber auch. Schließlich verbringe ich die Wochen und Jahre nach der Geburt mit meinem Mann und nicht mit ihr.«

Es hätte aber auch so gehen können:

»... Als er begann, französisch mit mir zu reden und vorschlug, in ein anderes Zimmer zu gehen, so daß wir allein sein könnten, fauchte ich ihn an, er solle den Quatsch lassen, und ich bräuchte die Hebamme jetzt. Daraufhin zog er sich ganz zurück, und ich spürte, daß er verletzt war. Ich konnte mich aber jetzt nicht um seine Gefühle kümmern, ich hatte genug mit mir selbst zu tun. Er hält es mir heute noch vor, daß ich ihn damals ausgeschlossen habe. Es war ein wichtiger Punkt in unserer Beziehung, der schiefgelaufen ist.«

Ich kann mir noch viele andere Variationen dazu vorstellen, verschiedene Möglichkeiten, wie sie auf seinen Vorschlag hätte reagieren können und wie er dann damit umgeht.

Es ist wichtig, im Kurs diese möglichen Konflikte der Entscheidung zwischen Hebamme und Mann anzusprechen und vielleicht im Rollenspiel die verschiedenen Variationen der Reaktionsmöglichkeiten auszuprobieren.

Der Wunsch nach Nähe zu anderen Frauen

Viele Männer können nicht verstehen, warum die Frau sich so stark die Nähe einer anderen Frau wünscht. Vielleicht kannst du dafür im Kurs eine Liste zusammentragen lassen oder selbst verschiedene Gründe nennen:

- Ein Urbedürfnis;
- Geburt ist Frauensache;
- Nur eine andere Frau, die selbst geboren hat, wird sich in die Gebärende hineinfühlen können usw.

Eine wesentliche Komponente dieses Wunsches liegt meines Erachtens darin, daß Männer und Frauen unterschiedliche Erwartungen/Hoffnungen/Befürchtungen an die Geburt haben. Die Gefühle des Mannes sind meist stärker am Kind orientiert: Wer wird es sein? Wie wird es sein? Für ihn ist es das erste Mal, daß er sein Kind sehen/fühlen/halten kann.

Die Frau hat neun Monate mit dem Kind gelebt. Ihre Gefühle sind zwar auch, aber nicht primär am Kind orientiert. Sie ist vielmehr mit sich selbst beschäftigt: Werde ich es schaffen? Es ist ja ein ungeheures Wunder, dieses Öffnen eines Menschen, um einen anderen Menschen herauszulassen! Männer vergessen das oft. Das körperliche Erlebnis ist für sie meist unvorstellbar und deswegen im Hintergrund. Frauen vergessen oft in der Intensität des Geburtsprozesses, daß da ein Kind ist, das heraus will. In diesem Sinne erfüllen die Männer eine wichtige Funktion, indem sie mit ihrem Fühlen die Verbindung zum Kind aufrecht halten. Sie »locken« das Kind damit heraus. Das Kind spürt vielleicht, »der Mensch, der mich umhüllt, hat mich vergessen, aber draußen ist ein anderer Mensch, der auf mich wartet, da will ich hin«.

Das ist natürlich eine Spekulation, und es ist eine Generalisierung. Diese Verteilung der Gefühle liegt nicht immer so vor, ist aber häufig, und deswegen wert, im Kurs angesprochen zu werden.

Der Bezug zum eigenen Körper, zum Geschehen als Frau, begründet den Wunsch zur Nähe mit anderen Frauen. Der Bezug des Mannes zum Kind gibt ihm eine wichtige Rolle bei der Geburt, da Hebamme, Freundin und die Gebärende selbst – siehe oben – diese oft nicht erfüllen.

Warum ist es eigentlich so wichtig, daß alle möglichen Konfliktsituationen angesprochen und dadurch – vielleicht – unnötig werden? Ganz bestimmt nicht, um eine 24 Stunden dauernde Pseudoharmonie zu schaffen. Für mich gibt es dafür zwei wichtige Gründe.

In den genannten Beispielen wurde davon ausgegangen, daß die Geburt völlig normal und komplikationslos verlief. Nehmen wir die Variante dazu, daß Konflikte und psychische Spannungen den Geburtsverlauf beeinflussen, so können wir uns noch ganz andere Prozesse vorstellen:

- Der Mann will lenken – die Frau wehrt sich dagegen, der Muttermund öffnet sich nicht weiter …
- Der Mann wird abgewiesen, die Frau wendet sich der Hebamme zu – Energie fehlt, die Wehen lassen nach …
- Der Mann wird abgewiesen, die Frau spürt sein Verletztsein, die Wehen werden schmerzhafter, um ihm – unbewußt – mitzuteilen: »Schau her, *ich* brauch doch jetzt Hilfe…«

Die Variationsmöglichkeiten sind groß.

Dies in den Kursen deutlich zu machen und mögliche Konflikte im voraus anzusprechen, kann Spannungen verhindern. Es kann aber auch dazu helfen, nach der Ursache zu suchen und sie zu beseitigen, wenn Symptome während des Geburtsprozesses auftauchen, die diesen verlangsamen. Dies kann wie ein reinigendes »Gewitter« wirken, oder dazu führen, daß die störende Person den Raum verläßt, sei es Freundin, Hebamme oder Mann. Auf jeden Fall geschieht es mit dem Ziel, daß sich die Frau in einer entspannten Atmosphäre öffnen kann. Eine Aufgabe, die der Mann (und gleiches gilt für Hebamme, Freundin usw.) bei jeder Geburt zu erfüllen hat – egal, aus welchen Gründen er anwesend ist, ob er aktiv hilft oder nicht – ist die: dazu beizutragen, daß nichts – sei es psychisch, physisch oder technologisch – den natürlichen Geburtsprozeß stört.

Der zweite Grund für eine Betrachtung möglicher Konfliktsituationen ist der, daß Schwangerschaft, Geburt und der Beginn einer Familie eine Krisenzeit für jede Beziehung sind. Meines Erachtens eine gute Gelegenheit, die Verhaltensmuster, die sich in einer Beziehung eingeschlichen haben, wahrzunehmen, zu hinterfragen, wenn nötig und möglich zu ändern. Dies kann in den letzten Schwangerschaftswochen erprobt und während der Geburt praktiziert werden. Diese Veränderung im Verhaltensmuster kann der (Neu-)Beginn für eine intensive, befriedigende und ehrliche Beziehung sein. Eine Basis, die in den ersten Jahren der Elternschaft sehr gebraucht wird.

Es geht hier nicht um eine Eheberatung oder Paartherapie. Die Themen, die im Kurs besprochen werden, sind eng mit Schwangerschaft und Geburt verknüpft. Bestimmte Verhaltensmuster, die sich darin zeigen, haben aber meist Parallelen in anderen Lebenssituationen. Die Übersetzung kann das Paar selbst leisten, wenn es dazu bereit ist.

Diese Bereitschaft, die wesentlich ist, wenn sich etwas verändern soll, ist auch für mich als Kursleiterin befreiend – denn letztlich weiß ich, daß ich nicht verantwortlich dafür bin, ob und was sich in der Beziehung verändert. Für manche Paare ein völliger Neubeginn, andere Paare hören gar nicht zu, wenn solche Themen kommen, wieder andere hören zwar, aber verhärten ihre Muster, weil sie gar nicht offen füreinander sein wollen.

Die folgenden Fragen/Darstellungen sollen dazu dienen, sich über eigene Erwartungen, Ansprüche und Möglichkeiten klarer zu werden. Nicht um sie festzulegen, sondern um bestimmten Varianten gegenüber offener zu sein – auch dem Nein-sagen-können, ohne Schuldgefühle zu haben.

Wie kann der Mann während der Geburt helfen?

- Ihr Fürsprecher sein, so daß sie selbst nichts erklären, argumentieren muß, sondern sich ganz auf ihren Körper einlassen kann.
- Gedächtnis/Denker sein, daran erinnern, evtl. vormachen:
  ausatmend loszulassen (vor, während und nach der Wehe)
  ein Geräusch (Stöhnen) beim Ausatmen zuzulassen
  in tiefen, offenen Tönen zu stöhnen
  bestimmte Regeln bzgl. Positionen zu beachten (runder Rücken, Schwerkraft, Entspannung usw.)
  vor jeder Intervention eine interne Untersuchung fordern
  darauf hinweisen, wann jeweils die nächste Wehe beginnt (auf Uhr schauen oder Vorwarnung durch CTG)
  in der Eröffnungsphase: loszulassen, sich ganz einzulassen, sich nicht zu wehren
  in der Übergangsphase: daß es beinahe geschafft ist
  in der Austreibungsphase: zu atmen, Beckenboden loslassen und entspannen, nur bei Preßdrang zu pressen, aufrecht zu sein
  zu welchem Zeitpunkt welche Medikation »angemessen« ist (Muttermundseröffnung).
- »Cheerleader« sein:
  aufmuntern, bewundern, Mut zusprechen, zum Durchhalten ermuntern, ans Kind erinnern, Liebe/Zuwendung geben.
- Einfühlsamer »Monitor« sein, die Frau ganz und gar wichtig nehmen:
  ihre individuelle Wehenstärke
  ihre individuelle Atmung
  ihre individuelle Entspannung
  ihre individuellen Gefühle
  ihre individuellen Körperbedürfnisse.
  Sie spürt, ich werde umfangen und bin »aufgehoben«, so wie ich bin.
- Schmerzstiller sein:
  Zu Positionsveränderungen ermuntern und diese ermöglichen;
  erfrischen oder wärmen je nach Bedarf;
  Saugbedürfnis befriedigen (Schwämmchen, Waschlappen, Arm, Hand);
  Schmerz teilen (Frau drückt ihn, hängt sich an ihn usw.);
  Massage/Berührungsentspannung.

Diese Liste in der Gruppe erarbeiten/durchsprechen oder fotokopiert austeilen. Mann und Frau können ankreuzen, was sie wollen bzw. was sie geben wollen, und durchstreichen, was sie nicht wollen bzw. zu geben bereit oder fähig sind. Die Punkte besprechen, die angekreuzt *und* durchgestrichen sind.

⇨ Erwartungen an das Verhalten des Mannes

- Was erwarte ich als Kursleiterin?
- Was will/braucht die individuelle Frau?
- Was will/kann der individuelle Mann geben?

Eher väterliches Verhalten: beschützt, kontrolliert, schirmt Eingriffe ab, hilft atmen/Wehenkontrolle.
Konditionale Zuwendung:
»Ich bin bei dir, aber du mußt mitarbeiten, sonst bin ich enttäuscht …
mag ich dich nicht mehr…
bin ich hilflos und weiß nicht mehr, was tun…«

Eher mütterliches Verhalten: umarmt, streichelt, ist ganz da, gibt sich völlig in die Situation hinein.
Unkonditionale Zuwendung:
»Egal, wie du dich verhältst, ich bin bei dir, unterstütze dich, was immer geschieht.«

⇨ Welche Übungen wendest du an?

Schau dir einmal alle Paarübungen, die du in deinen Kursen anbietest, daraufhin an:
- Was ist das Ziel der Übung?
- Wird die Übung gemacht,
  weil die Frau dadurch Erleichterung/Zuwendung erhält, die sie sonst nicht erhalten würde (z.B. weil sie bei der Übung an ihn angelehnt sitzt);
  weil der Mann dadurch eine bestimmte Technik erlernt (Massage, Atemwahrnehmung o.ä.);
  weil gegenseitige Sensibilisierung stattfinden soll (Gesprächs- oder Wahrnehmungsübung);
  weil der Mann beschäftigt/einbezogen werden soll, damit er sich nicht überflüssig vorkommt (Beckenrollen, Spreizübung als Paarübung o.ä.);
  weil damit ein Thema, das speziell den Mann betrifft, angegangen wird (z.B. Spreizübung an der Wand, daraus resultierende Gesprächsübung = siehe S. 103)?
- Findest du, daß viele deiner Paarübungen dasselbe Ziel anstreben (z.B. »Vermitteln von Techniken« oder »Zuwendung für die Frau«)?
- Wenn ja, entspricht das deinem Ziel für den Kurs als Ganzes?

Eine Paarübung kann mit völlig unterschiedlicher Zielsetzung eingebracht und genutzt werden.

Überprüfe deine Zielsetzungen daraufhin:

Eine Paarübung, die im Vermitteln von Techniken nicht viel bringt, kann vielleicht mit dem Ziel der gegenseitigen Sensibilisierung sehr wertvoll sein.

Eine Übung, die nur gemacht wird, damit sich die Männer nicht überflüssig vorkommen, könnte viel besser genutzt werden, indem dieses Sich-überflüssig-Vorkommen bewußt eingesetzt wird.

Beispiel:

Frauen machen Spreizübung an der Wand, Männer sitzen ohne Aufgabe daneben. Manche langweilen sich, manche werden verlegen, irritiert, oder stellen Vergleiche an: »...meine Frau kann es besser/nicht so gut wie...«, oder wollen antreiben »...streng dich doch ein bißchen mehr an...«, oder werden überfürsorglich und ängstlich, die Übung könnte zu anstrengend sein.

Diese verschiedenen Gedanken/Gefühle, die in den Männern vor sich gingen, während die Frauen »arbeiteten«, würde ich anschließend reflektieren. Bei einer solchen Reflexion erwarte ich nicht (und sage das auch), daß die Fragen, die ich stelle, in der Gruppe beantwortet werden.

Ich möchte nur, daß die Männer sich selbst wissen lassen, wie es ihnen ergangen ist, ob ihnen ihre eigene innere Reaktion zu einer solchen Situation gefällt. Oft ergibt sich daraus eine Diskussion. Aber ein schweigendes Mit-nach-Hause-Nehmen der Fragen und der eigenen Antworten ist genauso wertvoll.

⇨ Welche Ziele hast du?

Erstelle eine Liste deiner Ziele
- für die Männer im Kurs
- für die Paare/Paarbeziehung.

Laß dir genug Zeit, *deine* Ziele zu formulieren und zu reflektieren. Deine Ziele brauchen nicht der nachfolgenden Zielsetzung entsprechen. Laß dich nur selbst wissen, was dir wichtig ist, und überprüfe, ob sie mit deiner Zielsetzung für den Kurs als Ganzes und mit den Inhalten übereinstimmen.

Ziele für Männer

- Sensibilisierung der Männer für ihre eigenen Bedürfnisse (wahrnehmen und akzeptieren).
- Unterstützung dazu, sich selbst zu lieben und zu leben (ehrlich zu sein, nicht teilzunehmen/nichts zu tun, wenn ihnen nicht dazu zumute ist).
- Entscheidung fördern, ob und warum er bei der Geburt anwesend sein will, welche Rolle er für sich akzeptieren kann und möchte.
- Bewältigung der Erfahrung, daß sie nicht »Zentrum« sind, sondern daß Hilfe und Unterstützung von ihnen erwartet wird.
- Sensibilisierung der Männer für die Bedürfnisse der Frau und die Körpersignale ihrer Frau.
- Auseinandersetzung mit der Situation der Frau während Schwangerschaft, Geburt und Wochenbett.
- Vorbereitung auf das außergewöhnliche Geschehnis einer Geburt (Information, Geburtsberichte, Dias, Bilder).
- Vorbereitung auf das Leben danach, wenn das Kind da ist (Situationsbeschreibungen, Gesprächsübungen, Rollenspiel).
- Praktische Tips und Übungen, was er ihr während der Geburt abnehmen bzw. erleichternd tun kann.
- Verringerung von störendem Verhalten (durch Aufzeigen, darüber sprechen, Feedback).

Ziele für die Paarbeziehung

- Ein bißchen mehr Sensibilität für jeden (von da ausgehend, wo jeder steht; keine Idealvorstellungen verwirklichen wollen).
- Ein bißchen mehr Offenheit füreinander, Ermunterung und Einübung von ehrlichem Feedback:
  Äußerung eigener Wünsche und Erwartungen.
  Nein sagen können, ohne grob zu werden/ohne Schuldgefühle.
- Abklären, welche Rolle/Verhalten jeder von sich selbst und vom Partner erwartet und welchen Stellenwert diese Erwartungen/Bedürfnisse in der Beziehung haben.
- Abklären, welche Stärken/Schwächen/Probleme bestehen, die den Geburtsverlauf und das Leben mit dem Kind prägen können. Nicht um die Schwächen/Probleme wegzutherapieren, sondern um Lösungen zu suchen, in denen diese Schwächen/Probleme »Platz haben«, also aufgehoben sind.

3. Teil
Praktische Geburtsvorbereitung

Entspannung als Lernprozeß

In den meisten Kursen – und überhaupt in unserer Gesellschaft – besteht ein großes Bedürfnis und Interesse an Entspannung.

In meinen ersten Kursen war ich überrascht, wie dieselben Menschen – gerade noch verspannt sitzend – sich völlig meinen Worten überlassen und sich in eine tiefe Entspannung hineinbegeben konnten. Zehn Minuten später saßen sie wieder in ihrer alten verspannten Haltung da. Meine wundervolle Entspannung, die sie – wie sie sagten – so wohltuend fanden, hatte ihnen offensichtlich gar nicht so viel gebracht.

Dann kamen Nachfragen: »Hier bei dir kann ich mich so gut entspannen und zuhause gelingt es mir nicht. Kannst du mir die Übungen auf Tonband sprechen?« Ich wurde nachdenklich. Diese Abhängigkeit von meinen Worten und vielleicht sogar von mir als Person gefiel mir nicht. Mir wurde klar, daß es nicht darum gehen kann, mit einer Entspannungsübung die Teilnehmer eines Kurses optimal zu entspannen, wenn dabei kein Lernprozeß stattfindet.

Deshalb begann ich, von *Körperwahrnehmung* und *Körperregulierung* anstatt von Entspannung zu sprechen und stellte meine Übungen entsprechend um. Das Ziel einer solchen Übung ist für mich nicht mehr optimale Entspannung, sondern das Wahrnehmen und Loslassen-können von Verspannungen.

Auf den Kursverlauf bezogen heißt dies, daß die Teilnehmer diese »Kunst«, ihren Körper wahr und wichtig zu nehmen, so in sich integrieren, daß sie bei Kursende Verspannungen spontan wahrnehmen und lösen können, und zwar ohne meine Worte und im Zeitraum von ein paar Atemzügen. Denn das entspricht auch dem Zeitrahmen, der ihnen möglicherweise zwischen zwei Kontraktionen zur Verfügung steht.

Wichtig ist für mich aber auch, daß Entspannung, Körperwahrnehmung und Körperregulierung nicht als Technik erlebt werden, die nur für die Geburt Bedeutung haben, sondern daß die Teilnehmer auch im Alltag liebevoller und interessierter mit ihrem eigenen Körper und dessen Bedürfnissen umgehen. Eine Voraussetzung dafür, daß sie ihrem neugeborenen Kind diese Zuwendung (ein Eingehen auf dessen körperliche Bedürfnisse) geben können, ist, sich diese selbst zu gönnen und sie zu genießen.

○ Körperselbstwahrnehmung I: Verspannungen wahrnehmen
   (Übung im Sitzen)

Schließt einmal für eine Weile eure Augen.

Nun fühlt in euch hinein, … verändert eure Haltung nicht. … Bleibt einfach in der Haltung sitzen, in der ihr vorher gewesen seid.

Nun spürt dem nach.

Wie fühlt sich diese Haltung an? … Wollt ihr wirklich so sitzen … ist das angenehm oder unangenehm? Wo seid ihr verspannt, wo seid ihr entspannt?

Dann atmet tief durch und erlaubt euch, in eine Haltung zu schmelzen, die euch angenehm ist. Laßt euch Zeit dabei.

Nehmt wahr, wie euer Körper, wie ihr jetzt gerade sitzen wollt, und laßt das zu.

Nun beobachtet euren Atem. Versucht, nichts daran zu ändern – das ist schwer – aber versucht einmal, so weiterzuatmen, wie ihr vorher geatmet habt. … Und nun nehmt einfach wahr, wie ihr atmet… durch den Mund oder durch die Nase? … Liegt die Betonung auf dem Aus- oder auf dem Einatmen? … Atmet ihr eher schnell oder eher langsam?

Wo in eurem Körper spürt ihr die Bewegungen eures Atems? Legt eure Hände dahin, wo ihr die Bewegungen am meisten spürt, an den Brustkorb oder an den Bauch, und nehmt dann wahr, wie tief oder wie flach ihr atmet.

Nun atmet bewußt tief durch, seufzt ein bißchen beim Ausatmen, blast aus.

Gähnt und streckt euch, und laßt euren Atem wieder einpendeln.

Vergeßt nicht, auch weiterhin so zu sitzen, wie ihr, beziehungsweise euer Körper, wirklich sitzen wollt.

Bleibt in Kontakt mit euren Bedürfnissen.

Dauer der Übung: 5 Minuten.

Hausaufgabe: Mehrmals täglich während der Arbeit, im Sitzen, im Stehen und zuletzt abends vor dem Einschlafen überprüfend wahrnehmen:

Wie geht es meinem Körper gerade?

Wie fühlt sich mein Atem an?

Was möchte ich verändern?

○ Körperselbstwahrnehmung II: Durch den Körper wandern
   (Übung im Liegen)

Rücken- oder Seitenlage, Kissen unter Kopf und/oder Knie. Schwangere nicht ganz flach liegen lassen, da Bauchspannung und Rückenschmerzen unangenehm sein können.

Die Augen schließen,

sich schwer und weich fühlen.

Mit jedem Ausatmen noch ein bißchen mehr nachgeben, noch weicher und schwerer werden. (Nun die Teilnehmer auffordern, in Gedanken durch ihren eigenen Körper zu wandern und wahrzunehmen, was sie mit den einzelnen Körperteilen spüren können, z.B.: Hautkontakt zum Boden, Kleidung, andere Körperteile, Haare … Diese Wahrnehmungsmöglichkeiten bei jedem Körperteil wieder ansprechen. Eventuell auch auffordern, den jeweils angesprochenen Körperteil leicht zu bewegen, das erleichtert die Wahrnehmung.)

Reihenfolge der Wahrnehmung
Linkes Bein: Zehen, Fußsohle, Wade, Knie, Kniekehle, Oberschenkel (Innen- und Außenseite).
Rechtes Bein: Zehen, Fußsohle, Wade, Knie, Kniekehle, Oberschenkel (Innen- und Außenseite).
Gesäßbacken, Afterschließmuskel, Scheidenmuskeln: anspannen – entspannen.
Bauch: weit mit dem Atem dehnen, ruhen lassen.
Rücken: Wirbel für Wirbel am Boden spüren, von unten nach oben.
Brustkorb: weit dehnen, ruhen lassen.
Linker Arm: Finger, Hand, Handgelenk, Arm, Ellbogen, Oberarm, Schulter.
Rechter Arm: Finger, Hand, Handgelenk, Arm, Ellbogen, Oberarm, Schulter.
Nacken: Kopf leicht hin und her rollen.
Kopfhaut: anspannen, bewegen, Haare spüren.
Stirn: anspannen, bewegen, Haare spüren.
Augen: Lider auf den Augen spüren, Augen unter den Lidern hin und her rollen.
Nasenflügel: Bewegung wahrnehmen.
Wangen, Kiefer: Kontakt mit Zähnen wahrnehmen, durch Bewegung lockern.
Mund, Zunge: Speichel fühlen lassen.
Atem: bewußt tief atmen, mit jedem Ausatmen evtl. Verspannung loslassen, weicher werden, dann zu einem entspannten Atem einpendeln lassen.
Sachte, langsam bewegen, räkeln, dehnen, gähnen, seufzen, zur Seite drehen, in Babyposition einkuscheln.
Schwangere über alle Viere abrollen lassen.

Dauer der Übung: 10 Minuten (kann bei Wiederholung durch weniger verbale Vorgabe allmählich auf 3 Minuten reduziert werden).

○ **Körperselbstwahrnehmung III: Spannung erlauben und loslassen**
  (in Anlehnung an Eutonie-Übungen, im Liegen)

Legt euch auf den Rücken. Räkelt euch zurecht, bis ihr eine Stellung gefunden habt, in der ihr euch wohl fühlt. Atmet tief durch … atmet aus… und laßt los. Erlaubt euch, die Schwere des Körpers auf dem Boden zu spüren.

Nehmt wahr, wie euer ganzer Rücken auf dem Boden aufliegt. Spürt den Kontakt zum Boden, zu eurer Unterlage, … zu euren Beinen, … euren Armen, … eurem Kopf.

Nun spürt eurem rechten Arm nach, von den Schultern aus den ganzen Arm hinab, … Ellbogen, Unterarm, Handgelenk.

Spürt in eure Handfläche, in eure Finger hinein, und laßt eure Wahrnehmung bis in die Fingerspitzen der rechten Hand wandern und über die Fingerspitzen hinaus… Geht an dieser unsichtbaren Verlängerung eures Armes entlang, soweit ihr könnt.

Und nun stellt euch vor, euer rechter Arm, eure Hand wird hochgehoben, nicht von eurer Muskelkraft, sondern als ob jemand die unsichtbare Verlängerung eures Armes hochheben würde. Erlaubt euch, daß sich euer gestreckter Arm ganz allmählich, ganz langsam vom Boden abhebt und wie schwebend höher steigt. Ganz langsam. Erzwingt nichts von euren Muskeln.

Laßt euren Arm allmählich in eine senkrechte Haltung kommen und laßt ihn dann ebenso langsam nach hinten gleiten. Ganz langsam.

Laßt euch Zeit und laßt es geschehen, daß euer Arm diesen Bogen beschreibt. Fühlt den Abstand zum Boden und legt dann euren Arm gestreckt hinter eurem Kopf ab.

Fühlt die Streckung, die Dehnung in eurem Arm … und achtet dabei auf eure Atmung und die Entspannung eures Körpers.

Und nun laßt euren rechten Arm sich ebenso langsam wieder anheben und den Bogen nach vorne beschreiben. Laßt euch Zeit …

(Wenn der rechte Arm wieder vorne zur Ruhe gekommen ist, beide Arme vergleichen lassen. Beide leicht anheben. Welcher fühlt sich schwerer an, welcher leichter? Nun mit dem linken Arm dieselbe Übung, wie zuvor beschrieben.)

Wenn alle auch den linken Arm wieder vorne ruhen haben, beendet ihr die Übung.

Atmet tief durch, räkelt euch, streckt euch, gähnt, seufzt, und rollt euch über die Seite ab.

Dauer der Übung: 10 Minuten.

O Körperselbstwahrnehmung IV: Außenbegrenzungen wahrnehmen
   (Übung im Liegen)

Sucht euch einen Platz auf dem Boden, nehmt euch – wenn ihr wollt – eine Zudecke.
Räkelt euch zurecht, mit oder ohne Kissen, so wie ihr euch wohlfühlt.
Bewegt euch ruhig noch ein bißchen hin und her.
Spürt den Untergrund, auf dem ihr liegt, und experimentiert mit verschiedenen Positionen. In welcher Position spürt ihr den meisten Kontakt zum Boden? Laßt euch ruhig einsinken, als ob ihr mit dem Boden verwurzelt seid. Laßt euch selbst wissen, ob euch das angenehm ist oder unangenehm.

Bleibt so liegen, wenn es euch gut tut, oder – wenn ihr wollt – experimentiert mit anderen Positionen …

Findet eine Stellung, in der ihr den geringsten Druck zum Boden hin empfindet. Eine Stellung, in der ihr euch weich und leicht fühlt.

Nun nehmt eure Kleidung wahr, die euch umgibt. Gibt es da Druckstellen, ist etwas zu eng oder zu warm oder sonst irgendwie irritierend? … Tut, was ihr könnt, um es euch angenehmer zu machen.

Nun fühlt nach, was ihr sonst noch an eurer Kleidung wahrnehmen könnt … An welchen Hautstellen könnt ihr leicht das Material des Stoffes fühlen, der euch umgibt? … An welchen Körperteilen fällt es euch schwer, den Stoff/Hautkontakt zu spüren?

Nehmt war, was sich unangenehm anfühlt, und laßt euch ebenso wissen, was sich angenehm und wohlig anfühlt… Und wenn es euch hilft, dann räkelt euch wieder angenehm zurecht.

Nun spürt der Luft nach, die euch umgibt. An welchen Körperstellen könnt ihr Kontakt zur Luft spüren? … Ist das angenehm oder eher unangenehm? … Könnt ihr etwas tun, um es euch noch angenehmer zu machen?

Nun spürt in euch hinein. Was könnt ihr da wahrnehmen?

Wie geht es eurem Bauch … eurem Magen … eurem Atem? Beobachtet einfach eine Weile lang.

Was fühlt sich in eurem Körper eher unangenehm an oder verspannt? Welche Körperteile fühlen sich wohl an?

Laßt euren Körper wissen, daß ihr ihn spürt, daß ihr seine Signale wahrnehmt, … auch wenn ihr ihm im Moment vielleicht nicht vollkommenes Wohlgefühl geben könnt.

Genießt für eine Weile all das, was sich gut anfühlt, … im Kontakt zum Boden, … zur Kleidung, … oder zur Luft, die euch umgibt.

Gähnt … seufzt … stöhnt … räkelt euch und streckt euch … und kommt dann allmählich in die Gruppe zurück.

Dauer der Übung: 10 Minuten (kann bei Wiederholung durch weniger verbale Vorgabe allmählich auf 3 Minuten reduziert werden).

○ Körperselbstwahrnehmung V: Innenräume des Körpers
(Übung im Liegen)

Lege dich ganz entspannt auf den Boden, in eine Position, die dir angenehm ist. Räkle und bewege dich ein bißchen, bis du das Gefühl hast, ganz weich und entspannt zu liegen; kein Körperteil drückt, du brauchst keinen Teil deines Körpers zu halten, alles ist weich und losgelassen.

Nun möchte ich euch in Gedanken durch die Innenräume des Körpers führen. Atmet einmal bewußt tief durch und spürt den Ausmaßen eures Brustkorbes nach. … Atmet tief durch und füllt euren Brustkorb, als ob euer Atem nicht nur in die Lunge strömte, sondern den ganzen Brustraum, von Innenhaut zu Innenhaut füllte. Versucht die Form und Weite eures Brustkorbes zu erspüren. Und nun geht an eurem Hals und eurem Nacken entlang nach oben, als ob euer Atem auch in diesen Innenraum fließen könnte. Fühlt auch hier den Innenraum. Wenn es euch hilft, stellt euch eine feine Spirale vor, die der Innenhaut des Halses entlang nach oben in euren Kopfraum führt. Spürt auch hier den Innenraum eures Kopfes, … wie groß oder klein fühlt sich dieser Raum an, … wie weit oder eng ist der Innenraum eures Kopfes für euch?

Erspürt auch die Innenräume eurer Nase, … wie weit oder eng sind diese Durchgänge? Erlaubt eurem Atem, ganz frei durch eure Nase zu strömen.

Nun wandert in Gedanken in euren Mundraum. Füllt eure Backen ruhig mit Luft aus, die Räume zwischen den Zähnen und Wangen und zwischen den Zähnen und Lippen. Erspürt euren Mundraum als höhlig und weich und weit.

Laßt die Zunge weich darin ruhen, … dann wandert den Hals entlang wieder hinunter in den Brustraum. Laßt dabei eure Kehle ganz weich und weit und offen sein. Atmet tief und entspannt ein und aus. Laßt euren Atem ganz frei durch eure Kehle in euren Brustraum fließen. … Die Luftwege sind ganz weit wie ein breiter Strom.

Wandert dann in Gedanken vom Brustkorb aus in euren rechten Oberarm. Stellt euch wiederum keine Knochen und Muskeln vor, sondern stellt euch euren Arm höhlig vor. Und wandert an der Innenhaut des Oberarms hinab zum Ellbogen. Wenn ihr wollt, stellt euch die Spirale vor und laßt in Gedanken den Atem aus dem Brustkorb frei in euren Arm fließen.

Erlebt den Raum des Ellbogens.

Nun geht weiter in den Innenraum des Unterarms, … des Handgelenks, … der Hand, … und geht jeweils in die Räume der einzelnen Finger.

Laßt den Atem vom Brustkorb … durch den Ober- und Unterarm … bis in die Fingerspitzen der rechten Hand fließen. Spürt euren ganzen Arm und nehmt wahr, wie er sich anfühlt.

Dann atmet wieder bewußt durch, spürt euren Brustraum … und geht von da aus in den Innenraum des linken Oberarms. Laßt den Atem auch hier einfließen, … der Innenhaut des Oberarms entlang, … zum Ellbogen. Erlebt den Raum des Ellbogens … weiter zum Unterarm – wenn ihr wollt, stellt euch die Spirale vor – … zum Handgelenk … zur Hand … und in die Innenräume jedes einzelnen Fingers.

Atmet tief durch und erlaubt dem Atem, bis in eure Fingerspitzen der linken Hand zu fließen. Fühlt nach, wie sich dieser Arm anfühlt.

Atmet tief und entspannt, fühlt nochmals euren Brustraum … euren Hals … euren Kopf … eure Arme … und Hände.

Wandert nun vom Brustkorb aus in den Bauchraum. Füllt euren ganzen Bauchraum mit Atem. Erspürt die Begrenzung eures Bauchraumes und stellt euch euren Bauchraum ganz weich und höhlig vor, ganz weit und weich und nach unten hin offen.

Atmet ganz tief in euren Bauchraum. Erspürt den Innenraum eures Beckens und laßt euch am Beckenboden eine Öffnung spüren, ganz weich und weit und offen.

Atmet bis in diese Öffnung hinein … und, wenn ihr wollt, hinaus. Atmet tief durch und aus und spürt euch selbst ganz weich und höhlig. Brustraum ... Hals ... Kopf ... Arme ... Hände ... Bauchraum ... und Becken. Alles ist weich und weit und von Atem durchflossen.

Nun wandert von der rechten Beckenhälfte in die Räume des rechten Beines, zunächst in den Innenraum des Oberschenkels ... – wenn ihr wollt, stellt euch wieder die Spirale vor – ... und dann in den Innenraum des Knies.

Erlaubt eurem Atem, in euer rechtes Bein zu fließen ... in den Innenraum des Unterschenkels. ... Geht an der Innenhaut von Wade und Schienbein entlang ... in das Fußgelenk... in den Fuß. Erspürt die Weite und Begrenzung eures Fußes, bis in den Innenraum jeder einzelnen Zehe. Spürt nach, wie sich euer rechtes Bein anfühlt.

Und wandert dann in Gedanken von der linken Beckenhälfte in die Räume des linken Beines ... Oberschenkels ... Innenraum des Knies ... an den Innenhäuten von Wade und Schienbein entlang ... ins Fußgelenk. Erlaubt eurem Atem, auch in euer linkes Bein zu fließen, bis in den Innenraum des Fußes und in jede einzelne Zehe.

Atmet entspannt und ruhig durch und aus und erfüllt euren Körper als Ganzes.

Laßt euren Atem durch euren ganzen Körper fließen, ... spürt die Höhligkeit eures Mundraumes und eurer Kehle, bis hinab in den Bauchraum und in die Öffnung des Beckenbodens.

Atmet entspannt und ruhig durch. Erlaubt eurem Atem, frei durch Mundraum und Kehle bis in euren Bauchraum und Beckenboden zu fließen. Spürt die Begrenzung und Weite eures Körpers.

Dann beginnt langsam eure Finger und Zehen zu bewegen. Streckt eure Arme und Beine, ... räkelt euch, ... verändert eure Position ein bißchen, ... gähnt und seufzt.

Laßt euch Zeit ... und kommt dann allmählich in die Gruppe zurück.

Ziel der Innenraumübung: Entspannung des ganzen Körpers; Atem frei fließen lassen – Atem tiefer fließen lassen; Höhligkeit des Mundraumes, Öffnung und Entspannung der Kehle; Verbindung zwischen Höhligkeit und Öffnung von Kehle und Beckenboden; Atem in alle Körperteile fließen lassen; »Durchgängigkeit« der Körperteile wahrnehmen; Wahrnehmung von Begrenzung und Weite des eigenen Körpers.

Dauer der Übung: 15 Minuten.

Bei dieser Übung kann man gut allmählich die Zeitdauer verkürzen, immer weniger Textvorgabe machen, so daß es den Teilnehmern z.B. in der 6. Sitzung gelingt, sich fast ohne Vorgabe in zwei Minuten ganz zu entspannen, die einzelnen Innenräume zu durchwandern und von Atem durchfließen zu lassen.

○ Körperselbstwahrnehmung VI: Glaskugelübung
(Zentrierungsübung im Stehen)

Steht mit den Füßen etwa handbreit auseinander, so daß es angenehm ist. Die Fußsohlen sind flach am Boden.

Dann spürt die Schwere des Körpers in den Fußsohlen. Laßt euch mit jedem Ausatmen tiefer in den Boden verwurzeln. Laßt dieses »Nach-unten-schwerer-Werden« zu, die Knie dabei nicht strecken, sondern weich in den Knien federn.

Nun bewegt das Becken hin und her. Versucht, es leicht nach vorne und hinten zu kippen, … laßt es rotieren, … laßt es kreisen und ganz langsam, allmählich, immer größere Kreise beschreiben. Nehmt euren ganzen Körper dazu, schwingt wie ein Schilfgras im Wasser, aber geht nicht zu weit in euren Bewegungen. Bleibt mit eurem Zentrum, eurer Schwerkraft verbunden.

Nehmt dann allmählich auch die Arme dazu. Laßt sie mitschwingen – in alle Richtungen. Laßt sie Kreise beschreiben – rings um euch, als ob ihr von einer Glaskugel umgeben wäret, deren Kurven ihr nach allen Seiten austastet. Laßt die Bewegungen jedoch nur so weit gehen, wie es euch angenehm ist. Die Größe eurer Glaskugel ist nicht wichtig, euer Zentrum ist wichtig.

Gleitet den unsichtbaren Kurven nach, … nach unten und oben, und nehmt euren Atem mit dazu. Atmet aus bei den Abwärtsbewegungen und atmet ein, wenn eure Hände aufwärts gleiten.

Nun erlaubt euch einfach, der Glaskugel in alle Richtungen nachzuspüren … Und dann … wenn ihr wollt … laßt die Schwingungen ausklingen … und kommt zur Ruhe.

Ziel dieser und der nachfolgenden T'ai Chi-Übung ist, daß die Schwangeren mit ihrem sich verändernden Zentrum umgehen und sich trotz schweren Bauches leicht und beweglich, also wohl fühlen können.

Dauer der Übung: 5 Minuten

○ Körperselbstwahrnehmung VII: T'ai Chi-Übung
(Zentrierungsübung im Stehen)

Steht mit den Füßen eine Handbreit auseinander (Sitzhöckerabstand), so wie es angenehm ist. Die Knie sind weich, nicht gestreckt.

Versucht nun, weich in den Knien zu federn und das Becken leicht hin und her zu bewegen. Sucht eine ruhige, entspannte Haltung für eure Wirbelsäule, … und spürt die Schwere eures Körpers. Laßt die Füße schwer in den Boden sinken und atmet dabei ruhig und tief. Spürt diesem Atem in euch nach, … seinen Auf- und Abwärtsbewegungen. Und nun laßt zu, daß ihr bei jedem Ausatmen noch tiefer einsinkt, schwer werdet, … und bei jedem Einatmen leichter, als ob von unsichtbaren Fäden nach oben gezogen …

114

Einfach dem Rhythmus in euch nachspüren, der Leichtigkeit und der Schwere …

Und jetzt stellt euch vor, in euren Achselhöhlen wären Luftballons, die bei jedem Einatmen groß und rund würden und bei jedem Ausatmen klein und flach. Und laßt es einfach zu, daß sich bei jedem Einatmen eure Arme vom Körper abheben und bei jedem Ausatmen wieder zum Körper zurückkommen.

Nun – ganz allmählich – erlaubt auch euren Fersen, daß sie sich bei jedem Einatmen ganz leicht vom Boden abheben – nur Millimeter – … und beim Ausatmen wieder schwer und fest auf dem Boden stehen. Übertreibt nichts, es kommt nicht darauf an, beim Einatmen auf den Zehenspitzen zu stehen, sondern einfach eine Leichtigkeit in euch zu fühlen. Laßt eure Fersen nur so weit vom Boden hochkommen, wie ihr natürlich in eurem Gleichgewicht seid. Es ist wichtig, dabei euer Zentrum zu behalten, gerade auch im Leichter-werden.

Beginnt nun, euer Schwergewicht auf einen Fuß zu verlagern … und hebt beim nächsten Einatmen den anderen Fuß vom Boden ab, nur so weit, wie er von selbst will. Erzwingt nichts. Geht nicht so weit, daß ihr eure Balance verliert. Und laßt den unbelasteten Fuß beim Ausatmen jeweils wieder zum Boden zurückkehren.

Nun wechselt das Schwergewicht zum anderen Bein hinüber und erlaubt auch dem bisherigen Standbein, im Rhythmus eures Atems den Boden zu verlassen und zu ihm zurückzukehren.

Dann laßt beide Beine wieder ruhen, behaltet jedoch ein Standbein bei, und laßt das andere mit leicht gebeugtem Knie auf dem Boden ruhen.

Führt nun eine Hand nach vorne, so daß sie sich bequem oberhalb des angewinkelten Knies befindet, und stellt euch einen unsichtbaren Faden vor, der eure Hand mit dem Knie verbindet, als ob ihr eine Marionette leiten würdet.

Hebt nun eure Hand mit dem nächsten Einatem ganz langsam hoch, … nehmt dabei euer Knie und damit euer Bein mit, ganz allmählich, ganz langsam. Bleibt in eurer zentrierten Haltung, eure innere Balance ist wichtiger als die Höhe, die euer Fuß erreicht.

Versucht ganz allmählich, eure Hand seitwärts zu schwenken, … und nehmt euer Bein mit. Hebt euer Bein hoch (beim Einatmen) und setzt es wieder ab (beim Ausatmen) … und seitwärts, nach außen und innen. Beschreibt mit ihm einen Kreis und laßt es dann – jeweils mit dem Ausatmen – wieder zum Stehen kommen.

Wechselt euer Standbein, spürt eurem Atem nach, und mit dem nächsten Einatmen führt eure Hand nach vorne, usw. …

Eventuell Musik auflegen und ganz locker und leicht in dieser zentrierten Art dazu bewegen lassen.

Auch Fortbewegung durch den Raum ist möglich, indem das schwebende Bein an anderer Stelle abgesetzt wird.

Dauer der Übung: 10 – 20 Minuten.

○ Körperselbstwahrnehmung VIII: Bewußtes Gehen
   (Bewegungsmeditation im Gehen)

- Umhergehen; Fußsohlen abrollen lassen (Fuß-Selbstmassage).
- Auf Außenkante und Innenkante der Fußsohle gehen.
- Einmal die Zehen, dann die Fersen zuerst aufsetzen, die Fußsohlen dann abrollen.
- Links auf Zehenspitzen, rechts auf der Ferse gehen.
  Rechts auf Zehenspitzen, links auf der Ferse gehen.
- Mit verschiedenen Gangarten experimentieren, parodieren … weich, federnd, abgehackt, stampfend, vorsichtig.
- Beim Umhergehen Schultern und/oder Arme kreisen lassen.
- Körpermitte bewegen, Becken kreisen. Bauchtanzend umhergehen.
- Pobacken bei jedem Schritt anspannen und entspannen.
- Becken beim Gehen nach vorne und nach hinten kippen.
- Eine Gangart finden, in der das Becken leicht nach vorne gekippt ist.
- Eine Gangart finden, in der sich Beine, Becken, Wirbelsäule, Schultern und Nacken wohl fühlen.

Dauer der Übung: 5 – 10 Minuten.

○ Körperselbstwahrnehmung IX: Embryostellung
   (Bewegungsmeditation im Liegen)

- Sich hinlegen, eingekugelt in eine Embryostellung.
- Einmal das eine und dann das andere Bein strecken.
- Die Fäuste ballen, dann die Hände entspannen.
- Mit den Armen rudern, dann sich allmählich auf den Rücken drehen.
- Die Beine anziehen wie ein neugeborenes Kind, dann abwechselnd die Beine ausstrecken, strampeln.
- Mit den Armen zappeln, dann allmählich bewußter hochstrecken.
- Füße und Hände betrachten.
- Hand- und Fußgelenke drehen, alle möglichen Bewegungen mit den Gliedern ausführen. Experimentieren, in welche Richtungen sie sich drehen lassen – einen Tanz daraus kreieren.
- Arme und Beine tanzen lassen, in ganz kleinen Bewegungen, ebenso in ganz weiträumigen Bewegungen. Körper wahrnehmen, sich ganz von innen heraus erspüren.
- Wieder auf die Seite rollen. Ruhelage einnehmen und ausruhen. Die Bewegungen in sich nachklingen lassen.

Dauer der Übung: 5 – 10 Minuten.

Atmung im Einklang mit dem Körper

Wenn wir irgendjemanden fragen, was Geburtsvorbereitung ist, werden die meisten wissen, daß sie etwas mit Atmung und Gymnastik zu tun hat.
Welche Rolle spielt die Atmung in der Geburtsvorbereitung?
Welche Rolle spielt sie für dich?

- Es gibt Kurse, die neben Gymnastik nur über den Ablauf der Geburt und über die ärztlichen Hilfeleistungen informieren.
  Grundhaltungen: Atemübungen sind unnötig, bei Schmerz helfen Medikamente.
  (*»Normale« Krankenhausvorbereitung*)
- Es gibt Kurse, die durch Gespräche, Informationen und Übungen anstreben, den möglichen Streß bei der Geburt zu verhindern (Wahl des Geburtsortes, Vermeidung unnötiger Interventionen).
  Grundhaltung: Atemübungen sind unnötig; Schmerz, Streß und Angst lassen sich vermeiden.
  (*Geburtsvorbereitung nach Michel Odent*).
- Es gibt Kurse, die Informationen zum Geburtsverlauf, Gymnastik und Atemübungen anbieten (durchpauken).
  Grundhaltung: Atemübungen sind notwendig, nur dann können wir Schmerz und Streß kontrollieren.
  (*Geburtsvorbereitung nach Lamaze*).
- Es gibt Kurse, die neben Gesprächen, Informationen und Körperübungen auch Atemübungen anbieten.
  Grundhaltung: Streß, Schmerz und Angst lassen sich oft nicht vermeiden, deshalb brauchen wir Atemübungen.
  (*Geburtsvorbereitung nach Dick-Read*).

⇨ Was bedeutet Atmung für dich in der Geburtsvorbereitung?

- Wenn für dich in der Geburtsvorbereitung Atmung wichtig ist, in welcher Form? Die einen sprechen von Atemübungen, die anderen von Atemtechnik … Atemtherapie … Atemrhythmen … Atemfluß … Jedes Wort löst eine andere Assoziation aus.
  Welches Wort benützt du?
  Was bedeutet das Wort für dich?
  Bist du sicher, daß das Wort, das du im Kurs benutzt, das ausdrückt, was du tatsächlich vermittelst?
  Was willst du in deinem Kurs mit der Atmung erreichen?

- Vervollständige diesen Satz:
  Das Ziel der (setze hier dein Wort für Atmung ein) .... in der Geburtsvorbereitung
  ist (ergänze mit deinem Ziel) ....

Es ist wichtig, daß du dir klar bist, was du mit der Atmung im Kurs erreichen willst. Daraus ergeben sich Aufbau und Art der Übungen, die du anbieten willst.

Überprüfe deshalb deine Inhalte daraufhin, ob sie wirklich deinen Zielen entsprechen.

Oft lese ich Kurskonzepte, in denen einerseits davon gesprochen wird, daß der Körper von selbst richtig atmet, andererseits jedoch Atemübungen angeboten werden, die keinen Freiraum, kein individuelles Atmen zulassen.

Verschiedene Arten, das Atmen während der Geburt zu benützen

1. Indem wir uns so auf den Atem konzentrieren, daß keine Gedanken für eventuellen Schmerz frei sind (*Lamaze*).
2. Indem wir uns optimal mit Sauerstoff versorgen, so daß unser Körper unblockiert (schmerzarm) gebären kann (*Read*).
3. Indem wir uns mit dem Atem durch einen meditativen Rhythmus in eine Art Trance versetzen, mit dem Geburtsgeschehen mitschwingen, anstatt uns dagegen zu wehren (*Rebirthing*).

Zu 1: Wir können uns auf den Atem konzentrieren, indem wir uns mit einem komplizierten Atemmuster beschäftigen (*Lamaze*).
Oder wir können uns auf den Atem konzentrieren, indem wir uns total darauf einlassen, uns darauf einstimmen und meditativ konzentriert bleiben (meine Variante).

Zu 2: Wir können uns optimal mit Sauerstoff versorgen, indem wir gewisse Regeln einhalten, die uns vorgegeben wurden (*Read*).
Oder wir können uns optimal mit Sauerstoff versorgen, indem wir uns total auf unseren Körper einlassen, mitschwingen, unserem Körper vertrauen, nachgeben, atmen lassen (meine Variante).

Zu 3: Wir können uns mit dem Atem in eine Art Trance versetzen, die uns eventuell unserem Körper (außerkörperliche Erfahrung, z.B. in der Übergangsphase durch Hyperventilation ausgelöst) und dem Geburtsgeschehen entfremdet (*Re-Birthing*).
Oder wir können uns mit dem Atem in eine Art Trance versetzen, die uns eins sein läßt mit unserem Körper, d.h. »Körper sein, Atem sein, Gebärmutter sein«, anstatt »Kopf« oder »Ich« sein. Hingabe statt Kontrolle (meine Variante).

Wem Hingabe nicht liegt, der wird eher einen Lamaze-Kurs durchführen/besuchen und eine Atmung anbieten/erlernen, die Schmerz und Emotionen kontrollieren hilft. Obwohl ich persönlich damit nichts anfangen kann, finde ich es gut, daß es klassische Lamaze-Kurse gibt, denn viele Frauen suchen und brauchen genau das. Oder meinen sie, es zu brauchen? Ich bin mir da selbst nicht ganz sicher.

Aber ich weiß, daß mir auch in meinen Kursen immer wieder Frauen begegnen, denen es – zunächst – lieber ist, strikte Regeln und Atemtechniken zu erlernen. Ich kann da nicht erwarten, daß diese Frauen plötzlich meine Sichtweise übernehmen können und wollen. Ich komme dann entgegen. Wir beginnen mit Regeln und Mustern und sehen dann allmählich, wieviel davon wir bis zum Ende des Kurses aufgeben, loslassen können.

Ob sich jemand hingeben kann oder Kontrolle bewahren will/muß, hängt allerdings nicht nur von der Persönlichkeit, sondern auch von den äußeren Umständen ab:

- Wenn die Gebärende sich in einer streßfreien, angenehmen Umgebung befindet (Krankenhaus oder zuhause), wird es ihr leichter fallen, sich völlig auf ihren Körper einzulassen.
- In einer Geburtssituation, in der von außen Druck und Störung kommen, sei es durch das Verhalten der Geburtshelfer oder durch medizinisch-technische Überwachung, kann es sehr wohl sein, daß die Gebärende sich an Atemregeln/-techniken halten will/muß, um in Kontrolle zu bleiben. In einer streßfreien Situation hingegen atmet der Körper von selbst richtig und bedarf keiner Muster oder Techniken.

Was ist eine »richtige« Atmung?

Für mich ist das eine Atmung, in der wir uns selbst, die Gebärmutter und das Kind optimal mit Sauerstoff versorgen; eine Atmung, die natürlich fließt, für die wir uns nicht anstrengen müssen, weder mit dem Kopf (um uns eine Atemtechnik zu merken) noch mit dem Körper (um eine Atmung durchzuhalten, die nicht von selbst geschieht).

Wie erreichen wir eine solche Atmung, die sich auch durch Angst und Schmerz nicht stören läßt?

1. Den eigenen Atemrhythmus kennenlernen – darauf baut alles auf.
2. Versuchen und eventuell üben, den eigenen Atem in seinem individuellen Rhythmus frei fließen zu lassen.
3. Kritische Aspekte unseres Atems beachten und eventuell korrigieren:

Nach dem Einatmen keine Atempause, sondern die Luft bewußt ausströmen lassen (sonst bei Schmerz Tendenz zum Luftanhalten, was verminderte Sauerstoffzufuhr bewirkt).

Nach dem Ausatmen nicht zusätzlich nachschieben, sonst werden die Bauchmuskeln angespannt (Bauchdecke sollte aber während der Geburt möglichst entspannt sein) und das Grundgemisch, das in der Lunge bleiben muß, wird mit hinausgedrückt (führt zu Hyperventilation).

Beim Einatmen die Luft frei einströmen lassen, die Luft nicht einsaugen (sonst Tendenz, während der Wehen nach Luft zu »schnappen«, was zur Panik führen und Hyperventilation hervorrufen kann.)

4. Das Ausatmen bewußt als Entspannungshilfe einsetzen, indem wir mit jedem Ausatmen loslassen, Kraft ausdrücken, »Dampf ablassen«, Spannung verströmen lassen.

5. Mit jedem Ausatmen bewußt Raum schaffen in uns für neue Energie, für frischen Sauerstoff.

   (Wir könnten noch so sehr versuchen, die Lunge »vollzupacken«; wenn wir vorher nicht »Platz geschaffen« haben, paßt nicht viel hinein.)

Diese Art, individuell, frei fließend und richtig zu atmen, wirkt während der Geburt in zweifacher Weise schmerzlindernd: Erstens werden die Gebärmuttermuskeln gut mit Sauerstoff versorgt, sie ermüden daher weniger schnell, wodurch ein geringerer Schmerz ausgelöst wird. Zweitens dient die Atmung gleichzeitig auch dazu, einer zusätzlichen Verspannung in anderen Körperteilen (wie Bauchdecke, Schultern, Po usw.) entgegenzuwirken. So wird unnötige Anspannung aufgelöst, wodurch der Schmerz ebenfalls geringer ist.

Die Übungen auf Seite 120-132 helfen dazu, eine solche Atmung im Kurs zu entwickeln. Das Übungsprogramm auf Seite 133-144 ist ein Modell, wie in einem Geburtsvorbereitungskurs dieses Thema aufeinander aufbauend behandelt werden kann.

○ Atemwahrnehmung I: Veränderungen wahrnehmen
(Übung im Sitzen oder Liegen)

Setzt oder legt euch bequem hin, was euch lieber ist, verändert eure Position noch ein bißchen, bis ihr euch ganz wohl fühlt, so wie ihr sitzt oder liegt … Laßt euch Zeit …
Und nun konzentriert euch einmal ganz auf euren Atem. Spürt eurem Atemfluß nach. … Wie leicht und frei fließt euer Atem? Habt ihr das Gefühl, daß ihr nachhelft beim Ein- oder Ausatmen? … Gebt eurem Atem all eure Zuwendung und Aufmerksamkeit. Öffnet euch beim Einatmen und laßt ganz los mit dem Ausatmen. Wenn andere Gedanken in euch auftauchen, nehmt sie wahr und laßt sie mit dem nächsten Ausatmen los. … Nur euer Atem ist wichtig.

Nehmt wahr, in welchen Körperteilen ihr euren Atem spürt. Was bewegt sich in euch mit jedem Atemzug? Spürt diesen Atemschwingungen in euch nach.

Nun experimentiert ein bißchen mit eurem Atem: atmet für eine Weile etwas schneller und flacher und spürt nach, was sich verändert. ... Wie fühlt sich dieser Atem an? ... Wo in eurem Körper nehmt ihr seine Schwingungen wahr?

Nun atmet noch schneller und noch leichter, ganz flach, ganz leicht. Spürt auch diesen Atemschwingungen in euch nach.

Dann laßt eure eigene Atemgeschwindigkeit wieder einpendeln.

Wenn euch dabei etwas schwindelig wurde, formt mit euren Händen eine Schale über Mund und Nase und atmet ein paar Mal diese sauerstoffarme Luft ein.

Versucht nun, euren Atemfluß langsam werden zu lassen, etwas tiefer und etwas länger. ... Spürt den Atemschwingungen nach und versucht, mit jedem Atemzug weiter und weiter in euren Körper vorzudringen.

Experimentiert damit: wieviel müßt ihr nachhelfen beim Ein- oder Ausatmen, um euren Atemfluß tiefer und langsamer werden zu lassen?

Probiert immer mal wieder zwischendurch aus, was geschieht, wenn ihr weder aktiv Luft einzieht noch beim Ausatmen mit den Bauchmuskeln nachschiebt.

Versucht Brustkorb und Bauchdecke mit eurem Atem maximal zu weiten. Und spürt nach, welche Weite ihr mit und ohne Anstrengung erreicht.

Dann laßt euren Atem wieder auf die Intensität und Geschwindigkeit einpendeln, die von sich aus geschieht, die ihr geschehen lassen könnt, ohne nachzuhelfen.

Verändert eure Position ein bißchen, ... streckt und räkelt euch, gähnt und seufzt ... und kommt zurück in die Gruppe.

Hat sich in eurem Körper etwas verändert, wenn ihr bewußt euren Atemrhythmus verändert habt? Was?

Hat sich im Verlauf der Übung euer ursprünglicher Atemrhythmus verändert? Inwiefern?

Dauer der Übung: 7 Minuten.

○ Atemwahrnehmung II: Atemmuster »sehen«
  (Übung im Sitzen oder Liegen)

Setzt oder legt euch bequem hin, was euch lieber ist. Verändert eure Position noch ein bißchen, bis ihr euch ganz wohl fühlt, so wie ihr sitzt oder liegt. ... Laßt euch Zeit dabei. ...

Nun konzentriert euch ganz auf euren Atem und spürt eurem Atemfluß nach. ... Laßt in euren Gedanken eine grafische Darstellung eures Atems entstehen und atmet an diesen Kurven entlang.

121

Wie seht ihr euren Atem? ... Als Wellenbewegung, als Zickzackkurve, als endlosen Kreis? ... Experimentiert ein bißchen mit eurem Atem und verändert die Kurven entsprechend, oder stellt euch eine andere Kurve vor und versucht, dieser Darstellung entsprechend zu atmen. ... Laßt euch Zeit.

Probiert verschiedene Atemmuster aus und spürt dabei nach, welche euch zusagen und welche euch widerstreben. Spürt nach, welche Muster frei fließen und bei welchen ihr euch anstrengen müßt.

Dann laßt euren Atem wieder auf den Rhythmus einpendeln, der von selbst kommen will, ganz ohne euer Zutun, und laßt in euch die passende grafische Darstellung entstehen.

Nun dehnt, streckt und räkelt euch, ... und kommt zurück in die Gruppe. Zeichnet die Kurve.

Dauer der Übung: 7 Minuten.

○ Atemwahrnehmung III: Atemrhythmen
(Übung im Sitzen oder Liegen)

Setzt oder legt euch bequem hin, was euch lieber ist. Verändert die Position so, daß ihr euch ganz wohl fühlt, so wie ihr sitzt oder liegt. ... Laßt euch Zeit. ...

Nun konzentriert euch ganz auf euren Atem. Spürt eurem Atemfluß nach. ... Folgt den Bewegungen eures Körpers beim Ein- und Ausatmen und beobachtet, was in euch in dem Moment geschieht, wenn ihr weder ein- noch ausatmet. ... Entsteht eine Pause nach dem Ein- oder Ausatmen oder gehen Ein- und Ausatmung fließend ineinander über?

Experimentiert ein bißchen mit eurer Atmung: laßt Pausen nach dem Einatmen entstehen, probiert verschieden lange Pausen aus. ... Wie fühlen sich die Pausen nach dem Einatmen an? ... Was geschieht in eurem Körper? Wie lange könnt ihr die Pause halten, ohne euch unwohl zu fühlen? Experimentiert nun mit den Pausen nach dem Ausatmen: Wie fühlen diese sich an? Was geschieht dabei in eurem Körper? Wie lange könnt ihr die Pause halten, ohne euch unwohl zu fühlen? Was geschieht, wenn ihr die Pausen zu lang haltet?

Dann laßt euren Atem wieder auf den Rhythmus einpendeln, der in euch von selbst fließt.

Wenn euch etwas schwindelig wurde, bildet eine Schale mit euren Händen, bedeckt den Mund und die Nase und atmet die sauerstoffarme Luft ein.

Laßt euren Atem ganz ohne Anstrengung fließen. Spürt dem Atemfluß nach und versucht dann einmal, völlig ohne Pausen zu atmen. Stellt euch einen Kreis oder eine Wellenlinie vor, an der entlang ihr atmet, ein fließender Übergang von Ein- und Ausatmen. ... Vielleicht hilft euch auch das Bild von den Wellen am Strand, ein pausenloses Kommen und Gehen. ... Versucht, das in euch zuzulassen.

Wenn es euch zu schnell wird, atmet langsamer, findet eure eigene Geschwindigkeit. Wenn ihr zuviel Sauerstoff einatmet, reguliert die Intensität.

Atmet so leicht oder so tief, wie es euer Körper braucht, so langsam und so leicht, ein und aus, ohne Pause. … Bleibt ganz konzentriert dabei und reguliert Geschwindigkeit und Intensität, wie es euren Bedürfnissen entspricht.

Nun erlaubt eurem Atem, sich zu verändern. … Legt wieder Pausen ein, wenn euer Körper das braucht.

Laßt dann wieder euren eigenen Atemrhythmus fließen.

Und räkelt, dehnt und streckt euch, … und kommt zurück in die Gruppe.

- Wie erging es euch?
- Was habt ihr beobachtet?
- Wie fühlt ihr euch jetzt?

Dauer der Übung: 7 – 10 Minuten.

○ Atemwahrnehmung IV: Atembeobachtung im Gehen
(Übung im Gehen)

- Teilnehmer gehen im Kreis, Atem soll sich einpendeln.
- Auf den Außenkanten der Fußsohlen gehen, Veränderung des Atems wahrnehmen.
- Auf den Innenkanten der Fußsohlen gehen, Veränderung des Atems wahrnehmen.
- Auf den Fersen gehen, Veränderung des Atems wahrnehmen.
- Auf den Zehenspitzen gehen, Veränderung des Atems wahrnehmen.
- In der Hocke umhergehen, Veränderung des Atems wahrnehmen.

Die Teilnehmer sollten in jeder Variation mindestens einmal, in kleinen Räumen zweimal, im Kreis gehen.

Mit jeder neuen Vorgabe nach einigen Schritten zur Wahrnehmung auffordern, ob und was sich an ihrem Atem verändert.

Die Reihenfolge der Variationen ist so angelegt, daß sich der Streß der Übung allmählich steigert.

Dauer der Übung: 5 Minuten.

❍ Atemwahrnehmung V: Beobachtung in drei Varianten
(Übung im Sitzen)

- Jede(r) sitzt ruhig und entspannt (evtl. kurze Entspannungshilfe geben) und beobachtet seine eigene Atmung:
- *Atemrhythmus:*
Zeitdauer, Zeitabstand und Zeitverhältnis von Ein- und Ausatmung beobachten (… wie lange ist ein Atemzug, besteht eine Ruhepause zwischen Ein- und Ausatmung, ist die Einatmung oder die Ausatmung länger?).
- *Atembewegungen:*
Wo in unserem Körper spüren wir die Atembewegungen? Die Hände dahin legen, wo die Bewegung am stärksten wird.
- *Atemfluß:*
Wird die Luft eher aktiv eingesogen bzw. ausgeschoben oder fließt sie frei hin und her? Wird beim Einatmen oder Ausatmen nachgeholfen?

Dauer der Übung: 3 Minuten.

❍ Atemwahrnehmung VI: Entspanntes Atmen
(Übung im Sitzen)

Jede(r) sitzt entspannt und ruhig und versucht, den Atem frei fließen zu lassen, also weder nachzuschieben noch die Luft einzusaugen.
Beobachtung des Atemrhythmus und der Atemtiefe. Hände dahin legen, wo jetzt die Bewegungen am stärksten wahrgenommen werden.

Dauer der Übung: 3 Minuten.

❍ Atemwahrnehmung VII: Atemzüge zählen
(Gruppenübung im Sitzen)

Gib eine Minute vor und bitte die Teilnehmer, in diesem Zeitraum die Zahl ihrer eigenen Atemzüge zu zählen.
Austausch in der ganzen Gruppe über diese Beobachtungen.

Dauer der Übung: 1 Minute.

❍ Atemwahrnehmung VIII: Entspanntes Atmen mit Partnerbeobachtung
(Paarübung im Sitzen oder Liegen)

Teile zwei verschiedene Zettel aus und bitte die Teilnehmer, sich den Inhalt gegenseitig nicht zu zeigen.

Anleitung A an die Frauen: Wähle eine bequeme Position, sitzend oder liegend, und entspanne dich für ein paar Minuten, so gut du kannst. Verändere dabei deine Position so oft du willst, bis sie wirklich bequem ist und du entspannt bist.

Anleitung B an die Partner: Beobachte für die nächsten Minuten die Atmung deiner Partnerin: Wie viele Atemzüge pro Minute? Ist die Betonung auf dem Aus- oder Einatmen? Atmet sie hauptsächlich durch Mund oder Nase? Was bewegt sich beim Ein- und Ausatmen?

Austausch in der ganzen Gruppe über diese Beobachtungen.

Dauer der Übung: 3 Minuten.

❍ Atemwahrnehmung IX: Atmen mit Betonung durch die Stimme
(Übung im Sitzen)

Wir üben, betont auszuatmen, ohne dabei nachzuschieben, und den Einatem einströmen zu lassen, ohne dabei die Luft einzusaugen. Wir üben dies in einer tief entspannten Bauchatmung.

- Sitzposition: auf einem Stuhl (rückwärts) gegrätscht, über eine Rückenstütze gelehnt, oder auf dem Boden im Schneidersitz (Po leicht durch eine Decke oder durch ein Kissen erhöht).
- Bauch soll frei hängen können, ohne daß ein Hohlkreuz entsteht.
- Haltung überprüfen, eventuell verändern, ausatmen und loslassen.
- Füße oder Beindreieck fest auf dem Boden ruhend spüren.
- Tief durchatmen:
  Wir erspüren dabei, wie die Luft beim Einatmen den Rücken entlang streicht;
  nach vorne ausatmen;
  beim Einatmen zulassen, daß sich der Rücken weitet und weit wird;
  beim Ausatmen zulassen, daß sich der Bauch entspannt (nur so weit ausatmen, wie die Bauchdecke entspannt ist; das Ausatmen beenden wir, ehe mit den Bauchmuskeln nachgeholfen wird);
  Hände auf den Bauch legen und nachspüren, wie sich der Bauch beim Ausatmen weitet.
- Mit dem Atem einen Kreis beschreiben. Beim Einatmen den Rücken weit und beim Ausatmen den Bauch weit werden lassen.

Ergänzende Hinweise:
Beim Ausatmen einen Ton zulassen ... seinen eigenen Ton finden: stöhnen, seufzen ... aber nur so lange, wie die Bauchdecke sich nicht anspannt.
Haa... Hoo... huu... haoum..., in verschiedenen Tonlagen ausprobieren. Offene Laute (a, o, u) helfen dem Körper als Ganzes, sich zu öffnen.

Dauer der Übung: 5 Minuten.

○ Atemwahrnehmung X: Tonsingen
(Übung im Sitzen)

Die Gruppe sitzt in vorhin beschriebener Position (so, daß der Bauch sich weiten kann, siehe »Atemwahrnehmung IX«, S. 125).
Der Reihe nach gibt jede(r) Teilnehmer/in mit dem Ausatmen einen Ton vor, und die Gruppe stimmt genau in diesen Ton mit ein. Mit dem nächsten Ausatmen gibt dieselbe Person denselben Ton nochmals vor, und diesmal finden die anderen Teilnehmer jeweils ihren eigenen Ton, der dazu paßt, vielleicht etwas höher oder tiefer gelegen, in den Lauten »ooh«, »uuh« oder »aah« ... usw. Die Gruppe kreiert so einen Klang von ganz verschiedenen Tönen, der sich an der Vorgabe des Tones von einer bestimmten Person orientiert.
Alle atmen ein, mit dem nächsten Ausatmen gibt die nächstsitzende Person in der Runde ihren Ton vor, usw.

Tips und Gedanken zum Tonsingen:
- Gib als Kursleiterin zunächst zweimal einen Ton vor und laß die Gruppe deinen Ton mitsingen bzw. beim zweiten Mal variieren.
  Überprüfe, ob die Gruppe die Übung verstanden hat, es ist sehr störend, wenn zwischen den Tönen die Rückfragen kommen.
  Vereinbart eindeutig: ob sich der Kreis nach links oder nach rechts »fortbewegt«, so daß jede(r) weiß, wann sie/er an der Reihe ist, einen Ton vorzugeben.
- Vielen Teilnehmern fällt es leichter, öffentlich einen Ton wiederzugeben, wenn dies als »Singen« und nicht als »Stöhnen« bezeichnet wird.
- Alle Teilnehmer haben die Gelegenheit, ihren eigenen Ton zu finden, indem sie Töne nachmachen, die nicht ursprünglich von ihnen kommen, aber auch, indem sie die vorgegebenen Töne der anderen immer wieder variieren können.

- Jede(r) Teilnehmer/in kann so laut oder leise den Ton vorgeben bzw. mitmachen, wie er/sie will. In der Regel ist ein zweiter Durchgang unmittelbar danach oder in der nächsten Sitzung sehr gut, da sich die meisten dann mehr Ton zutrauen.
- Disharmonie ist in Ordnung. Wenn 10 verschiedene Menschen spontan einen Ton variieren, klingt das nicht immer harmonisch. Wichtig dabei ist, daß jede(r) Teilnehmer(in), wenn er/sie Disharmonie hört, zu seinem/ihrem Ton »steht«, d.h. eher lauter als leiser wird. Eine gute Übung, sich gegen äußere Disharmonie zu behaupten, den eigenen Ton durchzusetzen.
- Auch bei dieser Übung darauf achten, daß beim Töne-machen (Ausatmen) nicht nachgeschoben wird (eventuell Hand auf die Bauchdecke legen und nachspüren). Es ist nicht wichtig, den Ton möglichst lange zu halten, sondern mit verschiedenen Tönen zu experimentieren.
- Die Teilnehmer sollen sich darin üben, offene und tiefe Töne von sich zu geben; zu leicht entstehen bei Angst und Schmerz hohe, gepreßte, wimmernde Töne, mit denen man sich nicht entspannt, sondern anspannt.
- Wirkungsvoll ist, wenn du als Kursleiterin den Unterschied der verschiedenen Töne »falsch« oder »richtig« vormachen kannst.
- In manchen Gruppen ist es notwendig, immer wieder zwischendurch – ohne die Übung zu unterbrechen – dazu aufzufordern, mehr Laute zuzulassen und mit offenem Mund zu »tönen«.

Variation:
Findet als Gruppe einen gemeinsamen Atemrhythmus, eventuell durch vorgegebene Handzeichen. Beginnt dann, mit dem Ausatmen jeweils einen Ton zuzulassen. Ermuntert zuvor, mit verschiedenen Tiefen, Höhen und Lauten zu experimentieren. Auch hierbei gilt es, Disharmonie zuzulassen.
Wenn du kannst, nimm Geburtsgeräusche (spontane Atemrhythmen, Schreie, Stöhnen, Seufzen, Singen, »Ohne-Sinn-reden« usw.) auf Tonband auf. Wenn die Kursteilnehmer sich dies mit geschlossenen Augen anhören, erfahren sie oft mehr über die Wirklichkeit einer Geburt und über ihre eigenen Gefühle als beim Betrachten von Dias oder Filmen.

Dauer der Übung: 5 – 10 Minuten.

○ Atemwahrnehmung XI: Atemstufen (A)
(Partnerübung im Sitzen)

- *Der Mann* sitzt an eine Wand gelehnt, bequem mit Kissen (am Boden). Die Frau sitzt in seinem Schoß und lehnt sich an ihn zurück. Er umfängt sie mit den Armen und legt die Hände auf ihren Bauch (seitlich, unterhalb des Nabels).
  Die Frau versucht, mit ihrem Atem die Hände zu erreichen, so daß er ihre Atembewegungen unter seinen Händen spürt.
  Beide achten auf den Atemrhythmus, den die Frau dabei hat.
- *Der Mann* legt dann die Hände seitlich an den Brustkorb (Flanken).
  Die Frau versucht, mit ihrem Atem die Hände zu erreichen, so daß er ihre Atembewegungen unter seinen Händen spürt.
  Beide vergleichen den Atemrhythmus: vorher – jetzt?
- *Der Mann* legt seine Hände zwischen Brust und Schlüsselbein (obere Lungenspitze).
  Die Frau versucht wiederum, mit ihrem Atem die Hände zu erreichen, so daß er ihre Atembewegungen unter seinen Händen spürt.
  Beide vergleichen den Atemrhythmus: vorher – jetzt?
- *Der Mann* legt die Hände wieder seitlich an den Brustkorb usw.
  Die Frau läßt ihren Atem wieder nach unten wandern … und mit tiefer Bauchatmung abschließen.

Wenn es Frauen gibt, die gerne tiefer atmen würden, aber den Bauch nicht »erreichen«, dann tiefe, entspannte Atmung mit Tönen empfehlen oder Abwandlungen dieser Partnerübung versuchen.

Dauer der Übung: 5 – 7 Minuten.

○ Atemwahrnehmung XII: Atemstufen (B)
(Partnerübung im Sitzen)

- *Der Mann* sitzt hinter der Frau, so daß er bequem ihren Rücken erreichen kann (beide auf dem Boden oder auf Stühlen, Frau über Rückenlehne gebeugt).
- *Der Mann* legt beide Hände in die Taille (Nierengegend). *Sie* versucht, mit ihrem Atem die Hände zu erreichen. *Beide* achten auf den Atemrhythmus, den die Frau dabei hat.
- *Der Mann* legt die Hände seitlich auf den Brustkorb (Flanken). *Sie* versucht, mit ihrem Atem die Hände zu erreichen. *Beide* vergleichen den Atemrhythmus: vorher – jetzt?

- *Der Mann* legt beide Hände vorne unterhalb des Schlüsselbeins (er umfaßt sie dazu mit den Armen, ohne Druck auszuüben). *Sie* versucht, mit ihrem Atem die Hände zu erreichen. *Beide* vergleichen den Atemrhythmus: vorher – jetzt?
- Wieder nach unten wandern und mit tiefer Bauchatmung abschließen.

Dauer der Übung: 5 – 7 Minuten.

○ **Atemwahrnehmung XIII: Atemstufen (C)**
   (Partnerübung im Sitzen oder Liegen)

- *Die Frau* sitzt oder liegt bequem und entspannt. Den Atem frei fließen lassen.
   Der Mann beobachtet Atemtiefe und -bewegung und legt die Hände dort auf, wo er die Bewegung am stärksten spürt. Nach einigen Atembewegungen legt er seine Hand einige Zentimeter tiefer (auf den Brustkorb, Rücken oder Bauch, je nachdem, wohin seine Partnerin atmete).
- *Die Frau* versucht, den Atem in die neu bezeichnete Stelle fließen zu lassen.
   Der Mann beobachtet: fließt der Atem nach wie vor frei? Wenn dies zutrifft, kann er versuchen, seine Hände nochmals einige Zentimeter weiter unten aufzulegen. Wenn er wahrnimmt, daß seine Partnerin Luft einsaugen oder nachschieben muß, um seine Hände zu erreichen, legt er sie wieder etwas weiter nach oben.

Dauer der Übung: 5 Minuten.

○ **Atemwahrnehmung XIV: Spreizübung an der Wand**
   (Wehensimulation im Liegen)

- Finde ein freies Stück Wand (ohne Möbel, Heizung o.ä.).
   Lege dich mit deinem Po direkt an die Wand, flach auf den Rücken, die Beine nach oben gestreckt. Laß die Zehen zu deinem Gesicht hin zeigen, strecke also die Fersen, nicht die Zehen nach oben.
- Laß die Beine auseinanderfallen, so daß die gestreckten Beine an der Wand bleiben. Denk daran, daß die Zehen zu dir hin zeigen.
   Es ist nicht so wichtig, daß deine Beine möglichst weit auseinanderfallen, sondern daß sie gestreckt sind.

- Du wirst wahrscheinlich eine starke Spannung in deinen Schenkelinnenseiten fühlen: Versuche, dich nicht dagegen zu wehren. Laß es zu. Atme. Finde den Geschwindigkeitsrhythmus, der dir am besten hilft, mit dieser Anspannung klar zu kommen. Betrachte es als Vorbereitung auf die Kontraktionen.
- Bleib zehn Sekunden lang in dieser Stellung. Dann laß die Knie einknicken und entspanne dich für kurze Zeit auf dem Boden liegend, mit angezogenen Beinen. Es tut dem Rücken gut, wenn die ganze Wirbelsäule auf dem Boden ruht.
- Leg deine Arme ausgestreckt hinter deinen Kopf. Das weitet den Brustkorb und hilft dir beim Atmen.
- Nach zwei Minuten Ruhepause: Strecke deine Beine wieder hoch und laß sie wieder auseinandersinken. Dieses Mal etwas länger – und du wirst sehen, daß sie von ihrer eigenen Schwerkraft weiter und weiter auseinanderfallen.
- Verlängere allmählich die Zeit, in der du sie ausgestreckt und gespreizt hast, bis du 1 1/2 Minuten damit klarkommst und durchatmen kannst. Ausatmen, sich darauf einlassen. …
- In Embryostellung eingerollt die Übung ausklingen lassen, ehe du wieder aufstehst.

Dauer der Übung: 3 – 5 Minuten.

○ **Atemwahrnehmung XV: Reiterstand**
   (Wehensimulation im Stehen)

Sich in den Schmerz einlassen – atmen – mitschwingen.
- Stehen, Beine schulterbreit gespreizt.
- In die Knie gehen, Fußsohlen bleiben fest auf dem Boden.
  Weiter in die Knie gehen, bis die Spannung in den Oberschenkeln sehr unangenehm ist. Nicht nach vorne lehnen, Rücken soll aufrecht sein, Spannung aushalten.
- Beatmen – nicht dagegen ankämpfen. Sich in den Schmerz einlassen, den eigenen Atemrhythmus finden.
- Mit dem Becken kreisen – mitschwingen.
- Zum Schluß der Übung die Beine wieder strecken, bewegen, lockern. 2 mal tief durchatmen, Spannung auslassen.

Eine etwas schwierigere/schmerzhaftere Variante des Reiterstandes wird erreicht, indem die TeilnehmerInnen zunächst in die Hocke, dann aus der Hocke in den Reiterstand gehen.

Dauer der Übung: ca. 1 1/2 Minuten.

130

○ Atemwahrnehmung XVI: Atemrhythmen erproben
   (Partnerübung im Sitzen)

- Der Mann sitzt auf einem Stuhl, die Frau kniet vor ihm und legt ihren Oberkörper in seinen Schoß (auf runden Rücken achten, weiche Unterlage unter den Knien, Becken sollte in dieser Position beweglich sein). Der Mann umschließt sie mit den Armen, so wie er am meisten von ihr fühlt, ohne sie zu beengen.
- Die Frau probiert alle Atemrhythmen aus, die ihr einfallen, in unregelmäßiger Reihenfolge und Dauer. Der Mann versucht, seinen Rhythmus jeweils auf ihren Atem abzustimmen, so daß sie gemeinsam atmen, die Frau jedoch »führt«.
- Wechsel: Der Mann führt, die Frau stimmt sich auf seinen Atemrhythmus ein.

Anmerkung:
Diese Übung ist auch in folgender Position möglich: Der Mann sitzt an eine Wand gelehnt am Boden, bequem mit Kissen abgestützt. Die Frau sitzt in seinem Schoß und lehnt sich an ihn zurück.

Ziel dieser Übung:
Einstimmung auf den Partner.
Erspüren, welcher Atem am leichtesten fließt. Was kommt natürlich, was ist anstrengend?

Dauer der Übung: 5 Minuten (2 Minuten pro Person).

○ Atemwahrnehmung XVII: Reiterstand mit Tönen
   (Wehensimulation als Partnerübung, im Stehen)

- Jedes Paar findet einen guten Abstand zueinander, hält sich an den Händen und geht gemeinsam – sich gegenseitig haltend – in die Hocke. Eventuell nochmals hochkommen und einen besseren Abstand zueinander finden, bis sich beide in der Hockstellung wohl fühlen. Sie sollen sich zwar an den Händen halten, aber nicht aneinander hängen. Jeder hat seinen eigenen festen Stand!
  Einen gemeinsamen, langen, tiefen Atemrhythmus finden.
- Wehensimulation beginnt:
  Beide kommen – sich gegenseitig haltend – aus der Hockstellung in eine halbsitzend/halbstehende Position (Reiterstand), und beginnen, sich gegenseitig Töne vorzugeben (wie beim Tonsingen).

- A gibt zweimal denselben Ton vor. B stimmt beim ersten Mal mit ein und variiert beim zweiten Mal.

  B gibt zweimal denselben (einen anderen) Ton vor... usw. Dabei Blickkontakt halten, den Streß, die Spannung, den Schmerz mit dem Ton rauslassen. Sich ganz auf den Partner, seinen/ihren Ton und den eigenen Ton konzentrieren, unabhängig davon, was sonst im Raum geschieht.
- Dauer der Wehensimulation: 1 1/2 Minuten.
- Dann kommen beide zurück in den Stand, Beine lockern, entspannen.

Alternative:

A und B atmen abwechselnd. A stöhnt/tönt, während B einatmet.

B stöhnt/tönt, während A einatmet usw. Eine Atemschaukel entstehen lassen.

Dauer der Übung: 2 – 3 Minuten.

❍ Atemwahrnehmung XVIII: »Kitzeln«
   (Wehensimulation als Paarübung, in verschiedenen Positionen)

- Die Frau nimmt eine Position ein, die ihr für eine Wehe gut vorkommt (sitzend, Seitenlage, auf allen Vieren, vornübergelehnt ...) und überprüft ihre Position. Ausatmen und entspannen.
- Sie konzentriert sich auf eine tiefe, entspannte Atmung und bleibt ganz bei sich und ihrer Entspannung. Der Mann beginnt sie zu kitzeln und setzt ihr dadurch eine irritierende Stimulation (= Wehe). Die Frau versucht, sich mit ihrer Atmung weiterhin zu konzentrieren und ihre Entspannung beizubehalten. Sie erprobt verschiedene Atemrhythmen, um zu spüren, welche ihr am meisten helfen, und läßt sich nicht ablenken.
- Nach einer Minute: Nachlassen des Kitzelns. Ende der simulierten Wehe. Die Frau atmet zweimal tief durch, läßt los, was sich an Spannung angesammelt hat ... bewegt sich ... verändert ihre Position.

Ziel dieser Übung:

Sich auf Entspannung konzentrieren, bei sich selbst bleiben.

Dauer der Übung: ca. 1 1/2 Minuten.

Atembeobachtung und Atemregulierung
(Ein Übungsprogramm in sieben Einheiten)

1. Einheit
(*Dauer:* ca. 60 Minuten)

Atemwahrnehmung V: Beobachtung in drei Varianten
(Siehe Seite 124)

Was habe ich an meinem Atem beobachtet?
(Gruppengespräch)
In der Gruppe berichten lassen: jeder kann seine Atembeobachtung beschreiben. Kursleiterin zeichnet für jeden eine Kurve auf einen großen Bogen Papier auf, etwa so:

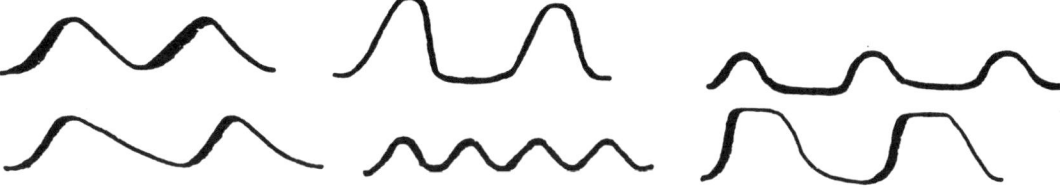

Atemwahrnehmung VI: Entspanntes Atmen
(Siehe Seite 124)

Gruppengespräch
Wenn es angemessen erscheint, wieder in der Gruppe berichten lassen und die vorher »beschriebenen« Kurven mit einer anderen Farbe »gegenzeichnen«, etwa so:

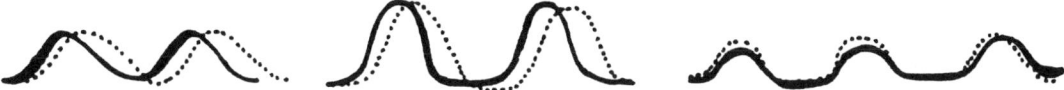

Blitzlicht
Was hat diese Übung jedem einzelnen von uns gebracht?

Atemwahrnehmung VII: Atemzüge zählen
(Siehe Seite 124)

Atemwahrnehmung VIII: Entspanntes Atmen mit Partnerbeobachtung
(Siehe Seite 125)

Ziel ist, die Vielfältigkeit der Atembedürfnisse und -rhythmen darzustellen und zu akzeptieren.

Die Fremdbeobachtung kann aufschlußreicher sein als Eigenbeobachtung, vor allem, wenn die Frau nicht weiß, daß ihre Atmung beobachtet wird. Das ungute Gefühl des Beobachtetwerdens hat ja Parallelen in der Geburtshilfe und Vorsorge. Wenn nötig, ein Gespräch darüber anschließen: kann ich mich trotzdem entspannen, bei mir selbst bleiben? Kann ich nachfragen, um Abstand bitten?

Grundinformation zur Atmung
(Siehe Seite 117-120)

Atemwahrnehmung IX: Atmen mit Betonung durch die Stimme
(Siehe Seite 125-126)

Abschluß-Feedback
Welche Beobachtungen, welche Erfahrungen hat jeder dabei gemacht?
Eventuelle Fragen dazu.

Hausaufgabe
Zuhause immer wieder den Atemrhythmus beobachten, vor allem auch in verschiedenen Situationen und nicht nur beim entspannten Sitzen. Auch beim Arbeiten, während eines Gesprächs, bei einer internen Untersuchung, beim Treppensteigen o.ä.
Sich immer wieder darauf einstellen, den Atem frei fließen zu lassen, wenn wir an uns beobachten, daß wir »nachhelfen«.

Atemwahrnehmung X: Tonsingen
(Siehe Seite 126-127)

2. Einheit
(*Dauer:* ca. 30 Minuten)

Gespräch zur Hausaufgabe
Wie ging es jedem?

Atemwahrnehmung XI: Atemstufen (A)
(Siehe Seite 128), oder:
Atemwahrnehmung XII: Atemstufen (B)
(Siehe Seite 128-129), oder:
Atemwahrnehmung XIII: Atemstufen (C)
(Siehe Seite 129)

Ziel dieser Übungen:
- Den eigenen Atemrhythmus und die eigene Atemtiefe wahrnehmen und kennenlernen. Nachspüren, was angenehm und was unangenehm ist.
- Den Partner in der Atemwahrnehmung schulen (Partner soll nicht korrigieren, sondern für sich selbst üben, das Atembedürfnis und den Rhythmus seiner Partnerin wahrzunehmen).
- Den Atem – ohne Anstrengung – tiefer fließen zu lassen.
  Bei diesen Übungen besteht die Gefahr, daß die Atmenden »lernen«, einen für sie unnatürlichen Atem zu »produzieren«, indem sie betont einatmen, um die Hände zu erreichen. Darauf aufmerksam machen, daß es nicht darum geht, ein »Klassenziel« von tiefer Atmung zu erreichen.
  In manchen Gruppen ist es günstiger, wenn zunächst die Frau die Partnerrolle übernimmt, da sie oft sensitiver ist und die Übung dadurch effektiver wird.

Blitzlicht
- Wie ging es euch bei dieser Übung?
- Wo gab es Schwierigkeiten?
- Welcher Atem floß am natürlichsten?

Hausaufgabe
Versucht zuhause, den Atem allmählich tiefer und tiefer fließen zu lassen.

3. Einheit
(*Dauer:* ca. 30 Minuten)

Gespräch zur Hausaufgabe
(Beobachtungen und Fragen)

Atemwahrnehmung XIV: Spreizübung an der Wand
(Siehe Seite 129-130), und/oder:
Atemwahrnehmung XV: Reiterstand
(Siehe Seite 130)

Informationen zum Atmen während der Wehe
Grundsätzlich soll jede einzelne Frau die Intensität und Tiefe der Atmung so zulassen, wie es ihr Körper braucht und bestimmt. Doch da wir bei Angst, Schreck, Schmerz und in ähnlichen Situationen dazu neigen, unsere Atmung zu blockieren, einige Hinweise:
- *Zu Beginn jeder Wehe = ausatmen! Sich ganz in die Wehe einlassen!*
  Wenn mit dem Einatmen begonnen würde, dann wäre die Tendenz zum Luftanhalten groß: … »Au, jetzt kommt sie«…, warten wollen, bis die Wehe vorbei ist.

Natürlich kann, wenn nötig, erst eingeatmet werden (wenn die Wehe gerade zu Ende des letzten Ausatmens beginnt), jedoch sollte die Betonung immer auf dem Ausatmen liegen.

- *Während der Wehe = Betonung auf Ausatmen!*

  Wir neigen dazu, bei erhöhtem Sauerstoffbedarf nach Luft zu schnappen und dabei zu vergessen, daß wir erst die Lunge leeren sollten, damit genügend neuer Sauerstoff Platz hat.

  Vergleich: Wir gehen auch nicht mit einem vollen Korb einkaufen. Aber die Geldbörse muß drin sein (nicht das restliche Grundgemisch hinausdrücken). Das Ausatmen ist zwar *betont, aber kürzer* als das Einatmen (umgekehrt als im Yoga).

Warum längeres Einatmen?

Weil nicht aktiv Luft eingesogen, sondern nur zugelassen wird, daß die Luft in uns hineinströmt – gerade so viel, wie unser Körper braucht (nichts obendrauf packen).

Warum kürzeres Ausatmen?

Es ist betont und intensiver. Wenn es dazu auch noch lang wäre, würde das Grundgemisch, das in der Lunge bleiben muß, mit hinausgedrückt. Dadurch hätten wir zuviel Sauerstoff, was zur Hyperventilation führt.

Falls es zur Hyperventilation kommt (Schwindelgefühl, Kribbeln bis hin zum Steifwerden der Hände): in der Gruppe darüber informieren, daß sie sich sofort helfen können, indem sie eine Papiertüte oder die eigenen Hände über den Mund stülpen und damit die ausgeatmete, sauerstoffarme Luft teilweise oder größtenteils wieder einatmen.

Die Angst, die mit der Hyperventilation einhergeht, ansprechen: etwas Unangenehmes geschieht mit meinem Körper. Muß ich sofort etwas dagegen unternehmen oder kann ich die Erscheinung zulassen und darauf warten, daß sie wieder abklingt?

In der Gruppe die Erfahrung machen lassen, daß die ruhige, frei fließende Atmung unangenehme Nebenerscheinungen der Hyperventilation auflöst oder auch verhindert. Das ist ein wichtiges Erleben, daß die Atmung, wenn sie richtig eingesetzt wird, tatsächlich hilft.

Eine leichte Hyperventilation der Schwangeren schadet dem Kind nicht. Im Gegenteil, es bekommt extra Sauerstoff. Wenn es allerdings zu Verkrampfungen (Steifwerden der Hände) kommt, können auch Spasmen in der Nabelschnur auftreten. Also immer rechtzeitig abfangen!

Laß ein solches Erproben der Toleranzgrenze zu, wenn du selbst damit Erfahrung hast und dich sicher fühlst: wieviel Unwohlsein kann ich aushalten … kann ich meinem Atem vertrauen?

- *Zum Abschluß der Wehe = zweimal tief durchatmen.*

  Beim Ausatmen seufzen, loslassen.

  Die Spannung, die sich während der Wehe angesammelt hat, loslassen.

  Mit dem zweiten Ausatmen weich werden, entspannen …, so daß keine Restspannung in die Wehenpause hineingenommen wird und der nächsten Wehe wiederum entspannt begegnet werden kann.

Atemübung mit Wehensimulation

Wiederholung der Spreizübung an der Wand und/oder des Reiterstandes. Die soeben besprochenen Regeln können angewandt und erprobt werden.

Blitzlicht
- Wie ist es jedem ergangen?
- Welche Erfahrungen wurden *jetzt* gemacht?

Hausaufgabe
In Streßsituationen im Alltag diese Regeln anwenden, so daß der Reflex entsteht: etwas Schmerzhaftes, Unangenehmes oder Anstrengendes kommt auf mich zu = betont ausatmen und ruhig den Atem frei fließen lassen.

4. Einheit
(*Dauer:* ca. 40 Minuten)

Gespräch zur letzten Hausaufgabe
Wie ging es mit der Hausaufgabe? Fragen und Beobachtungen dazu.

Vorstellen der möglichen Atemrhythmen für die Eröffnungsphase
- Jeweils mit den Händen vormachen: Einatmen = Hände nach oben bewegen; Ausatmen = Hände nach unten bewegen. Damit Rhythmus, Geschwindigkeit und Tiefe anzeigen.
- Mitatmen lassen und darauf aufmerksam machen, daß die Atmung jetzt leichter gehalten werden muß als während der Geburt, da im entspannten Sitzen nicht so viel Sauerstoff verbraucht wird (sonst Hyperventilation).

Mögliche Atemrhythmen, die die Frau während der Wehe instinktiv übernehmen kann:

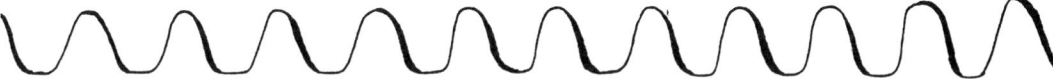

Tiefe, konstante Atmung, eventuell mit Seufzen, Stöhnen, Tönen wie aaah, oooh, uuuh, haoum … kann für die gesamte Geburt angemessen sein.

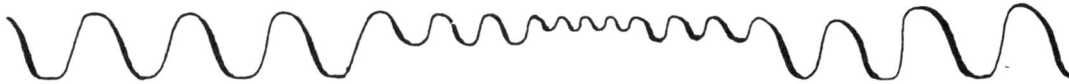

Manche Frauen finden, daß, je nach Wehenintensität, die Atmung automatisch leichter und schneller wird.

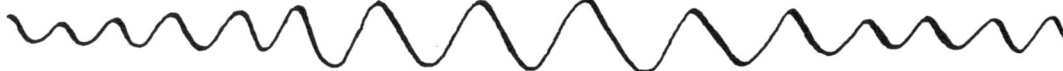

Manche Frauen finden, daß, je nach Wehenintensität, die Atmung automatisch langsamer und tiefer wird.

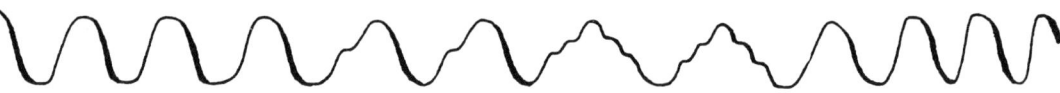

Andere wiederum bleiben in der tiefen Atmung und beschleunigen diese für einige Atemzüge zwischendurch.

Ein weiterer Rhythmus, den Frauen während der Eröffnungsphase öfter an sich beobachten und deswegen vielleicht sogar erschrecken, entspringt dem Bedürfnis, eigentlich die Luft anhalten zu wollen, aber dann doch weiterzuatmen. Dieser Rhythmus kann bewußt eingesetzt werden, wenn die Frau das Gefühl hat, sie schafft es nicht mehr, frei fließend und tief durchzuatmen.

Blitzlicht oder Gespräch
- Wie geht es mit den Atemrhythmen?
- Was fühlt sich gut an?
- Was ist nicht stimmig oder unklar?

Vorstellen der möglichen Positionen für die Eröffnungsphase
(Siehe dazu Kapitel über »Positionen«, Seite 163-164)
In jeder Position einen Rhythmus ausprobieren lassen. Jeweils 1 – 1 1/2 Minuten vorgeben. Wehenbeginn – Wehenhöhepunkt – Wehenende.
Ziel dieser Übung ist es nicht, den Rhythmus zu *lernen*, sondern *erfahren* zu haben. So wird es als etwas Vertrautes akzeptiert, wenn während der Wehe auf diese Weise spontan geatmet wird.

Atemwahrnehmung XVI: Atemrhythmen erproben
(Siehe Seite 131)

Atemwahrnehmung XIV: Spreizübung an der Wand
(Siehe Seite 129-130)
1 1/2 Minuten vorgeben. Jeder kann für sich selbst erproben, welcher Rhythmus spontan kommt und welcher am hilfreichsten ist.

Atemwahrnehmung XVII: Reiterstand mit Tönen
(Siehe Seite 131-132)

Hausaufgabe

Atemrhythmen im Alltag ausprobieren, insbesondere bei Anstrengungen (Treppensteigen) oder Schmerz.

Wichtig ist dabei, daß die Teilnehmer nicht das Gefühl haben, sie müßten die fünf Atemrhythmen üben und beherrschen lernen. In der Hausaufgabe geht es vielmehr darum, daß sie in realen Schmerz- oder Streßsituationen damit experimentieren und herausfinden, welche der Rhythmen zu ihnen passen, am natürlichsten fließen. Eventuell läßt sich in diesem Experimentieren auch eine eigene Variante finden.

5. Einheit

(*Dauer:* ca. 40 Minuten)

Gespräch zur letzten Hausaufgabe
- Wie haben die Atemrhythmen in den Alltag gepaßt?
- Was hat jeder für sich wahrgenommen?
- Gibt es noch Fragen dazu?

Vorstellen der möglichen Atemmuster für die Übergangsphase
- Jeweils mit den Händen vormachen: Einatmen = Hände nach oben bewegen; Ausatmen = Hände nach unten bewegen.
- Mitatmen lassen und wieder aufmerksam machen, daß die Atmung jetzt leichter gehalten werden muß als während der Geburt (Hyperventilation).

Wegen der überaus intensiven Wehen, in denen sich manche Frauen in der Übergangsphase wiederfinden, ist es oft schwierig, auch hier noch frei fließend zu atmen. Vor allem auch, weil oft schon ein Preßdrang da ist, der auf Wunsch der Hebamme durch ein Atemmuster unterdrückt werden soll.

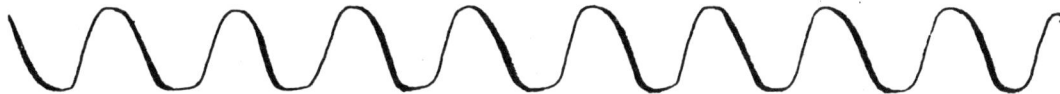

Trotzdem gibt es Frauen, die auch während dieser Phase konstant tief weiteratmen und eben noch intensiver seufzen, stöhnen und tönen.

Viele Frauen haben das Bedürfnis, während dieser Phase recht schnell und oberflächlich zu atmen. Hier zwei Rhythmen, die »im Ohr« sein sollten (Partner!):

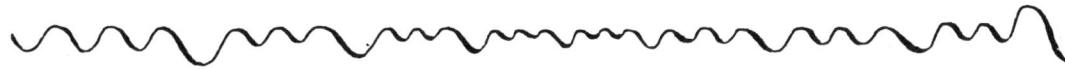

ha ha hu ha ha hu... usw.

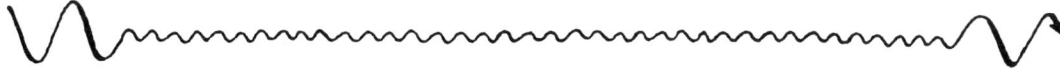

ffff ffff ffff ... usw.

Sie ermöglichen ein leichtes und schnelles Atmen, geben jedoch durch ihren Rhythmus Struktur, so daß die Gefahr der Hyperventilation vermieden wird.

Zur 2. Variation (»Geburtstagskuchen-Kerzen ausblasen«): Die Teilnehmer sollen sich einen Geburtstagskuchen mit vier Kerzen vorstellen und in der Vorstellung diese vier Kerzen ausblasen, wie man es einem Kind vormacht. Dabei werden die Kerzen aber nicht ganz aus-, sondern nur angeblasen, nämlich f-f-f-f, und das immer wieder. Der Vierer-Rhythmus entsteht allein durch das Bild der 4 Kerzen, die leichte schnelle Atmung ist durchgängig gleich.

Sehr oft finden Frauen, daß kein Atemrhythmus mehr hilft und nur ein konstantes Sprechen oder Singsang sie am (dann unbewußten und natürlichen) Atem hält. Es ist gut, sich auch auf eine solche Möglichkeit vorzubereiten und ein paar (positive) Sätze auszudenken, wie etwa: »Baby komm« oder »ich schaff's« oder »jetzt geht's« oder auch nur »ja-ja-ja…«.

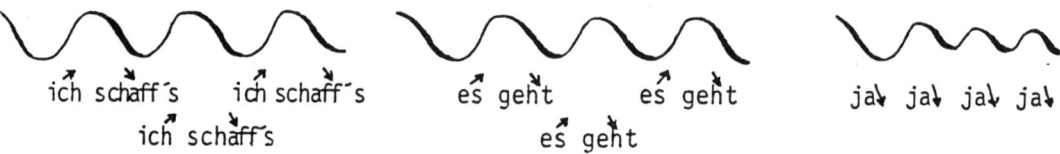

Ich erzähle an dieser Stelle immer, daß es mir half, in einer selbstgebastelten Unsinnsprache zu reden, da ich nicht sagen wollte: »Ich schaff's nicht« oder »nein, nein«. Positive Formulierungen brachte ich in diesem Moment aber auch nicht zustande. Meine Unsinnsprache konnte von niemandem, auch nicht von mir selbst, positiv oder negativ bewertet werden.

Anregung: In der Gruppe ausprobieren. Während einer Streßübung redet jeder zur selben Zeit in einer frei erfundenen Sprache … kolemi babalasito raja dinale pomima ta …

Vorstellen der möglichen Positionen für die Übergangsphase
In jeder Position einen Rhythmus ausprobieren. 1 1/2 Minuten vorgeben.
Darauf achten, daß die Rhythmen sehr leicht geatmet werden (Hyperventilation).
Manchen Frauen hilft es gerade in der Übergangsphase, schnell im Zimmer hin und her zu gehen. Es fällt vielen schwer, in dieser Zeit entspannt in einer Position zu bleiben. Dann ist Bewegung besser, als sich in einer bestimmten Position zu verkrampfen. Wer sich in einer aufrechten Position wohl fühlt, kann darin bleiben. Viele aber bevorzugen eine Position, in der das Baby nicht auf den Muttermund drückt. Manche lehnen sich deshalb nach vorne über eine Sessellehne oder auf einen Kissenberg, oder sie knien auf allen vieren. Dabei gehen sie vielleicht noch zusätzlich mit dem Kopf etwas tiefer und strecken den Po in die Höhe, um damit den Druck auf den Muttermund und dabei den Preßdrang weiter zu vermindern. Die meisten sind jedoch so erschöpft, daß sie nur liegen wollen. Dabei ist daran zu denken: Seitenlage und gerundeter Rücken, denn gerade zu diesem Zeitpunkt neigen viele dazu, sich zu verkrampfen und ein Hohlkreuz zu machen.

Atemwahrnehmung XVIII: »Kitzeln«
(Siehe Seite 132)

Kurze Reflexion dieser Übung
Welcher Rhythmus kommt spontan? Welcher hilft mir besonders, daß ich bei mir selbst bleibe?

Berührungsentspannung
(Siehe Seite 157ff)

Hausaufgabe
Berührungsentspannung in den Alltag einbauen. Entsprechenden Körperteil des Partners berühren oder ausstreichen, wann immer Verspannung wahrgenommen wird.
Es ist jedoch wichtig, darauf hinzuweisen, daß viele Frauen während der Geburt und speziell während der Übergangsphase *nicht* berührt werden wollen.

6. Einheit
(*Dauer:* ca. 40 Minuten)

Gespräch zur letzten Hausaufgabe
* Wie ging es mit der Berührungsentspannung?
* Gibt es noch Fragen zu den bisherigen Atemrhythmen?

Vorstellen der möglichen Atemrhythmen für die Austreibungsphase
* Jeweils mit den Händen vormachen: einatmen = Hände nach oben bewegen; ausatmen = Hände nach unten bewegen.
* Mitatmen lassen; jedesmal bei Vorgabe »Preßdrang« sich bewußt nach unten öffnen = »in den Keller gehen«/siehe »Fahrstuhlübung«; spüren, wie die Schamlippen sich vorwölben; sich selbst, Gebärmutter und Kind mit Sauerstoff versorgen; sich öffnen ist wichtiger als pressen!

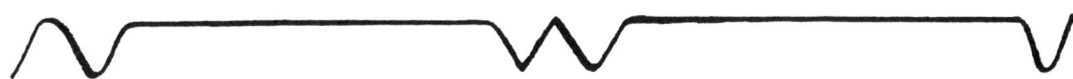

Mit dieser Grafik wird der übliche – für mich falsche Rhythmus – dargestellt. Die Frau beginnt mit der Wehe zu pressen und preßt, solange sie kann, schnappt nur ein- oder zweimal nach Luft und preßt weiter.

Nachteile:

- Die Frau spürt den Preßdrang meist nicht, da sie schon preßt, ehe derselbe wirksam einsetzt – subjektiv anstrengender.
- Sie selbst bekommt zu wenig Sauerstoff, da sie falsch atmet und zu lange preßt – objektiv anstrengender.
- Die Gebärmutter wird mit zu wenig Sauerstoff versorgt – Wehenschwäche.
- Das Kind bekommt zu wenig Sauerstoff – Herztonschwäche.
- Der Beckenboden wird beim Pressen angespannt – Dammriß oder Dammschnitt.

Sehr wirkungsvoll ist es, die Männer der Gruppe in herkömmlicher Position auf dem Rücken, Knie angezogen, unter Anfeuern 1 1/2 Minuten pressen zu lassen. Diese Männer werden nach dieser Erfahrung ihre Frauen leichter während der Austreibungsphase in einem der vier folgenden Rhythmen unterstützen, entgegen möglichen Anweisungen des Geburtshilfepersonals.

Bei diesen vier Versionen kann die Frau *mit* ihrem Körper *anstatt gegen* ihn arbeiten. Zunächst atmet sie wie bei allen Wehen aus, entspannt sich und läßt sich auf die Wehe ein… atmet tief durch, läßt die Wehe voll »kommen« …, und gibt dem Preßdrang nach, wenn sie ihn spürt, indem sie:

a) sich mit kleinen, schnellen Atemzügen vollpumpt und dann die Luft zum Pressen anhält (nicht länger als 6 Sekunden)

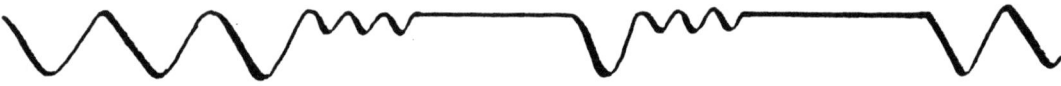

b) durchgehend tief atmet (eventuell schneller wird) und sich dabei dem Preßdrang überläßt

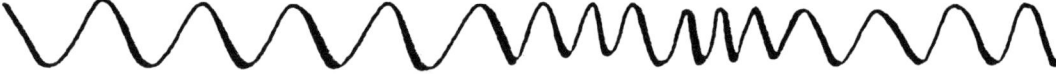

c) leicht und schnell oben drüber atmet (das Ausatmen betonen: hf-hf-hf), Mundraum und Beckenboden ganz weich und entspannt, und ihr Kind einfach herausgleiten läßt

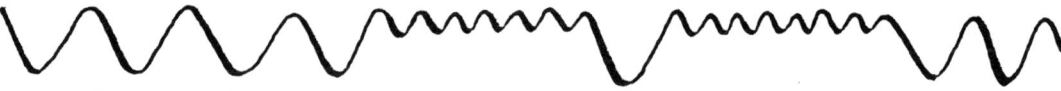

d) während des Preßdranges ganz langsam das Ausatmen herausläßt und dabei das Kind in sich nach unten schiebt.

Viele Erwachsene glauben, sie müßten bei Anstrengung die Luft anhalten, weil sie nur dann volle Kraft hätten, z.B. beim Anheben eines Möbelstückes. Im Sport zeigt sich jedoch, daß wir tatsächlich mehr Kraft haben, wenn wir ausatmen (z.B. im Gewichtheben beim Anheben der Gewichte oder im Karate bei der Ausübung eines Schlages: beide Sportler lassen dabei Luft und Ton entweichen!). Trotz dieses Wissens zwingen viele Geburtshelfer die Gebärende, zum Pressen die Luft anzuhalten. Ein völlig unphysiologisches Vorgehen.

Untersuchungen, die Caldeyro Barcia in Südamerika durchführte, ergaben, daß während einer sogenannten Preßwehe kein durchgängiger Preßdrang besteht, wie in der traditionellen Methode angenommen wird (die Frau preßt mit jeder Wehe so lang und fest sie kann). Es gibt in der Austreibungsphase Wehen, bei denen überhaupt kein Preßdrang besteht, vor allem in der ersten Zeitphase nach vollständiger Eröffnung. Ein Preßdrang dauert jeweils nur 4 – 5 Sekunden und tritt konvulsivartig, individuell unterschiedlich, in unregelmäßigen Abständen, ein- oder mehrmals während einer Austreibungswehe auf.

Die Untersuchungen ergaben auch, daß sich in der Regel die Häufigkeit und Intensität des Preßdranges zum Ende der Austreibungsphase hin steigert. Es nützt also nichts und verschwendet Energie, während einer Wehe ohne Preßdrang zu pressen. Wenn beschleunigt werden soll, hilft meist ein Positionswechsel (nicht nur aufstehen, manchmal hilft auch hinlegen!):

- In Rückenlage/halbsitzender Position ist der Preßdrang in der Regel stärker, da der kindliche Kopf direkt auf den Enddarm drückt. Dieses Spüren des Preßdranges hilft manchen Frauen, oder sie können sich in liegender Haltung einfach besser öffnen.
- Wenn es bei liegender/halbsitzender Position langsam vorangeht, hilft meist ein Wechsel zum Stehen, Knien oder Hocken. Die größere Beweglichkeit des Beckens und das Schwergewicht lassen das Kind tiefer treten, was wiederum den Preßdrang intensiviert.

Es ist aber durchaus normal, wenn bis zum Durchtritt des Kopfes gar kein Preßdrang da ist und trotz Positionswechsel die Geburt langsam vorangeht. Vielleicht braucht dieser Damm Zeit zur Dehnung. Vielleicht will dieses Kind nicht so schnell »ausgetrieben« werden. Vielleicht ist diese Mutter noch nicht zum Loslassen bereit.

Solange die Frau sich selbst, Gebärmutter und Kind mit Sauerstoff versorgt, die Herztöne des Kindes gut sind und es zwar langsam, aber doch vorangeht, kann die Austreibungsphase ruhig auch zwei Stunden oder länger dauern.

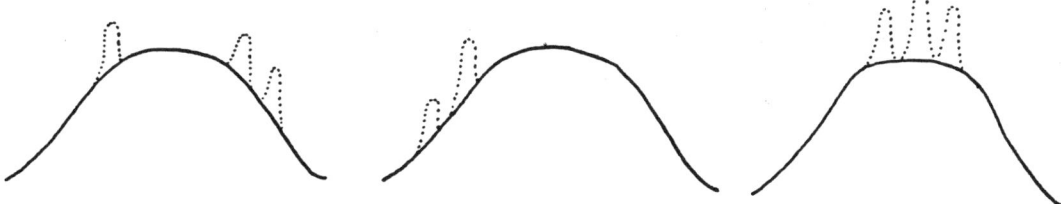

Schaubild: Wehenkurven mit »aufgesetztem« Preßdrang.

Sich dem Preßdrang *hingeben* heißt: mit dem Zwerchfell nach unten schieben (die Lunge braucht dazu nicht voll zu sein), dabei Kehle, Lippen, Bauch und Beckenboden entspannt und weich halten. Die Frau gibt sich dem Pressen hin, überläßt sich ihm und wird nicht »Produzent«.

Gymnastik: Beckenbodenübung »Fahrstuhl«
(Siehe Seite 155)
Beim »In den Keller gehen« wird deutlich, was es bedeutet, zu schieben anstatt zu pressen. Falls das Schieben nicht ganz verstanden wird beziehungsweise nicht »unten« ankommt, mit leerer Flasche üben lassen. Dabei wird so in die Flasche geblasen, daß seitlich an der Flaschenöffnung keine Luft entweicht. So entsteht der Effekt des Schiebens von selbst.
Bei dieser Übung auch die Hand vor die Scheide legen und selbst spüren lassen, wie sich die Schamlippen dabei wölben.

Hausaufgabe
Beim Stuhlgang die vorhin beschriebenen Atemmuster a bis d ausprobieren.

7. Einheit
(*Dauer:* ca. 60 Minuten)

Als 7. Einheit könntest du die »Generalprobe« einsetzen, siehe Seite 250-252.

Gymnastik und Körpererfahrung

Welche Rolle spielen gymnastische Übungen für dich?
Machen sie dir selbst Spaß?
Übst du selbst bestimmte Gymnastikübungen regelmäßig aus?
Hast du während deiner Schwangerschaft Gymnastik gemacht?

Grundsätzlich sollte kein Element der Geburtsvorbereitung überbewertet werden. Ebenso wie Ernährung oder Wissen allein keine »gute Geburt« bewirken, so sollte durch Betonung der Gymnastikübungen bei den Paaren nicht der Eindruck entstehen: wer diese fleißig übt und beherrscht, wer körperlich fit ist, wird eine gute Geburt haben.
Die Gymnastikübungen sind mehr als nur eine Stärkung bestimmter Muskelpartien. Durch die Bewegung wird der entsprechende Körperteil durchblutet und erwärmt; dadurch läßt er sich besser wahrnehmen.
Die Bewegung eines bestimmten Körperteils macht die dort vorhandene Spannung jedoch nicht nur bewußt, sondern mit der Durchblutung lösen sich eben diese Spannungen – »der Müll wird ausgeschwemmt«. Übungen, die den ganzen Körper (nicht nur bestimmte Muskelpartien) durcharbeiten, dienen dazu, den Körper als etwas Einheitliches zu erleben: seine Stärke und Kraft, aber auch seine Verspannung, seine Schwäche und seinen Schmerz. Insofern spielt Gymnastik in der Geburtsvorbereitung eine Rolle in mehrfacher Weise:

- Stärkung und Lockerung bestimmter Muskelpartien
- Lösung von Verspannung
- Körperselbstwahrnehmung
- Umgang mit Anstrengung und Schmerz.

Diese Körperübungen können von der Geburtsvorbereiterin unterschiedlich genützt werden – je nachdem, mit welchen Worten sie die Übung vorstellt und begleitet. Lockerung und Lösung von Verspannung sind für mich körperliche Abläufe, die ohnehin stattfinden. Deshalb ist es für mich wichtig, durch meine Einführung und Fragen die Wahrnehmung der Teilnehmer dahin zu führen, wie sich ihr Körper anfühlt und was mit ihrer Atmung geschieht.
Angebracht sind Körperübungen

- zu Beginn der Stunde als Lockerung und Einstimmung
- zwischendurch nach einem anstrengenden Gespräch
- zum Schluß, wenn kein neues Thema begonnen werden soll.

Wer jedoch selbst breite Erfahrung mit Gymnastik gemacht hat, wird viele Übungen auch noch tiefer nützen und einen fließenden Übergang zur individuellen Körperwahrnehmung schaffen können. So kann ich mir im Verlauf eines Kurses eine jeweils veränderte Zielsetzung für die Gymnastik vorstellen:

- *1. Treffen:* Zum Lockerwerden, nicht nur körperlich, sondern auch miteinander. Übungen, die Rückenschmerzen, Krampfadern, Krämpfen usw. vorbeugen und sie »behandeln«.
- *2. Treffen:* Ganzen Körper durcharbeiten – Atemwahrnehmung dazunehmen. Übungen zur Lockerung von Becken und Beckenboden.
- *3. Treffen:* Atem- und Körperwahrnehmung mit Gymnastik verbinden. Wie fühlen sich die Körperteile an: vorher – nachher? Was geschieht mit der Atmung?
- *Ab 4. Treffen:* Mit den Übungen manchmal bis an die Schmerzgrenze gehen. Welche Atmung hilft? Mit Schmerz und Spannung umgehen lernen.

Einige bewährte Gymnastikübungen findest du auf den folgenden Seiten. Wähle aus, was dir sinnvoll erscheint, variiere, verändere und ergänze. Wenn dir andere Übungen (z.B. aus Yoga, Eutonie…) bekannt sind, die mit deinen Zielen für die Geburtsvorbereitung übereinstimmen, so kannst du auch diese anbieten.

○ Gymnastik I: Variable Übungsfolge

Grundsätzlich gilt für alle Übungen im Stehen, daß die Füße im Sitzhöckerabstand stehen, also ungefähr handbreit auseinander. Wenn die Beine zu weit auseinander- oder zu nahe beieinanderstehen, sind die Hüftgelenke unnötig belastet.

- Stehen, Füße im Sitzhöckerabstand auseinander, Knie locker, leicht gebeugt (leicht federn, bis eine gute Stellung gefunden ist). Wirbelsäule ruht auf dem Becken – kein Hohlkreuz (Becken vor- und zurückkippen, bis eine gute Stellung gefunden ist).
- Schultern und Arme locker.
- Kopf aus den Schultern herausschieben.
- Schultern hochziehen und senken (einatmen = hochziehen; ausatmen = loslassen).
- Schultern kreisen (einatmen = Rückwärtsbewegung; ausatmen = Vorwärtsbewegung).
- Schultern vor- und zurückbewegen (Atem siehe oben).
- Arme von der Seite vor die Brust holen, Rücken und Schultern runden, dabei einatmen, Hände nach vorn, dann zur Seite wegdrücken, dabei ausatmen (ähnlich den Schwimmtempis beim Brustschwimmen).
- Arme langsam über den Kopf strecken = einatmen;
  Arme seitlich langsam absenken = ausatmen.

Arme langsam über den Kopf strecken = einatmen;
Arme seitlich entspannt fallen lassen = ausatmen.
Wie war der Unterschied beim Ausatmen?

- Arme seitlich ausstrecken, Handrücken hochziehen= einatmen;
  lockern = ausatmen.
  Fäuste nach unten einrollen = einatmen;
  lockern = ausatmen.
- »Indonesischer Tanz«: alle Arm-, Hand- und Fingergelenke bewegen. Wieviel Bewegung steckt in den Gelenken?
- Kopf nach vorn hängen lassen, den Zug im Nacken spüren, dem Zug nachgeben, mit der Atmung helfen.
  Gesicht entspannen, besonders Mund und Kieferbereich.
  Kopf aufrichten und nach hinten hängen lassen.
  Dem unangenehmen Zug nachgeben, Mund und Kieferbereich entspannen.
  Vom Kopf ausgehend langsam Wirbel für Wirbel abrollen, bis der Rumpf nach unten hängt; langsam vom Kreuzbein ausgehend wieder hochkommen. (Bei Schwierigkeiten kann der Partner helfen, indem er langsam der Wirbelsäule entlangstreicht und der jeweils berührte Wirbel gebeugt bzw. gestreckt wird.)
- Füße am Boden bewegend massieren, besonders Oberseite der Zehen und des Fußes.
  Innen- und Außenseiten abrollen lassen.
  Freie Phantasie: was ist an Bewegung drin, was können wir mit den Füßen am Boden machen, außer Gehen und Stehen?
- Gewicht auf ein Bein verlagern, das andere Bein abheben.
  Die verschiedenen Fuß- und Beingelenke bewegen, beugen, kreisen, strecken. Bewegungen nur soweit durchführen, daß das Gleichgewicht nicht verloren geht. (Was geschieht mit der Atmung?)
- Bauchtanz: Becken schaukeln und kreisen; in kleinen und großen, weiten Bewegungen. Darauf achten, daß die Bewegung vom Becken ausgeht (nicht der ganze Rumpf und die ganzen Beine kreisen, Schultern und Knie sind zunächst ruhig).

Beckenmitte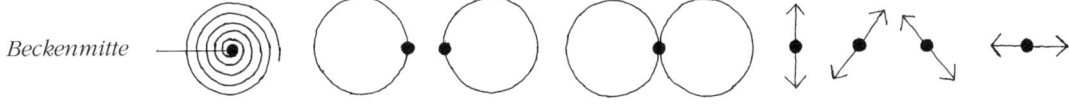

Wenn sich das Becken unabhängig von Brustkorb und Beinen frei bewegen kann, können Knie und Brustkorb auch mitkreisen beziehungsweise gegenläufig verschoben werden.
- Sich räkeln, dehnen, strecken, bewußt tief durchatmen.
- »Warmlaufen« auf der Stelle, jede(r) wie er/sie will: hüpfen, schütteln, kreisen, tanzen …
  In Bewegung bleiben, nicht stocken, nicht nachdenken. Einfach irgendwelche Bewegungen

ausführen, dabei möglichst alle Körperteile und Gelenke bewegen, auch die, – gerade die –, die sonst wenig benutzt werden.

Einen eigenen Bewegungsablauf finden. Erspüren, welche Bewegungen der eigene Körper will, erspüren, welche Bewegungen unangenehm sind.

Bewegungen der anderen kopieren, gerade auch die, die einem am wenigsten zusagen beziehungsweise entsprechen.

Erfühlen, wie der Körper darauf reagiert.

Langsam zur Ruhe kommen, Bewegungen auspendeln lassen, tief durchatmen.

Diese Übungen können beliebig kombiniert oder einzeln durchgeführt werden.

○ Gymnastik II: Beine bewegen

Auf dem Rücken liegend, aber Schwangere grundsätzlich nicht zu lange in Rückenlage liegen lassen (Vena Cava-Syndrom). Kopf und eventuell Oberkörper mit Kissen oder Decken erhöhen – zur Vermeidung von Bauchdeckenspannung und Sodbrennen.

- Beine und Arme in die Luft heben, in alle Richtungen bewegen (wie ein Baby, das auf dem Rücken liegt).
- Beine in die Luft, Füße kreisen, Zehen bewegen, beugen und strecken.
- Radfahren in der Luft, Mitte – nach rechts – nach links (Atem beobachten!).
- Beine anwinkeln, Füße aufstellen = einatmen;
  Beine in gestreckten Zustand gleiten lassen = ausatmen.
- Beine anwinkeln, Füße stehen sitzbeinhöckerweit auseinander, die linke Hand gleitet der linken Körperhälfte oder dem Boden entlang in Richtung Fuß.
  Oberkörper geht mit = einatmen;
  wieder zurück = ausatmen.
  Dasselbe nach rechts = einatmen;
  wieder zurück = ausatmen.
- Beine anwinkeln, Füße eng zusammenstellen, Knie aneinanderlehnen. Beine in angewinkeltem Zustand rechts auf den Boden legen (= ausatmen), Schultern sollen dabei liegen bleiben;
  Beine zurücknehmen (= einatmen).
  Dann Beine nach links legen (= ausatmen);
  Beine zurücknehmen (= ausatmen).

Wenn ein Übungszyklus in Rückenlage beendet wird: schwangere Frauen über Seitenlage und Vierfüßlerstand abrollen/aufstehen lassen.

Dauer der Übungen: je 2 – 3 Minuten (diese Übungen können beliebig kombiniert oder einzeln durchgeführt werden).

◯ Gymnastik III: Beckenübungen

1. Becken kippen I
(Paarübung, im Stehen)
Beine nicht durchgestreckt, Knie weich. Mann legt die Hände auf den Bauch und Po der Frau (oberhalb des Schambeins und in Höhe des Steißbeins), Frau kippt das Becken nach vorne und hinten und findet mit ihrem Partner eine Position für ihr Becken, die ihr angenehm ist und in der ihr Kind im Becken wie in einem Körbchen ruht.
Weder Bauchdecke noch Wirbelsäule werden belastet.

Dauer der Übung: 1 – 2 Minuten.

2. Becken kippen II
(Paarübung, im Liegen)
Knie angezogen, Fußsohlen am Boden. Mann legt seine Hände (Handrücken zum Boden hin) unter Taille und Steißbein der Frau. Gibt abwechselnd mit beiden Händen Signal, die Frau drückt auf die entsprechende Hand und kippt dabei ihr Becken. Atem dazunehmen: Steißbein = einatmen, Taille = ausatmen!
Besonders geeignet für Paare, bei denen Beckenkippen im Stehen nicht klappt!

Dauer der Übung: 1 – 2 Minuten

3. Becken wiegen
(im Liegen)
Mit folgendem Text könnt ihr diese Übung anleiten:
Nehmt wahr, wie euer ganzer Rücken auf dem Boden aufliegt. Spürt den Kontakt zum Boden, zu eurer Unterlage, an euren Beinen, euren Armen, eurem Kopf…
Nun zieht eure Beine an, so daß eure Knie gebeugt und eure Fußsohlen auf dem Boden sind, eure Beine parallel zueinander stehen, weder aneinanderlehnen noch auseinanderfallen.
Nun fühlt in eure Beine hinein – vom Hüftgelenk ausgehend – an euren Schenkeln entlang zu den Knien… Waden… und zum Schienbein… weiter zum Knöchel und Fußgelenk hin zur Fußsohle. Übt einen leichten Druck mit eurer Fußsohle aus, als ob der Boden unter euch Sand wäre und nachgeben könnte. Fühlt euch ganz verwurzelt mit euren Füßen, in diesem Boden unter euch.
Nun achtet auf euren Atem. Laßt euren Atem tief und entspannt in euch hin und her gleiten. Mit dem nächsten Ausatmen übt mit euren Fußsohlen wieder etwas Druck aus und vermindert den Druck mit dem Einatmen wieder. Drückt nur mit den Füßen, nicht mit den Oberschenkeln oder sonstwie. Erlaubt diesem Druck, rhythmisch mit eurem Atem zu kommen und zu gehen, und spürt den Schwingungen in eurem Körper nach.

Laßt den Druck allmählich weniger und weniger werden und ganz ausklingen. Laßt eure Füße dann wieder nach unten gleiten, so daß eure Beine gestreckt und leicht geöffnet ruhen. Atmet tief durch… (mehrmals wiederholen).

Besonders geeignet für Frauen, die nur große, ruckartige Bewegungen machen.

Dauer der Übung: 2 – 3 Minuten

4. Becken kreisen
(im Liegen)
Auf dem Rücken liegen. Beine ganz angezogen, seitlich auseinanderfallen lassen, eventuell von Händen unterstützt. Nur Kopf und Rumpf liegen am Boden auf. Mit dem Becken kreisen, Kreuzbein beschreiben … rechts … oben … links… unten… oder mit den Füßen am Boden, Knie angezogen.
Vorstellung eines Zifferblattes unter dem Becken. 12 = Taille, 3 = linke Beckenhälfte, 6 = Steißbein, 9 = rechte Beckenhälfte. In und gegen Uhrzeigerrichtung mit dem Becken kreisen, Atem dazunehmen: einatmen 3 – 9, ausatmen 9 – 3.
Dasselbe auch im Stehen, an die Wand gelehnt, Füße 20 Zentimeter von der Wand entfernt. Kreuzbein an die Wand drücken und beschreiben … rechts, oben, links und unten.
Auch gute Selbstmassage bei Rückenschmerzen.

Dauer der Übung: 2 – 3 Minuten.

5. Auf allen Vieren
(Vierfüßlerstand)
Schultern und Becken nach rechts schieben, eventuell nachwippen.
Schultern und Becken nach links schieben, eventuell nachwippen.
Mehrmals wiederholen.
Becken kreisen:
Rundrücken = nach rechts; gerader Rücken = nach links.
Rundrücken = nach rechts … usw.;
dann nach links kreisen.

Dauer der Übung: 2 – 3 Minuten.

6. Leistenöffnung
(im Liegen)
Auf dem Rücken liegen. Rechtes Bein aufstellen, rechte Beckenhälfte anheben. Kopf dreht sich nach links. Rechtes Bein aufgestellt lassen. Linkes Bein aufstellen. Linke Beckenhälfte anheben. Kopf dreht sich nach rechts. Fließende Bewegung. Atem mitfließen lassen. Eigenen Rhythmus finden.

Zur Ruhe kommen; dann rechte Beckenhälfte anheben, der Kopf dreht sich nach rechts. Linke Beckenhälfte anheben, der Kopf dreht sich nach links. Atem mitfließen lassen. Eigenen Rhythmus finden.

Hat sich etwas geändert?

Dauer der Übung: 2 – 3 Minuten.

7. Streckübung »Ischias«
(Vierfüßlerstand)

Vierfüßlerstand (darauf achten, daß Rücken gerade ist, eventuell Knie-Armabstand vergrößern oder verkleinern). Mit der Ausatmung das Bein, an dem der Ischiasnerv schmerzt, weit nach hinten strecken. Kopf hoch, Gesicht zeigt nach vorne, Rücken dabei gerade lassen.

Mit der Einatmung das Bein zurücknehmen, Gesicht zum Knie hin, runder Rücken.

Mit der Ausatmung das Bein, an dem der Ischiasnerv schmerzt, wieder nach hinten strecken, …

Oder rechtes und linkes Bein abwechseln!

Dauer der Übung: 2 – 3 Minuten.

8. Schmetterlingssitz
(Im Sitzen)

Mit den Knien zum Boden hin wippen. Hände unter die Knie oder – leicht drückend – auf den Knien. Abwechselnd mit dem rechten oder linken Knie den Boden zu berühren versuchen (soweit es geht, ohne Balance zu verlieren; auf aufrechte Körperachse achten).

Becken nach vorne und hinten kippen (Sitzbeinhöcker lassen sich gut wahrnehmen).

Dauer der Übung: 2 – 3 Minuten.

9. Arme und Beine nach außen drehen
(Im Liegen)

Beine und Arme entspannt von sich gespreizt.

Arme und Beine nach außen drehen = einatmen.

Arme und Beine nach innen drehen = ausatmen.

Ein paarmal wiederholen.

Variation:

Entspannte Ausgangsposition wie oben, rechtes Bein in ausgestrecktem Zustand verkürzen (rechte Beckenhälfte verschiebt sich nach oben) = einatmen.

Wieder entspannen – loslassen = ausatmen.

Linkes Bein verkürzen … usw.

Ein paarmal im Wechsel wiederholen.

Dauer der Übung: 2 – 3 Minuten.

10. Hockübung

Die Beine hüftbreit, für Ungeübte anfangs weiter auseinander. Fußspitzen zeigen nach außen (je mehr, desto einfacher ist das Hocken).

So weit hinunter in die Hocke gehen wie beide Fußsohlen auf dem Boden voll aufliegen. Nachwippen, immer wieder versuchen.

Die Ligamentserweichung während der Schwangerschaft hilft, daß alle bald richtig hocken können und allmählich die Beine auch nicht mehr so weit grätschen müssen.

Leichtere Variante:

Zunächst mit Unterlage (gefaltete Tücher, Bücher oder Matte als Erhöhung unter die Ferse, oder Schuhe mit hohem Absatz); in die Hocke gehen, mit dem Becken wippen, dabei abwechselnd nach links und rechts schwenken. Wenn nötig, in und mit dem Schmerz atmen, trotz Spannung und Anstrengung entspannen.

Als Gruppenübung:

Alle hocken im Kreis, fassen sich an den Händen, beim Wippen gemeinsam nach rechts schwenken, dann gemeinsam nach links schwenken ... usw. (Nicht so Geübte können eine Unterlage benützen, sonst gibt es Um-Fälle!)

Dauer der Übung: 1 1/2 Minuten (als Wehensimulationsübung).

11. Beine wippen

(Paarübung im Liegen)

Frau liegt auf dem Rücken (eventuell halbsitzend, Oberkörper mit Kissen erhöht); Beine angewinkelt auseinanderfallen lassen (Fußsohlen zueinander).

Partner sitzt vor der Frau, legt die Hände unter die Knie der Frau, wippt die Beine vibrierend, läßt die Beine immer wieder zwischendurch vorsichtig los und läßt sie weiter auseinandersinken. Wippt wieder ... usw.

Dauer der Übung: 2 – 3 Minuten.

Siehe auch Partnerübung: »Sich öffnen – sich helfen lassen«, Seite 173-174.

12. Beckenschaukel

(Im Stehen, Sitzen oder Liegen)

Geeignet für alle Geburtspositionen.

Eigenen Atemrhythmus finden.

Becken mit dem Atem schaukeln.

Einatmen = Hohlkreuz, Ausatmen = Rundrücken, usw.

Eine ausgezeichnete und einfache Übung, um das Becken während der Geburt locker und den Atem langsam und »körper-stimmig« zu halten.

Dauer der Übung: 2 – 3 Minuten.

13. Spreizübung

(Im Sitzen)

Auf dem Boden sitzend Beine – so weit es geht – gestreckt auseinander. Hände stützen nach hinten ab.

Füße nach außen wippen (Hüftgelenk dreht sich mit);
Füße nach innen wippen (Hüftgelenk dreht sich mit).
Dann im Wechsel: außen – innen – außen – innen.
Außenbewegung betonen, da sonst die Beine zusammengleiten.
Immer weiter im steten Wechsel: außen – innen…
Bewegung schneller werden lassen, stützende Hände wegnehmen,
Beine weiter rollen: außen – innen…
Aufrecht sitzen, Hände nach vorne, zur Seite, nach oben strecken, dabei Beine immer weiter rollen.
Brustmuskelübungen – Arme kreisen, Beine rollen immer weiter: außen – innen…
Allmählich mit Händen nach hinten wieder abstützen. Beinerollen langsam auspendeln lassen.

Ziel der Übung:
Lockerung des Beckens
Schmerz zulassen und mitatmen
Beckenwahrnehmung sensibilisieren
Wehensimulation

Dauer der Übung: 1 1/2 bis 2 Minuten.

14. Fersensitz

(Im Sitzen)

Auf den Fersen sitzend, Knie weit auseinander (daß der Bauch Platz hat).
Oberkörper nach vorne dehnen, langsam den Kopf auf den Boden senken.
Linkes Ohr auf den Boden legen, dann rechtes Ohr auf den Boden legen, in dieser Position verharren.
Spannung und Schmerz wahrnehmen – beatmen – dem Schmerz keine weitere Körperspannung entgegensetzen.
Kopf heben, mit den Armen oder Ellbogen abstützen, sich aus der Hüfte heraus bewegen, wie eine sich streckende Katze.

Dauer der Übung: 1 bis 1 1/2 Minuten
(Auch als Wehensimulationsübung).

15. Becken wippen
(Paarübung im Stehen)

Oft genügt es nicht, zu wissen, daß die Frau sich bei jeder Wehe entspannen und ihr Becken möglichst locker halten soll. Wenn die Wehe tatsächlich kommt, ist meist doch die Tendenz da, sich zu verspannen, das Becken steif zu halten und warten zu wollen, bis »es« vorüber ist, ehe die Frau sich wieder in Bewegung setzt; sei es Umhergehen in der Eröffnungsphase oder Positionswechsel in der Austreibungsphase.

Manchen Frauen gelingt es einfach nicht, weder in der Geburtsvorbereitung noch während der Geburt, ihr Becken frei beweglich kreisen zu lassen. Da hilft es, einen Rhythmus vorzugeben, den das Paar miteinander einüben kann.

Der Partner steht hinter der Frau, umfaßt ihr Becken auf jeder Seite mit einer Hand und führt sie leicht:

Einatmen = zweimal nach links wippen;

ausatmen = zweimal nach rechts wippen … usw.

Dazu kann das Paar eigene Variationen finden, das Becken kann nach vorne und hinten gekippt/gewippt werden und natürlich genauso gut in einem anderen Atemrhythmus. Wenn während der Geburt der Partner/die Geburtshelferin bemerkt, daß sie ihr Becken – sobald die Wehe beginnt – steif hält, kann er/sie sich hinter sie stellen und ihr so helfen, ihr Becken zu lockern.

Wippbewegungen nach vorne, hinten, unten und zur Seite sind während der Eröffnungswehen geeignet, das Becken lockerer zu halten.

Während der Austreibungsphase – vorausgesetzt, die Frau steht/kniet – ist es günstiger, das Becken in kreisenden Bewegungen zu »lockern«.

Dauer der Übung: 3 – 5 Minuten (evtl. mit Musik).

Zwei Dinge, die eng aneinandergepreßt sind – der Korken in der Flasche, der Ring am Finger, das Kind im Geburtskanal – lösen sich am besten durch Drehung!

○ Gymnastik IV: Beckenbodenübungen

1. Übung

Beckenboden anspannen – als ob Stuhlgang oder Urin zurückgehalten werden sollte – wieder loslassen. Dreimal wiederholen.

(Beobachte: Werden Bauch, Pobacken usw. mit verspannt?)

Dauer der Übung: 6 Sekunden (Übung evtl. wiederholen oder zur nächsten weitergehen).

2. Übung

Beckenboden anspannen, etwas mehr anspannen, noch etwas mehr, Anspannung halten, loslassen.

Ausatmen und überprüfen, daß er wirklich ganz entspannt ist.

Dauer der Übung: 10 Sekunden (Übung evtl. wiederholen oder zur nächsten weitergehen).

3. Übung (»Fahrstuhl-Übung«)

Normale Entspannung ist das Erdgeschoß, nun in den 1., 2., 3. und 4. Stock gehen, bei jedem Stockwerk intensiver anspannen, jeweils kurz anhalten; stockwerkweise wieder entspannen: 3., 2., 1. Stock, Erdgeschoß; schauen, ob auch noch der Keller möglich ist (Schamlippen wölben sich vor).

Mit der Hand spüren lassen.

Dauer der Übung: 20 Sekunden (nach einigen Wiederholungen auf 30 Sekunden verlängern).

4. Übung

Auf dem Rücken liegen. Füße auf dem Boden aufstellen, Knie angewinkelt leicht auseinanderfallen lassen. Atem tief und langsam fließen lassen.

Jeweils nach 4 bis 5 Atemzügen eine neue Bewegung einbringen und dazunehmen lassen, so daß zum Schluß 5 Bewegungen synchron ausgeführt werden (als ob der Körper von Wellen überrollt wird, hin und her…).

- Beckenboden anspannen = einatmen;
  Beckenboden entspannen = ausatmen.
- Hohlkreuz machen = einatmen;
  Rücken rund auf Unterlage drücken = ausatmen.
  (Dies ist nicht als Muskeltraining gedacht, sondern als Übung für die Teilnehmerinnen, um ihre Bereitschaft, sich zu öffnen und sich dem Geburtsgeschehen hinzugeben, wahrzunehmen.)
- Knie leicht zusammennehmen = einatmen;
  Knie leicht öffnen = ausatmen.
- Kinn zum Brustkorb hin neigen = einatmen (*sich verschließen*);
  Kopf nach hinten neigen = ausatmen (*sich öffnen*).
  (Nur dann anbieten, wenn du dich sicher fühlst. Ein eventuelles Gespräch darüber hinterher einplanen).

Dauer der Übung: 3 Minuten.

5. Übung

- Auf allen Vieren, runder Rücken.
- Tief in den Bauch zum Beckenboden hin atmen. Muskeln um die Harnröhre anspannen und loslassen, als ob beim Pinkeln der Strahl unterbrochen werden sollte.

  Muskeln um den After mehrmals anspannen und loslassen … ganz entspannt dabei weiteratmen.

  Muskeln um die Scheide mehrmals anspannen und loslassen … ganz entspannt dabei weiteratmen.

- Jetzt alle Muskeln des Beckenbodenbereiches anspannen, nach innen ziehen, höher und höher und höher halten – dabei weiteratmen – noch höher ziehen, als ob sich die Scheide nach innen stülpen könnte, halten – dabei weiteratmen – und loslassen.

  Ganz entspannt bis zum Beckenboden hin in den Bauch atmen … die Wärme der Durchblutung spüren.

- Noch einmal die ganze Beckenbodenmuskulatur anspannen, dabei ruhig weiteratmen – aus und ein – noch mehr anspannen, nach innen ziehen. Dabei weiteratmen, Spannung halten … noch mehr anspannen, dabei weiteratmen … und loslassen.

  Ganz weich und entspannt werden. Das Becken bewegen, die Wärme und Entspannung des Beckenbodens wahrnehmen.

Der 2. Teil der Übung eignet sich als Wehensimulationsübung zum Umgang mit Spannung. (Was geschah mit der Atmung?)

Dauer der Übung: 3 – 5 Minuten.

Anmerkungen:

- Übungen 1-3 können in jeder Position gemacht werden und sollten möglichst häufig geübt werden:

  Erstens fördern sie die Durchblutung der Beckenbodenmuskulatur, was diese elastischer macht (Vermeidung Dammschnitt).

  Zweitens wird unsere Selbstwahrnehmung intensiver (wann bin ich verspannt, wann bin ich entspannt). Dadurch ist bessere Selbstregulierung möglich.

  Wichtig während und nach einer internen Untersuchung und während der Austreibungsphase.

- Die 3. Übung klappt meist nicht auf's erste Mal – ist Übungsziel!
- Die 4. Übung entspricht dem Orgasmusreflex nach Reich.
- Die 5. Übung wird meist als sehr intensiv erlebt. Als Hausaufgabe eignet sich jedoch die 3. Übung besser, da sie in jeder Position gemacht werden kann und deshalb eher gemacht wird!

Berührungsentspannung und Massage

Welche Rolle spielen Berührungsentspannung und Massage in der Geburtsvorbereitung?
Welche Rolle spielen sie während der Geburt?
Welchen Stellenwert nehmen sie in deinen Kursen ein?
Wie wichtig sind sie in deinem Leben mit deinem Partner?

- Es ist »in«, Berührungsentspannung und Massage in den Geburtsvorbereitungskursen anzubieten. In manchen Kurskonzepten nehmen sie einen unverhältnismäßig großen (Zeit-)Raum ein, wenn ich bedenke, wie viele Frauen während der Geburt gar nicht berührt werden wollen. Andererseits genießen die Frauen die Berührungsentspannung und Massage gerade in der Vorbereitungszeit, da sie damit ein Maß an Zuwendung und Zärtlichkeit erhalten, die sie sonst vermissen.

Wir müssen uns als Kursleiterin darüber klar sein, welches Ziel wir im Kurs damit verfolgen:
- Einüben einer Technik, die während der Geburt hilfreich sein kann?
- Sensibilisierung der Paare füreinander (indirekte Geburtsvorbereitung)?
- Eine angenehme Erfahrung für die Frau (Ausnützen der Anwesenheit des Mannes im Kurs)?

Um letzteres zu vermeiden und die anderen beiden Ziele zu erreichen, ist es besonders wichtig, daß Geben und Empfangen gleichmäßig verteilt sind und die Männer genau soviel Zuwendung erhalten und nicht das Gefühl bekommen, sie müßten nur immer geben (vgl. Ina May Gaskin: »Spirituelle Hebammen«; da werden die Frauen während der Geburt oft aufgefordert, ihre Partner zu massieren, ausgehend von der Idee: Geben, nicht nur empfangen, löst Spannung).
Bei den meisten Übungen ist es günstig, zunächst die Frauen an ihren Männern üben zu lassen. Dadurch können sie die Berührungsentspannung und Massage so weitergeben, wie sie diese selbst empfangen möchten, und sie können oft sensibler damit umgehen, wodurch viele Fehler ausgeschaltet werden, die gemacht würden, wenn die Männer begännen. Sicher ist das eine Verallgemeinerung, und ich bin mir wohl bewußt, daß es auch andersherum sein kann und gerade manche Frauen Sensibilisierung brauchen.
Wenn ich die Übungen vorstelle, rede ich dabei viel über Geben und Annehmen. Eine gute Berührungsentspannung oder Massage ist nicht nur davon abhängig, wie der Partner es »macht«, sondern auch, wie ich es empfange. Ob ich es zulassen kann, berührt zu werden? Ob ich annehmen kann, daß mir jemand etwas gibt, etwas Gutes tut? Oder ob ich aus alter, vielleicht überholter Erfahrung heraus »zumache«, weil das, was ich bekomme, sowieso

nie das richtige ist? Bin ich ein Typ, dem es niemand recht machen kann? Diese Reflexionen für die Paare im Kurs sind für mich wichtiger als das Erlernen einer Massagetechnik!

So oft kommt es während der Geburt zu einem Stau des Energieflusses – und dann geschieht nichts an Muttermundseröffnung –, weil die Frau sich allen Zärtlichkeiten ihres Partners verschließt, oder weil der Mann sich nicht auf ihre Zuwendung und Zärtlichkeit einläßt.

○ Berührungsentspannung – Vorübung

- A: Bequem hinlegen oder zurücklehnen, so daß B ringsherum herankommt. Entspannt durchatmen. Bereit werden für die Berührung.
- B: Still werden – durchatmen – ausatmen. Selbst entspannt sitzen. Betrachten, wo ist A verspannt? Wo fühlt es sich richtig an, A zu berühren?
  Hand auflegen (nicht einfach »platsch«, sondern sich bewußt nähern, behutsam in den Umkreis, die Aura der anderen Person eindringen, »Luftkissen« spüren). Zunächst sachte die Hand auflegen (mit dem Ausatmen von A), dann die Hand schwer werden lassen.
- A: Nachgeben, zulassen, die Hand/die Berührung in sich aufnehmen, keinen Widerstand geben. Atembewußtsein dahin lenken, wo die Berührung stattfindet.

○ Übungsfolge »Berührungsentspannung«
(Vier Paarübungen, in verschiedenen Positionen möglich)

1. Übung
A: Hand auflegen – einsinken lassen.
B: Dahin atmen, wo Berührung stattfindet, sich der Stelle bewußt werden.
A: Hand sachte und langsam abheben.
B: Mit dem Leichterwerden die berührte Stelle zerfließen lassen – loslassen. Anspannung hergeben – weich werden – aufgehen wie Hefeteig.

2. Übung
A: Hand auflegen, leichten Druck ausüben.
B: Zu diesem Druck hin entspannen.
A: Hand liegen lassen, bis Spannung ganz geschmolzen ist, dann ausstreichen, nicht irgendwo unterwegs abblocken, sondern herausnehmen, abnehmen (z.B. den ganzen Arm entlangstreichen, nicht nur die Spannung 20 Zentimeter nach unten verschieben).

3. Übung

A: Hand auflegen – leicht zu Beginn.

Auf Atem achten, dann mit dem Einatmen leicht drücken, mit dem Ausatmen leicht abheben (nie ganz Hautkontakt verlieren); dadurch Atemrhythmus mitbetonen, verlangsamen helfen.

4. Übung

A: Mit jedem Atemzug (beim Langsam-tief-Atmen) von B beim Ausatmen den Rücken, den Arm, das Bein entlangstreichen, dadurch das Ausatmen, die Entspannung betonen.

Seitenlage: Schultern, Po, Schenkelaußenseiten, Füße, Rücken.
Sitzen: Schläfen, Stirn, Kiefer, Schultern, Bauch, Schamberg.
Auf allen Vieren: Schultern, Rücken entlang streichen; Arme, Schenkelaußenseiten, Po.
Rückenlage: Vor und nach der inneren Untersuchung, zum Öffnen: Schenkelaußenseiten – hinterher zum Entspannen: Schenkelinnenseiten.

Anmerkungen:

Berührungsentspannung 1 und 2 sollten, so oft wie möglich und nötig, im Alltag (bei gerunzelter Stirn, verspannten Schultern usw.) praktiziert werden, und zwar gegenseitig, so daß sich ein Reflex einspielt. Meist entscheidet sich ein Paar für Methode 1 oder 2 als die wirkungsvollere.

Berührungsentspannung 3 und 4 eignen sich besonders während der Geburt, wenn die Frau ihren Atemrhythmus verliert, hektisch zu atmen beginnt, um sie nonverbal zu ihrem natürlichen Atemrhythmus zurückzuführen. Allerdings bedarf dies einer großen Sensibilität, von seiten des Partners wahrzunehmen, wann es für sie richtig ist, den Atemrhythmus zu verlangsamen oder zu beschleunigen, und wann dies ein für sie unnatürliches Atemmuster wäre. Auch hier wird meist eine der Methoden ganz individuell als wirkungsvoll erlebt.

Dauer der Übungen: 1 – 2 Minuten.

Massage während der Geburt

Die wenigsten Frauen wollen während der Geburt eine richtige Massage (z.B. knetende Bearbeitung von Po, Schenkel oder Schultern), aber es gibt Ausnahmen. Berührungsentspannung als nonverbales Signal für die verspannten Körperteile ist oft schon das »Äußerste«, was Frauen ertragen, da sich in ihnen so viel tut. Ganz leichte Massage – eher Streicheln – des Bauches wird manchmal gewünscht und als angenehm erlebt.

Wichtig ist dabei zu wissen, daß kreisende Bewegungen wehenstimulierend wirken. Wenn bei sehr starken Wehen eher eine Entspannung erreicht werden soll, ist es wichtig, die Bewegung bzw. den Kreis zu unterbrechen, zu halbieren.

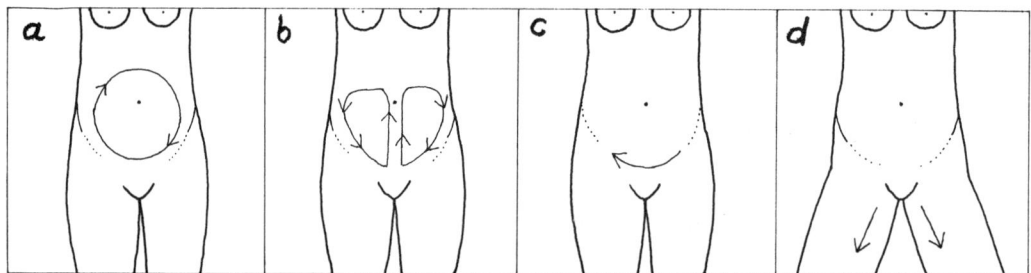

Bei b und c kann die Klitoris mitgestreichelt werden. Dabei wird ein doppelter Effekt erreicht, einerseits durch Stimulierung der Klitoris vermehrte Oxytocinausschüttung und damit verstärkte Wehen, andererseits Entspannung der Bauchdecke durch leichtes Streicheln derselben, und das Wohlgefühl, das die Zärtlichkeit auslöst.
Genau dasselbe gilt für die Stimulierung der Brüste und Brustwarzen, aber natürlich nur, wenn es der Frau angenehm ist.

○ **Rückenmassage**
(Als Paar, in verschiedenen Positionen)

Sehr viele Frauen erleben die Wehen hauptsächlich als Rückenschmerzen. Mit jeder Kontraktion wird der Kopf des Kindes gegen die Wirbelsäule gedrückt. Dies wird durch Rückenlage oder Zurücklehnen im Sitzen verstärkt. Positionsveränderungen bringt oft schon Erleichterung: vornüberlehnen, kreisende Bewegungen des Beckens… Manchmal fühlt es sich jedoch wirklich so an, als ob der Druck des kindlichen Kopfes das Becken sprengen wollte.
Da ist es hilfreich, wenn der Partner oder die Geburtshelferin von außen Gegendruck ausüben. Dies ist manchmal stundenlang notwendig, daher ist es wichtig, daß der massierende Partner selbst bequem sitzt oder steht und den Gegendruck mit seinem Körpergewicht ausüben kann, ohne ständig seine Armmuskeln beanspruchen zu müssen.
Da der Druck des kindlichen Kopfes sich während der Geburt allmählich tiefer zum Steißbein hin verschiebt, soll immer wieder gefragt werden, wo der Gegendruck gewünscht ist.

160

- Der Druck von außen kann mit der Handfläche – beide Hände übereinander legen – oder mit der Faust bzw. den Knöcheln ausgeübt werden, je nachdem, was angenehmer ist für beide.

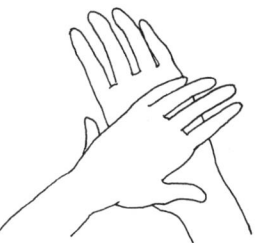

- Mit dem Druck können langsame kreisende Bewegungen ausgeführt werden. Dabei nicht mit den Händen auf der Haut reiben, da dies – über Stunden angewandt – zu Hautreizungen führen kann, sondern das Fleisch auf dem Knochen bewegen.

○ Massage zur Beckenbodenentspannung
(Als Paar, im Liegen oder Sitzen)

Im Kurs kann ein ganz einfacher Reflex eingeübt werden:
A Rückenlage oder halbsitzende Position (wie für interne Untersuchung oder Austreibungsphase), Beine auseinanderfallen lassen.
B streicht von den Knien an den Schenkelinnenseiten entlang zum Beckenboden. Leichtes Streicheln oder starker Druck, je nach Wunsch.
A spannt dabei den Beckenboden an.
B streicht vom Beckenboden zurück zu den Knien, leicht oder mit Druck, je nach Wunsch.
A entspannt dabei den Beckenboden.

Dieser Reflex kommt ganz automatisch und klappt in der Regel nach ein paar Versuchen, so daß das Aufwärtsstreicheln und das willkürliche Anspannen weggelassen werden kann, und der Partner der Frau vor oder nach einer internen Untersuchung (oder zu jeder Zeit, wenn sie fühlt, daß ihr Beckenboden verspannt ist) helfen kann, denselben zu entspannen.

(Siehe dazu auch »Gymnastik III: Beckenübungen« und »Gymnastik IV: Beckenboden-übungen«, Seite 149-156)

Dauer der Übung: 1 – 2 Minuten.

◯ Fußmassage
(Zur Vorbeugung und Vermeidung von Krampfadern und Ödemen)

A sitzt bequem auf Stuhl, Sessel oder Bettrand.
B liegt davor auf dem Boden, evtl. Oberkörper leicht erhöht. Füße von B liegen auf dem Schoß von A.
A massiert Fußsohlen, jede einzelne Zehe, Fußgelenk und untere Hälfte der Waden mit kreisenden Fingerbewegungen. Starker Druck wird an den Füßen oft als angenehm erlebt.

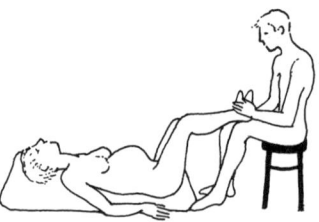 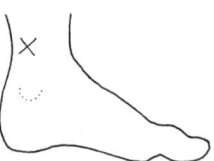

Akupunkturpunkt für die Geschlechtsorgane: löst Verspannung in Gebärmutter, Muttermund und Scheide.

Dauer der Übung: 2 – 3 Minuten.

◯ Beine ausstreichen
(Paarübung im Liegen)

A sitzt auf dem Boden/an die Wand gelehnt/mit Kissen bequem gestützt.
B liegt davor auf dem Boden, eventuell Oberkörper leicht erhöht, Füße von B liegen auf Schulter von A.
A streicht Beine von den Füßen bis zu den Pobacken hinab aus. Zunächst jedes einzelne Bein mit beiden Händen umfassend, dann beide Beine, indem jeweils eine Hand an den Außenseiten des Beines hinabgleitet.
Mit relativ starkem Druck beginnen, allmählich wieder leichter werden.
(Krampfadern selbst nicht direkt bearbeiten, sondern Beine in einem Zug ausstreichen!)

Dauer der Übung: 2 – 3 Minuten.

Geburtspositionen

Wie wichtig ist es für dich, daß Frauen bestimmte Positionen einnehmen sollten?
Welche Erfahrungen hast du damit gemacht?
Welche Positionen hast du bei der Geburt deiner Kinder/deines Kindes eingenommen?

Gerade bezüglich der Positionen haben Geburtsvorbereiterinnen und -helferInnen oft festgefahrene Ideen. Eine gute Erfahrung, die vielleicht nur individuell richtig war, wird zur Norm gemacht, und ein Gruppendruck entsteht, auf jeden Fall eine bestimmte Position einzunehmen. So wird eine Position, die eine Hilfe sein könnte, oft zur Behinderung!

Beispiel:
Eine Frau hatte sich in den Kopf gesetzt, in der Hockstellung zu gebären. Der kindliche Kopf trat jedoch nicht tiefer. Sobald sie ihre Entschlossenheit aufgab und sich hinlegte, ging es mit der Austreibungsphase schnell voran.

Mir ist es sehr wichtig, daß die schwangeren Paare nicht bestimmte Positionen erlernen, die für bestimmte Geburtsphasen »richtig« sind. Mein Ziel in der Geburtsvorbereitung ist, die Paare in der Körperwahrnehmung zu schulen, so daß jede Person für sich selbst spürt, welche Position zu welcher Zeit angenehm ist/sich richtig anfühlt.
Wenn ich einer Frau nur sage, sie solle während der Austreibungsphase aufrecht sein (und sie vielleicht sogar auf eine bestimmte Stellung fixiere), die Hebamme sagt ihr jedoch, sie soll sich so und so hinlegen, dann steht Aussage gegen Aussage, Fremdautorität gegen Fremdautorität.
Wenn die Frau jedoch während der letzten Schwangerschaftsmonate ein Körpergefühl entwickelt hat und spürt, in welcher Position sie sich wohlfühlt, und die Hebamme sagt ihr, sie soll sich so oder so hinlegen, wird es der Gebärenden bestimmt leichter fallen, dankend abzulehnen. Sie weiß nämlich selbst, was für sie richtig ist. Sie selbst ist Autorität und hat gelernt, auf sich selbst zu hören.
Wenn eine Frau sich flach liegend am wohlsten fühlt und dabei am besten entspannen kann, so ist die Entspannung für den Geburtsprozeß wichtiger als eine physikalisch günstige Position, in der sich die Frau verspannt und dadurch den Geburtsprozeß blockiert. Deshalb ist es wichtig, die nachfolgenden Beschreibungen nicht als absolute Richtlinien zu sehen.

Wir können im Kurs die verschiedenen günstigen Positionen vorstellen und ausprobieren lassen oder den Paaren in der jeweils vorhergehenden Sitzung die Hausaufgabe stellen, für sich selbst Positionen herauszufinden, in denen sie sich wohl fühlen: Körperhaltungen, die den beschriebenen Erfordernissen entsprechen. Diese selbstgefundenen Positionen können dann im Kurs geübt und mit den Atemrhythmen kombiniert werden.

Positionen in den verschiedenen Geburtsphasen

Eröffnungsphase:
- Frau soll sich darin entspannen können.
- Gebärmutter soll nicht auf den Rücken drücken (Vena-Cava-Syndrom, Rückenschmerzen ... usw.).
- Gewicht des kindlichen Kopfes oder Gesäßes sollen auf den Muttermund drücken (verstärkt Anreiz, sich zu öffnen, sowohl physikalisch als auch hormonell).
- Kein Hohlkreuz machen (Rückenschmerzen, zusätzliche Kurve erschwert den Geburtsweg).
- Becken sollte frei beweglich sein (Lockerung = zur Schmerzlinderung während der Wehen).

Übergangsphase:
- Alles wie oben, ausgenommen:
  Gewicht des kindlichen Kopfes braucht jetzt nicht mehr auf den Muttermund zu drücken (verstärkter Preßdrang, zu dem Zeitpunkt unangenehm).

Austreibungsphase:
- Frau soll keinesfalls auf ihrem Steißbein sitzen (verengt Geburtsweg, Achtung bei halbsitzender Position!).
  Frau sollte nicht flach liegen (sonst muß sie das Kind nach oben drücken).
- Gewicht des kindlichen Kopfes sollte nach unten in die Scheide drücken (um mit der Schwerkraft zu arbeiten).
- Kein Hohlkreuz machen (zusätzliche Kurve erschwert Geburtsweg).
- Becken sollte frei beweglich sein (Kreisen des Beckens unterstützt interne Rotation des Kindes).
- Frau sollte nicht in der tiefen Hocke sitzen (Beckenausgang ist dabei verengt und nicht so beweglich).

○ Übung bei Steißlage

(Als Paarübung in den letzten Wochen vor dem Geburtstermin)

Partner setzt sich kniend auf den Boden, Kissenrolle zwischen Fersen und Po.
Frau legt sich vor ihm auf den Rücken, rutscht mit dem Po näher, legt ihre Kniekehlen über seine Schultern.
Beide rutschen noch näher zueinander. Er auf den Knien, sie mit den Schultern, bis ihr Becken auf seinen Oberschenkeln liegt.
Beide denken ans Kind, wollen, daß es sich dreht. Er fühlt, streichelt, entspannt den Bauch der Frau (lockt das Kind). Sie atmet tief und entspannt, weitet den Bauchraum.

Dauer der Übung: Solange es für beide angenehm ist.

Partner-Sensibilisierung

Jeder Geburtsverlauf ist davon abhängig, ob die Beteiligten mit sich selbst und miteinander im Einklang sind.

Was bedeutet es eigentlich, Partner füreinander zu sensibilisieren?
Was ist ein sensibler Partner für dich?
Wieviel Sensibilität erwartest du von deinem Partner?
Was bedeutet Sensibilität für dich persönlich?
Welche Art von Feinfühligkeit ist dir wichtig? In welcher Reihenfolge?

Mögliche Antworten:
* Dein Partner kann erspüren, was du willst und fühlst.
* Dein Partner gibt dir das Richtige zum richtigen Zeitpunkt.
* Die Berührungen deines Partners haben eine bestimmte Qualität.
* Dein Partner ist sich selbst bzw. seinen eigenen Bedürfnissen gegenüber feinfühlig und treu.
* Ergänze, was dir noch wichtig ist: ....

Überdenke, welche Feinfühligkeit du von den Paaren im Kurs erwartest und welche Art von Feinfühligkeit du durch deinen Kurs erreichen willst.
Ich finde es wichtig, daß eigene Erwartungen an den Partner nicht auf die Paare im Kurs übertragen werden. Jede Beziehung hat ihr eigenes Muster, und was mir als Kursleiterin grob und unsensibel erscheinen mag, ist vielleicht für das eine Paar das maximale, was sie sich gegenseitig geben können und voneinander möchten.
Es geht auch nicht darum, bestimmte »Fertigkeiten des feinfühligen Umganges miteinander« einzuüben, sondern den Paaren eine Gelegenheit zu geben, ihre eigenen Erwartungen an sich selbst und aneinander kennenzulernen, zu überprüfen und eventuell zu korrigieren beziehungsweise darauf eingehen zu lernen, wenn das ihrem Bedürfnis entspricht.
Selbstverständlich können wir dieses Ziel auch mit anderen Übungen und Gesprächen anstreben, wenn wir diese entsprechend nützen.

»Viele Männer dürfen sich vielleicht im Kurs nicht entspannen, weil ihre Rationalität oder sogar ihre Verkrampftheit für die Frau nötig ist, damit sie sich fallen lassen kann.
Mancher Mann kann kein ›starker Fels‹ sein, wenn er selbst alle ›Großhirnfunktionen‹ aufgibt und nur mehr atmet, strömt...«

(Lisbeth Sprinz)

Für manche Frauen ist es wichtig zu wissen, daß ihr Mann zumindest nicht »den Kopf verliert«. Nur so können sie sich auf das Geschehen einlassen. Dies heißt aber nicht, daß der Mann im Kurs deshalb nicht auch das Loslassen lernen dürfte. Vielleicht kann er sich über diesen Weg besser in seine Frau einfühlen und ihm selbst tut es wahrscheinlich auch gut. Wenn er sich in einer Entspannungsübung ganz verlieren kann, heißt das ja nicht, daß er das bei der Geburt auch tun will oder wird. Zu dieser Regression, von der Odent schreibt, gehören noch andere, vor allem auch hormonelle Faktoren, und diese Körperlichkeit spielt sich ja in der Frau ab.

Thematisch sollte das Thema »Fallen-lassen« bzw. »Los-lassen« in einem Kurs nicht ausgelassen werden. In manchen Paarbeziehungen wollen/können es beide zur selben Zeit. In manchen Paarbeziehungen darf/kann das nur jeweils einer, und in manchen Paarbeziehungen wollen beide im rationalen Bewußtseinsraum bleiben. Auch das kann richtig sein.

Ich persönlich habe diese totale Körperlichkeit bei Rubens Geburt erlebt, das natürliche Fließen der Rhythmen, die Euphorie…, aber ich war mir auch bewußt, was um mich herum vorgeht, habe mich entscheidungsfähig gefühlt, ich hatte eher ein intensiveres Gefühl von gedanklicher Klarheit und Wahrnehmung.

Regression wird meines Erachtens fälschlicherweise mit Nicht-Denken in einen Topf geworfen. Mühsam gestehen wir es den Neugeborenen zu, nun wollen wir es den Gebärenden entziehen. Wir müssen aber vielleicht differenzieren, um welche Art des Denkens es sich handelt.

Mir fällt dazu ein, daß ich bei dem Brettspiel, das ich mit Peter in den Wehenpausen der Eröffnungsphase spielte, ein ausnahmsweise ebenbürtiger Spielpartner war – sonst gewann Peter immer. Ein Spiel, das logisches Denken voraussetzt.

Auch schickte ich selbst Peter noch in der Austreibungsphase zwischendurch ins Bad, um seine weiße Hose in kaltem Wasser einzuweichen, da sie Blutspritzer abbekommen hatte… Auch dieses »Denken« brachte mich nicht von meiner Körperlichkeit weg.

Sind es nicht eher Gefühle, die die Regression verhindern oder nur teilweise zulassen? Gefühle der Angst, des Mißtrauens, des Ärgers, des Verlassenseins… Das sollte in diesem Zusammenhang angesprochen werden.

○ Partner-Sensibilisierung I: Sich betten lassen
(Paarübung, im Liegen)

- A sitzt auf dem Boden.
  B bettet seinen Partner in eine bequeme Liegestellung, holt Kissen, rückt sie zurecht, legt noch etwas unter, verändert die Position der Arme, Hände, Beine, des Kopfes, bis B das Gefühl hat, daß A sich richtig wohlfühlt.
  A läßt alles mit sich geschehen, auch wenn vielleicht eine andere Stellung erwünscht ist.
- Nach kurzer Pause Wechsel: B bettet und A läßt sich betten.
  Hinterher Reflexion darüber: Wie gut wissen wir, was unser Partner will, ob und wie er sich wohl fühlt? Macht es uns Spaß, uns einzufühlen? Können wir erlauben, daß wir körperlich manipuliert werden? Können wir annehmen, daß uns jemand Gutes tun will?

Dauer der Übung: 5 Minuten pro Person.

○ Partner-Sensibilisierung II: Sich überlassen können
(Paarübung im Liegen)

Vorbemerkung:
Bevor diese Übung angeleitet wird, sollte die Kursleiterin an einer Teilnehmerin die wichtigsten Anleitungen zeigen (Kursleiterin ist B).

- A legt sich entspannt auf den Rücken (eventuell mit Kissen unter Kopf und Schulter).
- B nimmt rechtes Bein, dessen Knie leicht angewinkelt ist und durch eine Hand von B leicht unterstützt wird, und führt dieses Bein zu einer leichten Streckung in Kreisbewegungen, dabei das Bein mit leichtem Zug vom Hüftgelenk nach außen ziehen. Bein ganz sachte und in leichter Streckung wieder ablegen.
- B nimmt linkes Bein, siehe oben.
- B nimmt linken Arm, wobei der Ellbogen durch eine Hand von B leicht unterstützt wird, und führt diesen Arm zu einer leichten Streckung in Kreisbewegungen, dabei den Arm konstant vom Schultergelenk nach außen ziehen. Arm ganz sachte und in leichter Streckung wieder ablegen.
- B nimmt rechten Arm, siehe oben.
- B nimmt den Kopf in beide Hände, hebt den Kopf sachte vom Boden ab, wiegt ihn und streckt ihn – vom Hals beziehungsweise der Wirbelsäule ausgehend – leicht nach außen ziehend.

Aufforderung an A:

- Legt euch ganz entspannt auf den Rücken ... laßt euch Zeit, ruhig und entspannt zu werden ... atmet durch ... atmet aus und laßt los, was ihr noch an Spannung in euch fühlt ... dann fühlt in euch selbst nach, wie bereit ihr seid, daß euer Partner euch berührt und etwas an eurem Körper tut ... atmet tief durch und aus, wenn ihr Anspannung in euch fühlt, und schaut, ob es einen Teil in euch gibt, der offen für diese Berührung ist ... laßt diese Offenheit einfach zu.

Aufforderung an B:

- Findet einen Platz, kniend oder sitzend vor dem rechten Fuß eures Partners. Achtet darauf, daß ihr nicht zu nahe »auf ihm draufsitzt« ... überprüft, ob ihr bequem sitzt und fest »verwurzelt« seid, so daß ihr mit der Schwerkraft eures Körpers und nicht mit euren Armmuskeln arbeiten müßt ... atmet tief durch und aus und erlaubt euch, selbst ruhig und entspannt zu sein ... Achtet auf die Atmung eures Partners und hebt während eines Ausatmens des Partners dessen Bein an, indem ihr mit der linken Hand die Ferse und mit der rechten Hand die Kniekehle unterstützt. Nun zieht das Bein eures Partners (leicht angewinkelt) zu euch ... sachte zunächst und allmählich den Zug verstärkend ... bewegt dabei das Bein leicht hin und her und leitet die Bewegung in eine leicht kreisende über ... während der ganzen Zeit übt ihr einen leichten Zug aus ... übertreibt die Bewegungen nicht, geht nur so weit, wie euer Partner sich euch überlassen kann. Erzwingt nichts an Lockerung ... lehnt euch mit eurem Oberkörper zurück, zieht nicht mit den Armen ... nun senkt das Bein mit leichten Schaukelbewegungen wieder und legt es gestreckt ab... streicht anschließend ein paar Mal rhythmisch mit dem Ausatmen eures Partners das ganze Bein entlang nach unten, vom Hüftgelenk bis über die Zehen hinaus.
- Dieselbe Übung mit dem linken Bein.
- Setzt euch nun vor den linken Arm... überprüft euren Abstand und eure eigene Entspannung... hebt nun mit eurer rechten Hand die linke Hand eures Partners vom Boden ab und beginnt, diese leicht zu euch her und nach oben zu ziehen. Sobald sich der Ellbogen vom Boden löst, unterstützt ihr diesen mit der linken Hand und zieht nun den gesamten linken Arm sanft und konstant mit leichten kreisenden Bewegungen zu euch her... zieht nur so viel, daß ihr zwar einen Unterschied zwischen den beiden Schultern wahrnehmt, aber nicht den ganzen Oberkörper mitzieht... legt dann sachte, aber unter leichter Streckung, den Arm wieder ab und streicht ein paarmal rhythmisch mit dem Ausatmen des Partners den Arm entlang nach unten... von den Schultern bis über die Fingerspitzen hinaus.
- Dieselbe Übung mit dem rechten Arm.
- Setzt euch hinter den Kopf eures Partners. Achtet wiederum darauf, daß ihr fest mit dem Boden »verwurzelt« seid ... greift nun abwechselnd mit der linken und der rechten Hand unter den Nacken eures Partners und streicht eventuell die Haare unter dem Kopf nach rückwärts. Bewegt den Kopf – noch am Boden liegend – vom Nacken aus hin und her und hebt ihn allmählich – mit beiden Händen übereinandergreifend – an, indem ihr gleichzeitig ganz sachte zieht. Bewegt den Kopf dann unter konstantem leichten Zug auf und ab ... und nach beiden Seiten

... geht nur so weit, wie ihr keinen Widerstand spürt ... und legt den Kopf ganz sachte und leicht gestreckt wieder ab ... streicht zum Abschluß vom Nacken her über den Hinterkopf und seitlich den Haaren entlang bis über die Haarspitzen hinaus.

Stille Reflexion:
- Ruht beide für ein paar Minuten aus und spürt einfach der Wirkung dieser Übung nach.
- Wie fühlst du dich als A? Konntest du dich deinem Partner ganz überlassen? Wo hast du inneren Widerstand verspürt? Bei welchen Körperteilen fiel es dir leichter und bei welchen schwerer, sie zu überlassen? Wieviel Vertrauen in deinen Partner hast du gespürt, vor Beginn der Übung, während der Übung und jetzt?
- Wie fühlst du dich als B? Wieviel hast du gewagt, aus deinem Partner herauszuholen? Glaubst du, es war zuviel oder zuwenig oder gerade richtig? Bei welchen Körperteilen fiel es dir leichter, bei welchen schwerer? Wieviel Selbstvertrauen hast du gespürt, vor Beginn, während der Übung und jetzt?

Erfahrungsaustausch unter den Paaren:
Bei diesem Austausch geht es nicht um ein Feedback, zum Beispiel als A: »Das hast du gut gemacht ... Meinen Arm hast du etwas zu fest gezogen.«, sondern um eine Wahrnehmung, bei der wir bei uns selbst bleiben: »Ich habe mich so ... gefühlt..., meinen Arm konnte ich nicht so gut hergeben...«
Als B nicht: »Deine Beine waren verspannt, die hast du nicht losgelassen...«, sondern »Ich hatte Schwierigkeiten mit deinen Beinen...«

Wechsel:
Die Übung nochmals wiederholen. A ist jetzt B und B ist jetzt A.

Gesamte Dauer der Übung mit Wechsel, Reflexion und Blitzlicht: 30 – 45 Minuten.

○ Partner-Sensibilisierung III: Rücken an Rücken
(Paarübung im Sitzen)

Setzt euch auf den Boden, Rücken an Rücken.
Lehnt euch aneinander und atmet tief durch und aus. Bewegt euch ein bißchen, verändert eure Position, bis ihr wirklich bequem sitzt. Entspannt euren Kopf und eure Schultern, atmet durch und aus.
Spürt jetzt einmal nach, wer von euch beiden eher stützt und wer sich eher anlehnt, achtet auch auf kleine Nuancen. Wer lehnt sich an wen an? Verändert eure Position immer wieder ein wenig, dann beginnt ganz langsam – allmählich – euch zu bewegen. Schwingt eure Oberkörper

miteinander in verschiedene Richtungen, schwächer oder stärker, ... und spürt nach, was euch angenehm ist. Wenn ihr miteinander eine für euch angenehme Bewegung gefunden habt, dann laßt euch selbst wissen: wer von euch beiden führt eher und wer gibt eher nach? Wer von euch beiden bestimmt die Richtung und die Stärke der Bewegungen?

Laßt euch selbst wissen, ob euch das so angenehm ist. Wollt ihr intensivere oder sanftere Bewegungen? Getraut ihr euch, die Führung zu übernehmen oder Widerstand einzubringen? Bewegt euch dabei weiter und erprobt neue Richtungen. Experimentiert ruhig ein wenig und laßt euch dabei immer wissen, wie es euch damit geht, was euch angenehm ist und was unangenehm.

Erlaubt dann euren Bewegungen, langsam auszupendeln. Ganz langsam und allmählich, wie eine Schaukel, die ausschwingt, kommt ihr nun zur Ruhe. Sitzt einfach ruhig, aneinandergelehnt. Spürt nochmals den Rücken eures Partners und euch selbst, wie ihr jetzt sitzt und wie es euch dabei geht. Wie fühlt sich dieser Kontakt, diese Berührung an? Dann atmet tief durch und trennt euch voneinander.

Legt euch hin oder findet einen bequemen Sitzplatz und laßt die Übung in euch nachwirken, ehe wir nachher darüber reden.

Jeder kann für sich allein überlegen:
- Ist Widerstand nicht auch Kontrolle?
  (Partner kann nicht machen, was er/sie will ... z.B. bei Hausgeburt).
- Ist nicht auch Hingabe letztlich Kontrolle?
  (Kontrolle darüber, ob Bewegung/Aktivität fließen kann oder nicht?)
- Brauche ich den Widerstand des Partners, um aktiv zu bleiben, oder macht mich die Hingabe des Partners inaktiver?
- Gibt es eine klare Rollenverteilung in der Beziehung?
  Hat (und will) jeder Partner eine Chance, zu leiten bzw. nachzugeben?
- Wenn ich stütze, geschieht das durch Anstrengung oder Aktivität, oder stütze ich, indem ich total nachgebe, mich anlehne?
- Gefällt mir mein eigenes Verhalten? Gefällt mir das Verhalten meines Partners?
- Was möchte ich gerne ändern? Was möchte ich, daß der Partner ändert?

Erfahrungsaustausch unter den Paaren:
Konkrete Mitteilungen machen, z.B.: Kopf mehr zurück, aufrechter sitzen, schnellere Bewegungen o.ä.

Eventuell Blitzlicht

Eventuell Wiederholung der Übung »Rücken an Rücken«:
Viele Paare wollen das Gelernte/Angesprochene gleich umsetzen.

Mögliche Weiterführung des Themas in der Gruppe:
• Wie stelle ich mir unsere Beziehung während der Geburt vor?
• Wie möchte ich mich verhalten?
• Welches Verhalten erwarte ich von meinem Partner?

Dauer der Übung: 5 – 8 Minuten.

○ Partner-Sensibilisierung IV: Fingerspitzentanz
(Paarübung im Gehen)

• Paare stehen gegenüber, ungefähr 60 Zentimeter voneinander entfernt (bei allen Selbstwahrnehmungsübungen jeweils mit dem eigenen Partner oder zwei einzelne Frauen zusammen; wenn eine Frau übrigbleibt, ist die Kursleiterin Partnerin);
• legen die Fingerspitzen aneinander;
• vereinbaren, wer A und wer B ist;
• entweder beide oder B schließen die Augen (wähle, was dir richtig erscheint).
• A beginnt Bewegungen vorzugeben;
• B folgt den Bewegungen, ohne daß sich Fingerspitzen voneinander lösen – nach oben, nach unten, zur Seite, nach innen – und zurück.
(Nach 2 – 3 Minuten wird getauscht. B führt und A folgt den Bewegungen, ohne verbalen Austausch dazwischen. Jeder überlegt für sich: Wie ist es mir beim Führen bzw. beim Geführtwerden ergangen?)

Anschließende Reflexion:
Hättest du als Führender gerne andere, weitere Bewegungen gemacht, wurdest aber in deiner Kreativität gebremst? Konntest du leicht nachgeben, mitgehen? Haben dir die vorgegebenen Bewegungen Spaß gemacht? Hast du anderes erwartet und deswegen deinen Partner innerlich kritisiert und ihm widerstrebt? Seht ihr Parallelen dazu in euren Alltagsbeziehungen?

Dauer der Übung: 5 Minuten.

○ Partner-Sensibilisierung V: Sich öffnen – sich helfen lassen
(Paarübung im Sitzen, möglichst mit dem eigenen Partner)

1. Variante
A Schmetterlingsposition einnehmen: auf Händen abstützen, Beine weit auseinanderfallen lassen.
B legt sein linkes Bein in Knöchelhöhe auf linkes Knie, rechtes Bein auf rechtes Knie.
Erfühle:
A: wie geht es dir als derjenigen, die sich öffnet, mit dieser Hilfe?
Ist es angenehm, unangenehm? Empfindest du den Schmerz als hilfreich oder verspannst du dich dagegen?
B: Wie geht es dir als Helfender mit dem, was du tust?
Hast du Angst, Schmerz zuzufügen? Fühlst du dich wohl in dem Wissen, daß du hilfst?

Dann Wechsel.

2. Variante
A siehe oben.
B kniet vor A, ankert ihre Füße zwischen seinen Knien (bei rutschigem Boden). Legt die linke Hand unter linkes Knie, rechte Hand unter rechtes Knie, hebt die Beine von A und lockert durch Wippen, läßt sie auseinanderfallen, lockert wieder (gut innerhalb des Öffnungsspielraumes) und läßt sie wieder auseinanderfallen…; mehrere Male wiederholen.
Erfühle:
A: Wie geht es dir als derjenigen, die sich öffnet? Ist es angenehm, unangenehm? Empfindest du die Aktivität deines Partners als hilfreich, oder verspannst du dich dagegen? Kannst du vertrauen und loslassen? B: Wie geht es dir als Helfender mit dem, was du tust?
Ist es dir zu viel Aktivität, zu unruhig, oder hast du das Gefühl, daß du diesmal wirklich etwas tust, zur Beckenbodenöffnung beiträgst?

Dann Wechsel.

3. Variante
A Schmetterlingsposition einnehmen, auf Händen abstützen, Beine weit auseinanderfallen lassen.
B kniet vor A, legt Hände rechts und links vom Schambein auf Schenkelinnenseite und streicht mit allmählich stärker werdendem Druck zum Knie hin und darüber hinaus (Ausstreichen mehrmals wiederholen).
Erfühle:
A: Wie geht es dir als derjenigen, die sich öffnet?
Ist es angenehm, unangenehm? Empfindest du die Nähe und den Druck, den dein Partner ausübt, als hilfreich, oder verspannst du dich dagegen?

B: Wie geht es dir als Helfender mit dem, was du tust? Hast du Angst, zuviel Nähe oder zu viel Druck auszuüben? Hast du das Gefühl, diesmal wirklich effektiv zu sein?

Dann Wechsel.

4. Variante

A siehe 3. Variante.

B kniet vor A, legt Hände rechts und links vom Schambein auf die Schenkelinnenseiten und läßt sie ruhig liegen, läßt Wärme und Nähe wirken.

Erfühle:

A: Wie geht es dir als derjenigen, die sich öffnet? Ist dir die Wärme des Hautkontaktes angenehm oder eher unangenehm? Kannst du dich dabei entspannen und dich mehr öffnen?

B: Wie geht es dir als Helfender? Kannst du es aushalten, nur die Hände aufzulegen, ohne mehr zu tun, nicht zu drücken oder zu massieren oder aktiv zu lockern? Macht dich die ruhige Haltung kribbelig?

Dann Wechsel.

Reflexion:

Welche der vier Varianten wurde als am angenehmsten erlebt?

Welche hat deiner Meinung nach am meisten an Öffnung bewirkt?

(Jeweils aus der Sicht der sich Öffnenden und aus der Sicht des Helfenden.)

Feedback in der Paarbeziehung:

Eventuell Wiederholung oder Ausprobieren einer Variante, die beiden zusagt.

Dauer der Übung: 10 Minuten.

Auswertung:

Glaube ich:

- Schmerz ist nötig, um Veränderung zu bewirken?
- Schmerz löst nur Verspannung aus und kann nicht gut sein?
- Aktivität ist nötig, um Veränderung zu bewirken?
- Aktivität ist überflüssig und irritierend?
- ich kann mich nicht von alleine öffnen, ich brauche Hilfe von anderen?
- ich kann mich nicht öffnen, wenn jemand zuschaut/Erwartungsdruck da ist?
- ich brauche einen ruhigen und gelassenen Partner, jemanden, der nur da sein kann?
- ich brauche einen Partner, der aktiv ist, der Bewegung auslöst, mich ablenkt?

○ Partner-Sensibilisierung VI: Gefühle senden und empfangen
(Eine Übungsfolge in vier Teilen)

Wir alle haben gelernt, unsere Gefühle nicht zu zeigen, ausdruckslose Gesichter zu machen oder eine Maske (von Schmerz, Freude, Bewunderung, Anteilnahme usw.) aufzusetzen, auch wenn wir uns nicht so fühlen.

Oft kommen wir jedoch auch mit dem, was wir ausdrücken wollen, beim »Empfänger« gar nicht an, weil wir nicht klar genug senden, oder weil der Empfang für das, was wir mitteilen möchten, gestört ist.

Mit nachfolgenden Übungen können Paare miteinander und Geburtsvorbereiterinnen bzw. GeburtshelferInnen untereinander experimentieren, wie sie Gefühle ausdrücken, senden und empfangen möchten. Primäre Gefühle sind Schmerz, Wut, Freude, Stolz; sekundäre Gefühle sind unsere Reaktion darauf: Mitleid, Bewunderung, u.a. Als Gruppenübung ist es einfacher (weniger herausfordernd), zuerst mit sekundären Gefühlen zu arbeiten.

Teil 1: Bewunderung und Aufmunterung, Mitleid und Anteilnahme (5 Minuten)

Sich als Paar gegenübersetzen. Einen Abstand zueinander finden, der für beide angenehm ist. Berührung nur, wenn von beiden gewünscht.

A: sendet Bewunderung und Aufmunterung; eine Minute lang.
B: empfängt, läßt es in sich einwirken, spürt nach, welche Gefühle es auslöst.
A und B: Augen schließen, ein paarmal tief durchatmen, Erfahrung loslassen.
B: sendet Bewunderung und Aufmunterung; eine Minute lang.
A: empfängt, läßt es in sich einwirken, spürt nach, welche Gefühle es auslöst.
A und B: Augen schließen, ein paarmal tief durchatmen, Erfahrung loslassen.

Übung ohne Pause dazwischen wiederholen; beim zweiten Mal wird Mitleid und Anteilnahme gesendet und empfangen. Nachher in der Paarbeziehung und/oder in der Gruppe darüber reden, was das Senden und Empfangen in den einzelnen ausgelöst hat; bei den eigenen Gefühlen bleiben, nicht interpretieren oder projizieren, was der andere gefühlt haben mag oder nicht.

Teil 2: Schmerz, Trauer, Angst, Wut, Freude, Stolz (5 Minuten)

Unmittelbar nach der vorangegangenen Übung oder in einer späteren Sitzung kann mit primären Gefühlen experimentiert werden, mit denen wir alle irgendwann in Berührung kommen, die wir aber oft nur in gebremster Form zeigen. Nach einem Gruppengespräch darüber, wie diese Gefühle nonverbal ausgedrückt werden und welche möglichen Reaktionen sie auslösen können, erinnert die sendende Person sich jeweils an eine Situation, in der sie das bestimmte Gefühl erlebte, und teilt sich der empfangenden Person nonverbal mit. Wie bei anderen Übungen ist es auch hier wichtig, daß du sie zunächst für dich selbst ausprobierst. Besonders wenn es um primäre Gefühle geht, mußt du sicher sein, daß du deine eigenen Gefühle kennst und keine Angst davor hast, sie in anderen auszulösen und aufzufangen.

Die Übungen sind effektiver, wenn du zuvor aussprichst, daß sich die Teilnehmer nicht in die Arme fallen sollen (jemand in die Arme schließen kann zur Vermeidung von Gefühlsaustausch führen). Ebenso hilfreich ist es, die Teilnehmer zu motivieren, sich an die Vorgabe zu halten, daß dabei nicht gesprochen oder anders abgelenkt werden soll.

Aber auch hier gilt wie bei anderen Übungen: Die Teilnehmer haben ihre eigenen Selbstschutzmechanismen. Sie werden sich nur so weit einlassen, wie sie es aushalten können, und es ist richtig, daß du ihr Lachen, Kichern, Reden usw. respektierst. Du kannst jedoch darum bitten, möglichst leise zu sein, damit sie andere Teilnehmer nicht stören.

Sich als Paar gegenübersitzen. Blickkontakt; Abstand, der für beide angenehm ist.
A: sendet zwei bis drei primäre Gefühle, wie Schmerz, Trauer, Angst, Wut, Freude, Stolz, Zufriedenheit...; eine Minute lang.
B: empfängt, läßt es in sich einwirken, spürt nach, welche Gefühle es auslöst.
A und B: Augen schließen, ein paarmal tief durchatmen, Erfahrung loslassen.
B: sendet zwei bis drei primäre Gefühle, wie Schmerz, Trauer, Angst, Wut, Freude, Stolz, Zufriedenheit...; eine Minute lang.
A: empfängt, läßt es in sich einwirken, spürt nach, welche Gefühle es auslöst.
A und B: Augen schließen, ein paarmal tief durchatmen, Erfahrung loslassen.

Diese Übung eventuell zweimal machen, beim zweiten Mal andere Gefühle ausdrücken. Hinterher in der Paarbeziehung und/oder Gruppe darüber reden, was das Senden und Empfangen in den einzelnen ausgelöst hat; bei den eigenen Gefühlen bleiben, nicht interpretieren oder projezieren, was der andere gefühlt haben mag oder nicht.

Teil 3: Gefühle im Partner erkennen und benennen (3 – 5 Minuten pro Person)

Diese Übung eignet sich gut für (Ehe)paare: sie kann auf das Leben mit dem Neugeborenen vorbereiten (fördert die Aufnahmebereitschaft nonverbaler Gefühlsmitteilungen).

Sich gegenübersitzen, anschauen. Jeder ist einmal Schauender, dann der, der angeschaut wird. Schauender beschreibt, was er im Gesicht und in der Körperhaltung des anderen sehen kann.

Beispiel:
»...ein Teil von dir ist müde, ein bißchen unruhig, vielleicht sogar ärgerlich. Ein anderer Teil, den ich sehen kann, ist zufrieden und stimuliert. Irgendwo in dir sitzt auch Trauer über etwas, du scheinst schwer daran zu tragen...«.

Hinweis für den Schauenden:
Möglichkeit der Projektion: wir sehen oft im anderen das, was wir selbst in uns tragen.
Hinweis für den, der angeschaut wird:
Kann ich zulassen, daß ich mich nicht rechtfertige, sondern verstanden fühle? Kann ich annehmen, daß mich jemand so zu sehen versucht, wie er aus mir herauslesen kann?

Teil 4: Gefühle wahrnehmen und dem Partner mitteilen (3 Minuten pro Person)

Sich als Paar gegenübersitzen, anschauen, Vorgang wie bei Teil 1 und 2 dieser Übungsfolge. Durch Augen, Gesichtsausdruck und Körperhaltung alle Gefühle ausdrücken, mit denen wir zur Zeit in Kontakt treten können. Diese Gefühle brauchen nichts mit unserem Gegenüber zu tun haben. Zeigen dürfen, wieviel Glück, Wut, Trauer ... tatsächlich in uns stecken. Nichts erklären und nichts rechtfertigen.

Hinweis für den, der wahrnimmt:
Starke Gefühle aufnehmen, sehen, zulassen können, ohne sofort etwas zu tun (umarmen, reden, fragen...), sondern aushalten, Anteil nehmen, ohne mitgerissen zu werden. Klar wissen, das sind die Gefühle des anderen und nicht meine. Uns selbst wissen lassen, was in uns ausgelöst wird.
Hinweis für den, der mitteilt:
- Sich selbst wissen lassen, was wir fühlen.
- Gefühle zulassen, akzeptieren; wir brauchen sie nicht sofort zu ändern oder beiseite schieben.
- Gefühle mit-teilen lernen: sich von der Seele reden, weinen, schreien ... = bereit sein, Gefühle loszulassen; nicht immer wieder hervorholen, reaktivieren, wenn sie gerade wegschmelzen möchten...

Tagtraum als Methode in der Geburtsvorbereitung

Wir alle träumen. So wie unser Körper ab und zu ein Fieber oder einen Hautausschlag braucht, um bestimmte »Giftstoffe« zu verarbeiten, so braucht unsere Psyche Träume und/oder Tagträume, manchmal auch Alpträume, um »psychischen Müll« durchzuarbeiten und loszuwerden.

Viele Menschen tendieren dazu, Fieber und jegliche Krankheiten zu unterdrücken, sie nehmen damit ihrem Körper die Möglichkeit, sich auszudrücken und sich selbst zu heilen. Ähnlich unterdrücken auch viele ihre Träume und Tagträume, indem sie diese vergessen oder sich sofort ablenken, wenn ängstliche Gedanken auftauchen.

Da Geburtsvorbereitung keine Therapie sein kann und will, geht es bei den gelenkten Tagträumen an dieser Stelle nicht darum, besonders angsterregende Situationen und Bilder hervorzulocken. Es ist wichtig, daß die Vorgaben und die Sprache möglichst neutral sind, aber doch die Möglichkeit gegeben ist, Ängste – falls solche da sind – zuzulassen.

Dies erfordert ein sehr feines Gespür von der Kursleiterin. Wenn du dich damit unsicher fühlst, laß es sein. Gelenkte Tagträume müssen nicht Bestandteil eines Geburtsvorbereitungskurses sein.

Wenn dir die Methode zusagt, übernimm die Tagträume des folgenden Übungsteils nicht einfach so. Erarbeite deine eigenen Texte, in deiner Sprache. Es ist wichtig, das, was du sagst, mit dir selbst in Übereinstimmung zu bringen. Nur dann kannst du damit umgehen und in einer Gruppe arbeiten.

Verschiedene Einstimmungsmöglichkeiten

- In einer neuen Gruppe, mit Teilnehmern, die in Entspannung und Meditation ungeübt sind, sollte immer eine Vorübung vorangestellt werden (eine einfache Entspannungsübung). Nach der Vorübung eventuell unterbrechen und rückfragen: Wurde laut genug und langsam genug gesprochen? ... Sind alle Teilnehmer in einer angenehmen Entspannungslage? ... Braucht jemand ein Kissen?
  Nachdem dies geregelt ist, eine erneute, kurze Entspannung als Vorübung, und dann erst mit dem Tagtraum beginnen.
- Wenn in einer Gruppe öfters ein Tagtraum angeboten wird, so kann die Vorübung zunehmend kürzer gehalten werden, da sich die Teilnehmer immer leichter darauf einstellen können.

Ein richtiger Tagtraum bei tiefer Entspannung ist Ziel in sich selbst und kann wie ein Traum heilend wirken. Eine weitere Interpretation ist dann auch nicht erforderlich.

Eine gelenkte Phantasie in unserer Arbeit muß jedoch nicht notwendigerweise ein Tagtraum mit »Tiefenentspannung« sein. Du kannst die Teilnehmer einfach bitten, sich bequem hinzusetzen, ihre Augen zu schließen und deine Fragen in sich aufzunehmen sowie ihre eigenen Antworten dazu spontan kommen zu lassen. Dies ist eine gute Möglichkeit, Teilnehmer auf ein Thema einzustimmen, um es hinterher in der Großgruppe zu diskutieren oder in Paar- bzw. Kleingruppen zu bearbeiten. In diesem Fall ist die gelenkte Phantasie ein gutes Mittel zum Ziel, aber nicht im eigentlichen Sinne ein Tagtraum.

Die folgenden Leitlinien gelten für beides: Tagtraum und gelenkte Phantasie.

Leitlinien zum gelenkten Tagtraum

1. Ziel formulieren

Was will ich mit diesem Tagtraum erreichen? – Daraus ergibt sich der Text.

2. Durch Fragen und Bilder die Vorstellung anregen, nicht durch Bildbeschreibungen

Je weniger konkrete Vorgaben, desto besser.

Beispiel:
Richtig: Du kommst im Krankenhaus an… Was geschieht dort zuerst…? Wie wirst du dort aufgenommen…?
Nicht aber: Du kommst im Krankenhaus an… Eine freundlich lächelnde Hebamme führt dich in das Vorbereitungszimmer…

3. Tagtraum relativ kurz halten (ca. 15 Minuten mit Vorentspannung)

Lieber eine thematische Aufteilung in mehrere Abschnitte vornehmen.

Beispiel:
Wehenbeginn
Ankunft im Krankenhaus/Routinemaßnahmen
Eröffnung und Übergangsphase
Austreibungsphase und erste Begegnung mit dem Kind
Heimkehr vom Krankenhaus
3 Wochen nachher …

4. Pausen zwischen den einzelnen Fragen/Vorgaben lange genug halten
An den richtigen Stellen Pausen einfügen.

Beispiel:
Nun wandert in Gedanken weiter zurück (kurze Pause, damit Lösung vom bisherigen Bildgeschehen möglich), zu dem Zeitpunkt (keine Pause), als du zum ersten Mal (keine Pause) die Bewegungen deines Kindes spürtest (jetzt längere Pause).

5. Teilnehmer ständig durch die Formulierungen daran erinnern, daß sie sich in einem Tagtraum befinden

Beispiel:
Richtig = »Nun stell dir vor…« oder »Laß zu, was dazu an Phantasien in dir auftauchen…«
Nicht aber = »Was machst du jetzt…?« oder »Was wirst du jetzt tun?« oder »Was fühlst du…?«

6. In *einer* Zeitform bleiben
Nicht innerhalb eines Themas von Vergangenheit zur Gegenwart oder von Gegenwart zur Zukunft wechseln und umgekehrt.

Beispiel:
Richtig = »Nun stell dir vor, die Wehen beginnen… Wie fühlen sie sich wohl an…? Was ist deine Phantasie, was du gerade machst, wenn es losgeht…?«
Nicht aber: »Nun stelle dir vor, die Wehen beginnen… Wie haben sie sich angefühlt…? Was wirst du nun als erstes tun…?«

7. In *einer* Anredeform bleiben
»Du« oder »ihr« finde ich am besten. »Wir« oder »ich« wird oft unangenehmer erlebt – vorsichtig damit umgehen!
Eventuell von »ihr« auf »du« wechseln, um etwas zu betonen, aber bedeutungsloses Hin- und Herspringen vermeiden, weil es verwirrt.

8. Keine indirekt negativen Suggestionen
Beispiel:
»Ihr braucht nicht verbissen herumdenken« oder »Jetzt brecht ab« oder »Verlaßt euer Kind, kehrt zu eurem Körper zurück«.

9. Keine direkt negativen Suggestionen

Beispiel:
Richtig = »Könnt ihr wohl darüber reden?«
Aber nicht: »Ihr könnt nicht darüber reden«.
Richtig = »Wie war es für dich, hast du etwas wahrgenommen?«
Aber nicht: »Du hast nichts gemerkt«.

Möglichkeiten zur Auswertung eines Tagtraumes

1. Einfach so stehen lassen, etwas zum Nachhause-Nehmen
(Pause, Stundenabschluß).

2. Blitzlicht
Eher Stimmungs- als Inhaltsaufnahme.

3. Traumbericht
In der Großgruppe (nicht Traumbesprechung); jeder Teilnehmer berichtet, was ihm an wichtigen Bildern gekommen ist.

4. Traumbesprechung in Paargruppen
A erzählt 5 Minuten lang. B hört zunächst nur zu und gibt dann A den Gefühlsinhalt wieder (anschließend Blitzlicht in der Großgruppe).

5. Thematische Besprechung des Inhalts
Eventuell, zunächst in Kleingruppen, z.B. zum Thema Geburt, Wissenslücken füllen; etwa zum Thema Elternideal: Diskussion, Zusammentragen der Bilder (Kurve, Schaubild, Liste erstellen).

6. Auswertung für die Kursleiterin – Informationsgewinn
War es ein Wunschkind? Welches sind die Ängste/Tendenzen? Wie ist der Wissensstand?

7. Spontan erzählen lassen
Keine Vorgaben nach dem Tagtraum; jeder kann erzählen, worüber und soviel er will.

◇ Vorübung zum Tagtraum

Findet hier im Raum einen Platz für euch selbst... Schließt eure Augen... Nun bitte ich euch, nicht vom Kopf her eine Position zu wählen, von der ihr wißt oder denkt, daß sie entspannend ist, sondern laßt zu, daß euer Körper sich entspannt ... weich wird. Kreiert nichts, sondern erlaubt eurem Körper, die Stellung einzunehmen, in die er schmelzen will. Das geht langsam, ganz allmählich. Wenn sich nichts verändern will, bleibt still, verspannt euch dabei nicht, erlaubt euch einfach, so zu sein, wie ihr seid...

Nehmt alle Körperempfindungen wahr und wichtig. Wo seid ihr verspannt, wo seid ihr entspannt? Wie wohl fühlt sich euer Körper in dieser Position? Erlaubt euch selbst noch mehr, eurem Körper nachzugeben... in eine Position zu schmelzen, in der ihr ganz loslassen könnt... in der ihr euch ganz der Unterlage überlassen könnt... Ihr braucht euch nicht an euch selbst zu halten...

Nun erlaubt auch eurem Atem, ganz frei in euch und von euch zu fließen. Wenn euch das noch nicht ganz gelingt, so seufzt bei jedem Ausatmen ein bißchen... nicht forcieren, nur soviel, daß ihr damit loslassen könnt, die Luft hergebt ... die Anspannung weggleiten läßt.

Für diejenigen unter euch, die in hohen gepreßten Tönen seufzen, laßt tiefe Töne zu ... aaah ... oooh ... uuuuh ...

Gib dich dem Atemgeschehen hin, laß ihn dich bewegen. Laß dich fühlen, was sich in deinem Körper bewegt, wenn du atmest: Brustraum, Bauchdecke... Laß die Atembewegungen weiter und weiter in dir vordringen ... forciere nichts, schau nur zu, erlebe dich.

Nun bleibe ruhig sitzen oder liegen. Wenn du dich wohl fühlst in deiner Position, bleibe die nächsten Minuten einfach in dir ruhen.

Denjenigen unter euch, die sich nicht ganz wohl fühlen, empfehle ich: räkle und strecke dich, gähne ... aale dich wohlig.

Dann komme wieder langsam in dir zur Ruhe. Laß dich spüren, wie du jetzt weicher und weicher wirst. Laß dich dich selbst spüren.

Fortsetzung: Tagtraum

◇ Verkürzte Vorübung zum Tagtraum

Findet einen Platz hier im Raum für euch selbst, im Liegen oder Sitzen ... wie es euch angenehmer ist. Laßt euch Zeit... räkelt und dehnt euch nochmals, gähnt und seufzt...

Laßt los, was noch an Anspannung in euch ist... Laßt euren Körper allmählich eine Position finden, in der ihr ganz entspannt und weich sein könnt ... Ihr braucht euch nicht an euch selbst zu halten ...Ihr könnt euch ganz eurer Unterlage überlassen...

Laßt euren Atem frei fließen… Wenn ihr wollt, atmet noch einmal tief durch und seufzt …, dann laßt euren Atem wieder einpendeln…
Erlaubt euch selbst, ganz entspannt zu sein.

Fortsetzung: Tagtraum

✧ Tagtraum I: »Reise in die Vergangenheit« – durch die Schwangerschaft

Nun möchte ich euch in Gedanken auf eine kleine Reise in die Vergangenheit nehmen… Ihr braucht nichts erzwingen … nichts entstehen lassen. Laßt eure Gedanken dabei wandern, wohin sie wollen. Ich gebe euch etwas Führung, und ihr beobachtet einfach, was vor eurem inneren Auge auftaucht…

Beginnen wir mit der Gegenwart: Versuche nun mit geschlossenen Augen ein Bild kommen zu lassen, … von diesem Raum und von dir darin … so wie du jetzt gerade sitzt oder liegst … Nimm wahr, wie du dich selbst siehst und wie du dich fühlst … dann laß das Bild wieder verschwimmen. Wandere weiter zurück in Gedanken zum Anfang dieser Sitzung/Stunde. Als du dich hier in diesem Raum niedergelassen hast, wie fühltest du dich da…? Welche Bilder und Gedanken tauchen in der Erinnerung auf? Laß die Gedanken zu … egal was kommt…

Gehe nun langsam zurück durch den heutigen Tag … Was hast du alles getan…? Wie hast du dich gefühlt, heute morgen, beim Aufstehen…?

Schau einfach, welche Erinnerungen und Gefühle vor dein inneres Auge kommen … Erzwinge nichts…, schau einfach, was kommt … als ob du einen Film betrachten würdest.

Nun wandere weiter zurück … durch die letzte Woche … Wichtige oder kleine, vergessene Ereignisse mögen auftauchen … Augenblicke, in denen du ganz du selbst warst … Situationen, in denen du ganz anders warst als jetzt … Schau einfach zu, was kommt … Vertraue deinen inneren Bildern, auch wenn sie ganz unwichtig erscheinen…

Nimm alles wahr und laß es wieder los …

Jetzt wandere langsam in Gedanken weiter zurück, durch die vergangenen Wochen … Halte keinen der Gedanken fest … Laß ein Bild, eine Erinnerung, in dir auftauchen … betrachte es und laß es dann wieder verschwimmen … Produziere keine Erinnerung, sieh zu, was von selbst auftaucht …

Alles ist gleich wichtig … triff keine Auswahl … Schau einfach deinen Gedanken zu, wohin sie wandern …

Nun wandere in Gedanken weiter zurück, zu dem Zeitpunkt, als du zum ersten Mal die Bewegungen deines Kindes spürtest … Was hat das für dich bedeutet …? Welche Erinnerungen und Gefühle sind in dir …? Was hast du damals gemacht, als du zum ersten Mal die Bewegungen deines Kindes spüren konntest …? Was ist sonst alles in diesem Zeitraum geschehen, in deinem Beruf … in deinem sonstigen Leben…?

Laß einfach zu, was an Erinnerungen und Bildern in dir erscheint … halte nichts fest … laß es wieder los … und laß andere Erinnerungen in dir auftauchen …

Nun wandere in Gedanken noch weiter zurück … zu der Zeit, als sich der Bauch zu wölben begann … Wie ging es dir damals, als dein Bauch beziehungsweise der Bauch deiner Frau langsam rund wurde …? Was bedeutete diese Veränderung für dich …? Welche Erinnerungen und Gefühle tauchen in dir auf, Ereignisse … Gespräche … Bemerkungen, die mit dem wachsenden Bauch und Kind zu tun hatten …? Schau einfach, was an Erinnerungen da ist und kommen will … Laß dir Zeit … erzwinge nichts …

Dann laß auch diese Erinnerung wieder los … Wandere noch weiter zurück durch die Anfangszeit der Schwangerschaft … Laß dir Zeit … Was ist alles geschehen in diesen ersten Monaten und Wochen …? Dein Beruf … Deine Beziehungen … Welche Erinnerungen und Bilder tauchen in dir auf, Situationen … Gespräche … Pläne … Gefühle …, die mit diesem neuen Zustand zu tun hatten …?

Nun gehe in Gedanken zurück zu dem Moment, in dem du erfahren hast, daß du ein Kind in dir trägst beziehungsweise gezeugt hast … Wie ging es dir damals …? Welche Gefühle und Gedanken tauchen in der Erinnerung auf …? Dann laß auch diese wieder los.

Nun komme allmählich wieder zurück in die Gegenwart, zu dir, wie du hier liegst oder sitzt in diesem Raum … Wie geht es dir heute …? Welche Gefühle und Gedanken hast du jetzt bezüglich der Schwangerschaft …? Was ist jetzt wichtig in deinem Leben? Laß es dich einfach selbst noch einmal wissen …

Dann seufze … gähne … räkle und strecke dich … rolle dich auf die Seite und komme langsam wieder zurück in die Gruppe … ganz langsam … ganz allmählich … laßt euch Zeit …

✧ Tagtraum II: »Reise in die Zukunft« – durch die Schwangerschaft

Nimm dich selbst wahr, wie du hier liegst in diesem Raum … Sieh dich selbst mit geschlossenen Augen, deine Position … deine Kleidung … das Zimmer um dich herum … die anderen Teilnehmer…

Nun stelle dir vor, wie du dich räkeln und strecken wirst … wie du dich wieder aufsetzt und in die Gruppe zurückkehrst … Du brauchst es jetzt nicht zu machen, stell es dir nur vor … Phantasiere, daß dieser Kursabend zu Ende ist und du heimgehst … Was wirst du heute abend noch tun …? Sieh dich selbst, wie du zu Bett gehst … und den Schluß dieses heutigen Tages gestaltest oder auf dich zukommen läßt.

Phantasiere, was du morgen tun wirst … Welche Pläne und Ideen tauchen in dir auf …? Welche Gefühle tauchen auf, wenn du vorausschaust, durch die nächste Woche … Dinge, die du noch zu erledigen hast, … Menschen, mit denen du dich verabredet hast oder die du treffen willst … Ereignisse, die in den nächsten Wochen geschehen werden oder könnten …?

Nun stelle dir vor, der errechnete Geburtstermin ist erreicht … Du erwartest dein Baby noch heute oder in den nächsten Tagen … Wie wird das wohl für dich sein … wie wirst du dich fühlen? Phantasiere weiter … Die Wehen beginnen … wie stellst du dir den Geburtsbeginn vor … wird es mitten am Tag sein … oder in der Nacht …? Bist du zuhause oder unterwegs? Hast du Besuch … oder bist du allein…? Wie wird es wohl sein für dich … wird die Fruchtblase brechen, tröpfeln oder intakt bleiben …? Wirst du sofort starke Wehen haben oder beginnt alles allmählich, fast unbemerkt? Wo seid ihr Männer beim Geburtsbeginn …? Wie werdet ihr euch fühlen … wie werdet ihr reagieren …?

Bleibt noch eine Weile bei der Vorstellung …

Und wenn ihr euch dafür bereit fühlt, dann räkelt und streckt euch alle, nun in Wirklichkeit … und kehrt hierher zurück … in den Geburtsvorbereitungskurs … heute abend … noch einige Wochen entfernt vom errechneten Termin.

✧ Tagtraum III: Einstimmung auf das Kind
(Übung für Frauengruppen/Decken anbieten)

Kuschle dich eingerollt in Seitenlage zurecht, wie ein Baby in der Gebärmutter …

Nimm dich selbst wahr, wie du liegst, wie du dich fühlst – in dieser Position. Deine Atmung und dein Herz versorgen dich mit allem, was du jetzt gerade brauchst …

Deine Gedanken denken sich selbst … Dein Körper ist getragen und umhüllt … Du brauchst gar nichts zu tun …

Stelle dir vor, wie sich das für dein Kind in dir anfühlt … Kannst du dir vorstellen, was sich dein Kind in dieser Position wünschen könnte … was es brauchen könnte …? Spüre in dir selbst nach, was du diesem Baby in dir geben kannst …

Dann spüre nach, was du dir von diesem Kind wünscht, was dieses Kind, das du in dir trägst, dir geben kann …

Nun versuche, dem Austausch nachzuspüren, der sich jetzt gerade in dir und zwischen euch abspielt: Hormone, Blut, Sauerstoff, Nahrung …

Du gibst deinem Kind, was es braucht, und dein Kind produziert Hormone, die du brauchst, um die Schwangerschaft in Gang zu halten …

Spüre diesem Kontakt zwischen euch nach, und nimm dein Kind in dir wahr. Spüre, wie sich dein Kind in dir bewegt … kräftig strampelnd, sich an dem Sauerstoff erfreuend, während du dich ausruhst …

Genieße es für eine Weile, daß da zwei Wesen in einem Körper sind … Zwei verschiedene Menschen, die sich so nah und so verbunden sind …

Spüre die Wärme deines Körpers, wie er wärmt und gewärmt wird … von innen und außen … und bleibe ruhig noch eine Weile bei dem Empfinden.

Wenn du dich bereit dafür fühlst, dann räkle und strecke dich … ganz allmählich … und kehre in die Gruppe zurück.

185

✧ Tagtraum IV: Geburtsverlauf Hausgeburt

1. Teil

Stell dir vor, es ist soweit – die Wehen beginnen, und du weißt: jetzt beginnt der Geburtsprozeß. Wo befindest du dich wohl? Was ist deine Phantasie? Wo hältst du dich auf und was machst du vielleicht gerade zu der Zeit, wenn die Wehen beginnen? Ist es Tag oder Nacht? Bist du zuhause oder unterwegs? Wie stellst du dir den Geburtsbeginn vor? Beginnen die Wehen langsam, allmählich, oder sind sie gleich von Anfang an stark und kräftig? Ist der Schleimpfropf schon abgegangen – bemerkt oder unbemerkt? Ist die Fruchtblase noch intakt?

Wie stellst du dir den Geburtsbeginn vor? Was wirst du wohl als erstes tun, wenn du merkst oder erfährst, daß es jetzt wirklich losgeht? Wie fühlst du dich dann? Eher erleichtert ... oder aufgeregt? ... Eher ängstlich ... oder gelassen? ... Eher verspannt ... oder freudig? ... Eher voll ... oder hungrig? ... Eher erschöpft, müde ... oder frisch und kräftig? ... Was ist deine Phantasie, wie dir zumute ist?

Was machst du in den ersten Minuten und Stunden des Geburtsprozesses? Wann rufst du die Hebamme? Willst du eher alleine sein, oder Hebamme, Freunde, Kinder um dich haben?

Wenn die Hebamme in deiner Phantasie schon da ist, was macht sie in dieser Anfangszeit? Was erwartest du von ihr?

Was ist deine Phantasie, wie es deinem Partner/deiner Partnerin in der ersten Zeit des Geburtsprozesses geht? Wie fühlt sie oder er? Fühlt sich dein Partner wohl, und was ist deine Vorstellung, was er in dieser Phase macht? Wie geht es deinem noch ungeborenen Kind ... was fühlt er oder sie in diesem Prozeß?

Wie stellst du dir den weiteren Geburtsverlauf für dich selbst vor? Wie lange dauert er? Was tust du in den Stunden der Eröffnungsphase? Wer ist da im Haus und in dem Raum, in dem du dich befindest? Wie fühlst du dich in diesem Haus? Schau dich in Gedanken um in dem Raum, der euer Geburtszimmer ist.

Ist alles angenehm und gut vorbereitet und arrangiert? Fehlt dir etwas in dem Raum an Atmosphäre oder Gegenständen? Was brauchst du, um den Raum angenehmer zu empfinden, um den Geburtsprozeß zu erleichtern?

2. Teil

Nun stell dir vor, die Geburt hat schon vor einigen Stunden begonnen. Die Wehen kommen häufiger und sind intensiver.

Wie fühlst du dich, wenn die Wehen stärker und intensiver werden?

Wie fühlt sich dein Kind, das die Wehen ja auch erlebt?

Wie fühlt sich dein Partner/deine Partnerin?

Was ist deine Phantasie, wie du selbst mit dem intensiver werdenden Geburtsprozeß umgehst? ... Wo befindest du dich? Hin und her laufend? An die Wand oder über ein Möbelstück lehnend? In engem Körperkontakt mit deinem Partner oder eher für dich allein? Stehend? Sitzend? Liegend? ... Ist die Hebamme in deiner Phantasie jetzt da? Was erwartest du von ihr in dieser Phase?

Was geschieht alles in den Stunden der fortgeschrittenen Eröffnungsphase?

Möchtest du noch essen oder trinken, dich stärken? Gehst du noch zur Toilette oder wäre dir ein Nachttopf lieber, um den Raum/das Bett nicht verlassen zu müssen?

Wolltest du gerne in der Badewanne liegen, oder eher frische Luft haben, oder eine Massage? … Wolltest du durch häufige Untersuchungen ständig über den Stand der Muttermunderöffnung informiert sein? Möchtest du in Ruhe gelassen werden? …

Was tut dir am meisten gut? Wie gehst du wohl mit den letzten Stunden der Eröffnungsphase um?

3. Teil

Nun stell dir vor, der Muttermund ist vollständig eröffnet, die Eröffnungsphase ist überstanden, die eigentliche Geburt beginnt.

Wie fühlst du dich? … Eher erleichtert … oder aufgeregt? … Eher ängstlich … oder gelassen? … Eher verspannt … oder freudig? … Eher voll … oder hungrig? … Eher erschöpft … oder kräftig und frisch? …

Was tust du in der Austreibungsphase?

Wechselst du die Position? Welche Position nimmst du in deiner Phantasie ein?

Überläßt du das Kommando der Hebamme oder horchst du eher nach innen? … Überläßt du dich ganz deinem Preßdrang, oder hältst du Luft an und preßt, soviel du kannst?

Wie erlebst du die Wehen der Austreibungsphase?

Wie stellst du dir vor, daß es deinem Partner/deiner Partnerin geht?

Wie geht es deinem Kind – drängt es nach außen oder wird es eher hinausgedrängt?

Wie lange dauert es, bis du den Kopf deines Kindes sehen und befühlen kannst?

Wie stellst du dir deine Mitarbeit in der Austreibungsphase vor? … Wie geht es dir in den Minuten oder Stunden, in denen die Kraft der Gebärmutter dein Kind langsam nach außen schiebt?

Und wie fühlst du dich in den Minuten, in denen dein Kind herausgleitet und mehr und mehr sichtbar wird? Kopf … Schultern … Arme …

4. Teil

Nun stell dir vor – dein Kind ist geboren.

Was geschieht wohl in den ersten Minuten? … Was macht dein Kind?

Was macht dein Partner/deine Partnerin?

Was macht die Hebamme?

Was machen die anderen Kinder/Leute im Raum?

Wo befindest du dich selbst? Stehend? Hockend? Sitzend? Liegend?

Wie ist das in deiner Phantasie? Hältst du dein Kind in den Armen oder hält es dein Partner/deine Partnerin, oder die Hebamme?

Wie fühlst du dich nun, nachdem dein Kind geboren ist…? Eher erleichtert … oder aufgeregt? … Eher ängstlich … oder gelassen? … Eher verspannt … oder freudig? … Eher voll … oder hungrig? … Eher erschöpft und müde … oder kräftig und frisch? …

187

Wie geht es dir und was machst du in den ersten Minuten/Stunden nach der Geburt?
Erst mal die Plazenta gebären? … genäht werden? … etwas essen und trinken? … dein Kind anlegen? … dein Kind baden? … selbst duschen? … schlafen, dich ausruhen? … dein Kind anschauen und streicheln? … deine Partnerin/deinen Partner umarmen und küssen? … deine Eltern/Freunde anrufen? … feiern?
In welcher Reihenfolge stellst du dir diese oder andere Tätigkeiten vor? … Stellst du dir die ersten Stunden ganz still und leise, oder eher fröhlich und laut wie ein Fest vor? … Stellst du dir den Raum eher abgedunkelt und gemütlich oder licht und hell vor?
Wie stellst du dir das Verhalten der Hebamme vor? Zieht sie sich gleich zurück? Badet sie das Kind oder umsorgt sie dich? Welche Rolle und Aktivitäten erwartest du von ihr?
Wie fühlt sich dein Kind in den ersten Stunden seines Lebens außerhalb der Gebärmutter?

◇ Tagtraum V: Erste Begegnung mit dem Kind

Stellt euch vor, die Geburt, die körperliche Arbeit, ist vorbei. Euer Kind ist da …
Wie stellt ihr euch diesen Augenblick vor? Was ist eure Phantasie, wie die erste Begegnung mit eurem Kind sein wird? … Wie werdet ihr euch fühlen? Wie stellt ihr euch euer Kind vor? … Wer wird es halten und wo wird es liegen? … Was wird ablaufen für euch … für euer Kind … in den ersten Minuten seines Lebens?
Was wünscht ihr euch für diese erste Begegnung? Habt ihr bestimmte Wünsche, wie diese ersten Minuten ablaufen sollen?
Was fürchtet ihr an dieser ersten Begegnung? Gibt es etwas, das euch Angst macht, wenn ihr an diese ersten Minuten des Lebens eures Kindes denkt …?
Atmet nun tief durch … Laßt eure Wünsche und Ängste los … Atmet tief durch und aus …
Wir können nachher noch darüber reden …
Findet erst einmal zu euch selbst – hier in diesem Raum – zurück, dehnt euch, streckt euch … rollt euch über die Seite ab, … und kehrt allmählich wieder in die Gruppe zurück.

◇ Tagtraum VI: Heimkehr vom Krankenhaus, 1. Kind

Stellt euch vor, euer Kind ist geboren – wenige Stunden oder Tage alt – und ihr kommt vom Krankenhaus nach Hause… Wie stellt ihr euch das vor, eure Heimkehr nach diesem großen Ereignis?
Euer Kind ist noch ganz klein und zart. Alles ist noch neu, ein bißchen fremd.
Ihr seid vielleicht erschöpft … vielleicht putzmunter … vielleicht ein bißchen aufgeregt. Ihr bringt euer Kind nach Hause in euer Heim.

Was sind eure Phantasien, wie das sein wird? Wie sieht es in der Wohnung aus? Schaut euch in Gedanken um. Ist etwas anders als sonst? Wie fühlt sich alles an in euch und um euch? Was ist es … das ihr euch wünscht von eurem Partner/eurer Partnerin, für diesen Tag, für diesen Augenblick?

Was macht ihr wohl als erstes nach eurer Heimkehr? … Hinlegen? Aufräumen? Kochen? Besuch empfangen? Telefonieren? Wie wird sich euer neugeborenes Kind in dieser ersten Stunde zuhause verhalten? Wie stellt ihr euch eure Heimkehr vom Krankenhaus vor?

Nun atmet tief durch und aus. Streckt euch, räkelt euch, … gähnt und seufzt, … und kehrt in die Gruppe zurück.

✧ Tagtraum VII: Wie folgen wir unseren Impulsen?

Findet einen Platz für euch selbst, liegend oder sitzend, so wie es euch und eurem Körper angenehm ist …

Schließt eure Augen … atmet tief durch … und seufzt, wenn ihr wollt, erlaubt eurem Körper, ganz weich und entspannt zu sein …

Ich möchte euch nun auf eine kleine Reise durch den heutigen Tag nehmen und euch bitten, meine Fragen in euch aufzunehmen und die Antworten dazu spontan in euch kommen zu lassen. Ich möchte euch durch meine Fragen herausfinden lassen, ob und wie weit ihr euren Impulsen folgt – in eurem Alltag.

Wie war das heute morgen, als du aufgestanden bist? … Bist du da deinen Impulsen gefolgt oder deinem Verstand?

Als du zum Frühstück gingst: Wolltest du da mit anderen reden oder lieber schweigen? Bist du deinen Impulsen gefolgt oder hast du ihnen zuwider gehandelt?

Beim Mittagessen: Wieviel und was wolltest du essen, und was hast du tatsächlich gegessen?

In der Mittagspause: Was wolltest du eigentlich tun, und was hast du tatsächlich gemacht?

Als du vorher in den Raum kamst: Wo wolltest du sitzen, und wo hast du dich tatsächlich hingesetzt?

Wem bist du heute hauptsächlich gefolgt? Deinem Impuls? Deinem Verstand? Deinen Gefühlen? Deinen Bedürfnissen oder den Bedürfnissen anderer und äußerer Umstände?

Nun atme tief durch und aus, räkle und dehne dich, … seufze und gähne, … und kehre langsam zur Gruppe zurück.

✧ Tagtraum VIII: Vertrauen – Mißtrauen
(Impulsfragen zur eigenen Ausformulierung)

Fühlt einfach in euch nach, in welche Situationen und in welche Menschen ihr Vertrauen habt
… Fühlt einmal in euch nach, wem ihr vertraut in bezug auf eure Geburt.
Wem vertraut ihr am meisten?
Dem Krankenhaus, einem bestimmten Arzt, Ärzten im allgemeinen, einer bestimmten Hebamme,
Hebammen im allgemeinen, euch selbst?
Vertraut ihr eher eurem Wissen, oder eher eurem Körper, oder eurem Instinkt? …
Eurem Partner, vertraut ihr eher seinem Wissen oder seinem Instinkt? Welchen Fähigkeiten in
ihm/in ihr vertraut ihr besonders? …
Worauf oder wem vertraut ihr sonst noch? …
Und nun laßt euch selbst einmal wissen, wem ihr mißtraut, wenn ihr an die Geburt denkt? …
Welche Zweifel und Fragen tauchen da in dir auf? Erlaube dir einmal, dein Mißtrauen zu fühlen…
Laß es dich einfach wissen, was oder wer es ist, dem du nicht vertraust, und dann atme tief durch
und laß es los.
Nochmals … atme tief durch, … dehne und räkle dich, … und nun können wir in der Gruppe
darüber reden.

✧ Tagtraum IX: Sich einlassen – loslassen
(Impulsfragen zur eigenen Ausformulierung)

Eine Geburt ist jedesmal – nicht nur bei Erstgebärenden – eine ganz neue Erfahrung …
Wie geht es euch sonst, wenn euch etwas Unbekanntes erwartet … seid ihr da eher neugierig
… eher ängstlich … eher aggressiv?
Wie geht ihr sonst mit unbekannten Situationen um? Laßt ihr euch einfach vertrauensvoll darauf
ein … seid ihr eher abwartend verspannt, … oder ergreift ihr gern von Anfang an die Führung,
so daß die Situation unter eurer Kontrolle ist?
Wie stellt ihr euch vor, wird es bei eurer Geburt sein? Werdet ihr eher alles kontrollieren wollen,
… oder könnt ihr euch vorstellen, euch eurem Körper und euren Instinkten zu überlassen?
Habt ihr Angst oder Scheu davor zu schreien … eure Gefühle zu zeigen … euch gehen zu lassen?
Habt ihr vielleicht einmal die Erfahrung gemacht, daß ihr euch ganz entspannt und gehengelassen
habt und euer Vertrauen enttäuscht wurde, so daß sich die Situation nachteilig entwickelt hat?
Wie war das?
Habt ihr vielleicht einmal die Erfahrung gemacht, daß ihr euch ganz entspannt, ganz gehenge-
lassen habt, und ihr seid angenommen und aufgefangen worden? Wie war das?
Glaubt ihr, daß ihr durch kontrolliertes Verhalten die Geburt eher positiv oder eher negativ
beeinflußt?

Vorbereitung auf die Elternschaft

Ich erlebe oft, daß Paare im Geburtsvorbereitungskurs unwillig sind, sich über die Realität des Lebens mit einem Neugeborenen Gedanken zu machen. »Dies ist noch so weit weg...« »Bei mir ist das ganz anders...« »Ich kann mir noch nicht vorstellen, wie ich reagieren würde...« Es fällt mir nicht leicht, bei diesem Thema zu bleiben, wenn die werdenden Eltern viel lieber nochmals Atmung oder Entspannungsübungen möchten. Und doch höre ich dann nachher oft, daß das Thema »Elternschaft« mit den Situationsbeschreibungen, mit dem Fragebogen und dem Rollenspiel – gegen ihren Willen »durchgezogen« – für sie sehr wertvoll war.

Dabei ist mir bei der Diskussion über die verschiedenen Fallbeispiele nicht wichtig, in der Gruppe einen Konsens zu finden (z.B. »Kinder sollten an eine regelmäßige Einschlafzeit gewöhnt werden« ... o.ä.), sondern lediglich, daß sich die Paare gemeinsam Gedanken über solche Fragen machen, der Mann es nicht nur der Frau überläßt oder umgekehrt. Wichtig ist mir auch, daß die Paare in der Gruppe zumindest ansatzweise erproben können, eine bestimmte Konfliktsituation miteinander zu lösen. Vor allem aber auch, daß sie herausfinden, wie sie mit solchen Fragen und in ähnlichen Situationen umgehen möchten.

Fragebogen: Wie stellen wir uns auf das Baby ein?

Du hast dein Baby gerade schlafen gelegt. Es ist Nachmittag, du hast soeben noch nachgesehen. Nun hörst du es weinen. Es scheint zu weinen, wenn es hingelegt wird, und hört auf, sobald du es hochnimmst. Was tust du?

Das Kind hochnehmen?
- [ ] ganz sicher
- [ ] ziemlich sicher
- [ ] ich glaube schon

Das Kind weinen lassen?
- [ ] ich glaube schon
- [ ] ziemlich sicher
- [ ] ganz sicher

Du bist mit deinem Baby jeden Tag spazieren gegangen; jetzt aber ist das Wetter sehr kalt geworden. Was tust du?

Zu Hause bleiben?
- [ ] ganz sicher
- [ ] ziemlich sicher
- [ ] ich glaube schon

Weiter täglich spazieren gehen?
- [ ] ich glaube schon
- [ ] ziemlich sicher
- [ ] ganz sicher

Dein Baby wacht sonst alle 3 bis 4 Stunden auf, um gefüttert zu werden. Du wachst auf, weil dein Busen schmerzt und die Milch ausläuft. Du schaust auf die Uhr, da siehst du, daß es schon 5 Stunden her ist, daß dein Baby getrunken hat (9 Wochen alt). Was tust du?

Das Baby aufwecken?

☐ ganz sicher
☐ ziemlich sicher
☐ ich glaube schon

Das Baby schlafen lassen
(und die Milch abpumpen)?

☐ ich glaube schon
☐ ziemlich sicher
☐ ganz sicher

Dein Baby hat die Gewohnheit, wenn du jemanden besuchst, die ganze Zeit während des Besuches zu brüllen. Das tut es zuhause nie. Dies ist dir nun schon dreimal hintereinander passiert. Was tust du?

In Zukunft zuhause bleiben?

☐ ganz sicher
☐ ziemlich sicher
☐ ich glaube schon

Weiterhin Freunde besuchen?

☐ ich glaube schon
☐ ziemlich sicher
☐ ganz sicher

Deine Frau stillt das Baby nach Bedarf. Nun kommt deine Mutter auf Besuch, die dich und deine Geschwister im 4-Stunden-Abstand mit der Flasche gefüttert hat. Als deine Frau das Baby nach 2 1/2 Stunden anlegen will, weil es Hunger hat, ist deine Mutter entsetzt und meint, das sei nicht gut für das Baby, es solle ruhig warten, bis 4 Stunden um sind. Was tust du?

Deine Frau bestärken?

☐ ganz sicher
☐ ziemlich sicher
☐ ich glaube schon

Deiner Mutter recht geben?

☐ ich glaube schon
☐ ziemlich sicher
☐ ganz sicher

Deine Frau besucht nun die 3. Woche einmal wöchentlich einen Kurs. Während dieser Zeit paßt du auf das Kind auf. Du gibst ihm die abgepumpte Milch. Jedesmal weint das Baby 15 Minuten, bevor es die Milch aus dem Fläschchen annimmt. Was tust du?

*Du bittest deine Frau, den Kurs zu einem
späteren Zeitpunkt zu besuchen, wenn das
Baby abgestillt ist.*

☐ ganz sicher
☐ ziemlich sicher
☐ ich glaube schon

*Du sagst deiner Frau gar nichts davon,
damit sie ungehindert den Kurs besuchen
kann.*

☐ ich glaube schon
☐ ziemlich sicher
☐ ganz sicher

Deine Frau nimmt nachts das Baby zum Füttern zu euch ins Bett. Als du das Arbeitskollegen erzählst, reagieren diese entsetzt. Sie sagen, dies mache sich ein Kind zur Gewohnheit, es wolle dann später nie im eigenen Bettchen schlafen. Was tust du?

Du bist froh, daß jemand dich in deiner unausgesprochenen Meinung bestärkt und erzählst es gleich deiner Frau.

☐ ganz sicher
☐ ziemlich sicher
☐ ich glaube schon

Du widersprichst deinen Kollegen.

☐ ich glaube schon
☐ ziemlich sicher
☐ ganz sicher

Es macht dir Spaß, dein Baby zu wickeln und zu baden. Leider gibt es auch jedesmal Anlaß zur Kritik; deine Frau beanstandet einmal, daß du vergessen hast, die Ohren auszuputzen, ein andermal, daß du das Baby wärmer anziehen sollst, ein drittes Mal, es sei zu locker gewickelt. Was tust du?

Dich ärgert das sehr und du wirst es in nächster Zeit sicher nicht mehr wickeln und baden.

☐ ganz sicher
☐ ziemlich sicher
☐ ich glaube schon

Du läßt dich nicht von deiner Frau verunsichern und dir den Spaß nehmen.

☐ ich glaube schon
☐ ziemlich sicher
☐ ganz sicher

Das Baby hat die Gewohnheit entwickelt, um 6 Uhr abends sicher zu schlafen. Endlich gehören die Abende wieder euch. Nun habt ihr euch entschlossen, nach langem wieder ein befreundetes Paar zum Abendessen einzuladen. Ausgerechnet heute – es ist 17.00 Uhr – schläft das Baby entgegen seiner sonstigen Gewohnheit schon seit 15.00 Uhr, und du befürchtest, es könnte am Abend dann recht munter sein. Was tust du?

Du weckst das Baby jetzt auf.

☐ ganz sicher
☐ ziemlich sicher
☐ ich glaube schon

Du läßt das Baby schlafen.

☐ ich glaube schon
☐ ziemlich sicher
☐ ganz sicher

Die meisten deiner Freunde rauchen. Seit das Baby auf der Welt ist, willst du nicht gerne, daß in der Wohnung geraucht wird. Was tust du?

Du lädst nur noch Nichtraucher ein.

☐ ganz sicher
☐ ziemlich sicher
☐ ich glaube schon

Du verbietest das Rauchen in der Wohnung.

☐ ich glaube schon
☐ ziemlich sicher
☐ ganz sicher

Wie du mit dem Fragebogen arbeiten kannst:

Der Fragebogen wird ausgeteilt, alle Teilnehmer kreuzen dann still für sich an, wie sie mit der Situation umgehen würden. Du kannst den Fragebogen auch mit eigenen Fragen ergänzt haben. Fordere die Teilnehmer dazu auf, sich Rücken an Rücken zu setzen, während sie den Fragebogen ausfüllen, dadurch fühlen sie stärker ihre Getrenntheit (Individualität) und ihre Verbundenheit.

Jedes Paar vergleicht anschließend, wie sie die Fragen einzeln beantwortet haben, und wählt jene Situationen aus, bei der sich ihre Antworten am meisten unterscheiden. Die beiden legen dann gegenseitig ihre Gründe dar, weshalb sie sich für die eine oder andere Antwort entschieden haben, und suchen nach einer Lösung, die beide befriedigt. Im anschließenden Gruppengespräch kann darüber reflektiert werden, wie Entscheidungen getroffen werden, welche Lösungsmöglichkeiten für die einzelnen Paare bestehen, und vor allem auch, daß es keine absolut richtigen Antworten gibt.

Dauer der Übung: 30 – 60 Minuten.

⇨ Situationsbeschreibung: Kübelspiel

- Eine andere Möglichkeit ist, keinen schriftlichen Fragebogen auszuteilen, sondern zunächst als Kursleiterin einige Situationen zu beschreiben und die einzelnen in der Gruppe zu fragen: »Was würdest du tun?«

Beispiel:

Es ist 3 Uhr nachts. Das Kind wurde vor einer halben Stunde gestillt. Du weißt, es ist trocken. Jetzt beginnt es in seinem Bettchen zu wimmern. Was würdest du tun?

- Du könntest dann jeden Teilnehmer bitten, sich – nach einigen Beispielen, die von dir kamen – eine Situation auszudenken, die ihm problematisch erscheint.
- Methodisch kann diese Übung aufgelockert werden, wenn die verschiedenen Beispiele auf kleine Zettel geschrieben und dann in einen kleinen Spielkübel gelegt werden. Der erste Teilnehmer zieht aus dem Spielkübel eine Frage, beantwortet sie – mit anschließenden Ergänzungen durch die Gruppe – und gibt ihn dann an die nächste Person weiter.

Dauer der Übung: 30 – 60 Minuten.

Daraus ergibt sich meist eine Diskussion zum jeweiligen Thema in der Gruppe. Dabei entsteht dann leicht der Druck, *eine* richtige Lösung für alle zu finden. Dies ist ein Nachteil dieser Übung.

Ein Vorteil liegt allerdings darin, daß eine Vielzahl von Überlegungen zusammengetragen werden kann, zum Beispiel, warum ein Kind weinen kann. Weiterhin hilft diese Form dabei, daß die Teilnehmer selbst Situationen beschreiben können, von denen sie gehört haben, beziehungsweise Situationen, von denen sie selbst nicht wissen, wie sie damit umgehen würden.

➩ Die erste Woche mit dem Neugeborenen

- »Wie stelle ich mir die erste Woche zuhause mit dem Neugeborenen vor?«
  Vorstellungen dazu sammeln und in zwei Spalten eintragen lassen:
  Angenehm:
  Besuch, feiern, Blumen, Kind kennenlernen, Namen wählen, usw.
  Unangenehm:
  Schlaflose Nächte, wunde Brüste, Nachwehen, wunder Damm, nasse und ungewaschene Wäscheberge, usw.

Dauer der Übung: ca. 10 Minuten.

In der Großgruppe zusammentragen und besprechen. Die Ansammlung der unangenehmen Vorstellungen kann entweder zu »rosig« oder zu »schwarz« sein. Für beides eignet sich nachfolgende Übung.

➩ Wer übernimmt welche Aufgaben?

- Nachstehende Liste einzeln beantworten lassen, dann in der Paarbeziehung vergleichen, besprechen und eventuell einen Kompromiß finden. Anschließend in der Großgruppe von der gefundenen Lösung oder Uneinigkeit berichten.
- Eine Weiterführung des Themas könnte so erfolgen, daß du die Frage stellst: »Was werde ich ganz konkret tun, damit die erste Woche zuhause angenehmer wird?«
  Die Paare besprechen sich und berichten dann in der Großgruppe. Wenn wenig Zeit in der Gruppe vorhanden ist, kann dies auch als Hausaufgabe gestellt werden.

Wenn die Teilnehmer ihre Ergebnisse berichten, ist es wichtig, zur Konkretisierung zu verhelfen: nicht nur, wen *kann* ich um Hilfe bitten, sondern wen *werde* ich worum bitten. Diese erbetene Hilfe auch gleich »planen« lassen. Nicht auf einen späteren Zeitpunkt verschieben, z.B. morgen, nächste Woche, Dienstag, … Und *wer* bittet *wen*? Der Mann seine Schwester, Mutter usw. … oder die Frau ihre Schwägerin, die Schwiegermutter, usw.? Präventive Konfliktlösung durch rechtzeitige Überlegungen und Abklärungen!

Wie stellst du dir die erste Woche mit dem Kind zuhause vor?

	Name	Ist mir angenehm:	Ist mir unangenehm:
Wer wird es wickeln?			
Wer wird es umhertragen, wenn es weint?			
Wer wird in der Nacht aufstehen, wenn es wach wird?			
Wer wird kochen?			
Wer wird einkaufen?			
aufräumen?			
staubsaugen?			
Bad, Küche putzen?			
Wer wird die Wäsche versorgen?			
waschen, bügeln, zusammenlegen?			
Wer wird Geburtsanzeigen schreiben?			
Freunde anrufen?			
Besuch unterhalten?			
Wer wird, wenn nötig, die älteren Geschwister betreuen?			

⇨ Zeitkuchen

Die Teilnehmer werden dazu aufgefordert, zwei große Kreise zu zeichnen. Der Kreis stellt die 24 Stunden des Tages dar. Nun sollen sie den ersten Kreis in Abschnitte teilen.

- Wie viele Stunden des Tages verbringen sie durchschnittlich mit: Schlafen / Essen / Arbeiten / Gartenarbeit / Kochen / Waschen / Putzen / Freunden / Partner / Fernsehen / Körperpflege / Sport / Sonstigem?
- Danach sollen sie den zweiten Kreis in Abschnitte teilen und zusätzlich Wickeln / Stillen / Füttern / Herumtragen des Babys unterbringen.
- Die Kreise nach dem Ausfüllen in der Paarbeziehung vergleichen. In der Großgruppe darüber sprechen. Was hat sich für die Männer/für die Frauen verändert?

Bei der Zeitkuchenübung kann es leicht zu einer Polarisierung kommen:

- Die »bösen« Männer, die sich gerade noch eine halbe Stunde von ihrer Fernsehzeit abzweigen, um das Kind herumzutragen…
- Die »armen« Frauen, deren Tag zwölf Stunden mehr haben sollte und die sämtliche eigenen Bedürfnisse streichen müssen…

Nachfolgende Übung führt zu einer vertieften Bewußtmachung der Bedürfnisse und hebt die Polarisierung auf (die vielleicht zum ersten Bewußtwerden nötig war), indem beide gemeinsam an einer Lösung arbeiten.

- Jedes Paar schreibt auf ein großes Blatt ihren derzeit gültigen Tagesablauf, wobei viel Zwischenraum freigelassen wird.

Beispiel:

Zeit	Sie	Wir	Er
6.00 h			Aufstehen, Jogging, Duschen
6.15 h	Aufstehen, Frühstück richten		
6.30 h		Frühstücken, Zeitung lesen	
7.00 h	Duschen		fährt zur Arbeit
7.15 h	Frühstück aufräumen		
usw.			

- In der Gruppe werden die Bedürfnisse des Neugeborenen und die Bedürfnisse der Eltern gesammelt und auf zwei große Plakate geschrieben.
- Jedes Paar versucht nun gemeinsam, in die Zwischenräume alles für's Baby einzutragen. Dabei sollen sie miteinander überlegen:
  Was kann vom derzeitigen Tagesablauf (leicht) gestrichen werden?
  Welcher Partner übernimmt welche Aufgaben?
  Was kann schon vor der Geburt vorbereitet werden?
  Welche Personen können um Unterstützung gebeten werden?

Zweck dieser Übung ist nicht, ein striktes Reglement zu entwerfen, das dann befolgt werden muß, sondern sich der verschiedenen Bedürfnisse bewußt zu werden und Kommunikations- und Lösungsmöglichkeiten zu entwickeln und zu erproben.

Dauer der Übung: 30 – 60 Minuten.

⇨ **Rollenspiel: Wenn der Alltag eingekehrt ist**

Gib in der Gruppe zum Beispiel folgende Situation vor:

Ihr habt die ersten 14 Tage gemeinsam zuhause verbracht. Heute ist wieder ein normaler Arbeitstag für ihn. Er steht früh auf, ist übernächtigt. Sie verabschiedet sich von ihm – im Morgenmantel, unfrisiert, Kind an der Brust – »Wenn du heute abend heimkommst, habe ich die Wohnung schön aufgeräumt, dir ein Essen zubereitet und meine Haare gewaschen«.
Er kommt abends total erschöpft nach Hause. Überall in der Wohnung liegt Babywäsche herum, kein Essen gekocht, sie ist noch immer im Morgenmantel, unfrisiert, und drückt ihm ein schreiendes Kind in den Arm: »Da nimm dein Kind!«

Du kannst einzelne Paare bitten, die Szene von hier an weiterzuspielen: Er kommt zur Tür herein, sie drückt ihm das Kind in den Arm…
Was kann er sagen oder tun, daß er einerseits sich selbst und seinen Bedürfnissen, andererseits aber auch ihr und ihren Bedürfnissen gerecht wird? Was könnte sie sagen oder tun, daß sie sich selbst und ihren Bedürfnissen, aber auch ihm und seinen Bedürfnissen gerecht wird? Welche Bedürfnisse hat das Kind in dieser Situation? Gibt es eine Lösung, die für alle drei befriedigend ist?

Es braucht keine allgemeine Gruppenlösung geben. Jedes Paar kann einen eigenen Weg für richtig halten.

(Siehe auch »A-B-C-Rollenspiel«, Seite 238)

Dauer der Übung: 15 – 30 Minuten.

⇨ Paarübung »Rosenkranz«: Der ideale Vater – die ideale Mutter

Diese Übung (Grundregeln siehe S. 223) kann in allen möglichen Variationen durchgespielt werden und durchaus auch mehrmals innerhalb eines Kurses, da wahrscheinlich jedesmal neue Aspekte und Einsichten an die Oberfläche treten.

- Je 2 Frauen zusammen: Eine ideale Mutter...; je 2 Männer zusammen: Ein idealer Vater... Dabei können sowohl Wünsche, wie die eigene Mutter bzw. der eigene Vater hätten sein sollen, als auch Wünsche an das eigene Vater- bzw. Mutterverhalten aufgezeigt und besprochen werden.
- Je 1 Mann und 1 Frau zusammen (nicht der eigene Partner, so daß auch Dinge besprochen werden können, die mit dem eigenen Partner noch nicht besprechbar scheinen/schienen): Die Frau erzählt dem Mann nach der Methode »Rosenkranz«, wie ihrer Meinung nach ein idealer Vater sein sollte. Er gibt anschließend Rückmeldung, wie es ihm mit diesen »Ansprüchen« ging. Dann erzählt der Mann der Frau, wie er sich die ideale Mutter vorstellt. Anschließend wieder Rückmeldung durch die Frau.
- Innerhalb der Paarbeziehung: Die Partner berichten sich gegenseitig nach der Methode »Rosenkranz«, wie sie sich eine ideale Mutter/einen idealen Vater vorstellen. Dann geben sie einander Rückmeldung, wie dieses Idealbild angekommen ist.
- Paarzusammensetzung wie unter a, b oder c: Die Frau stellt sich selbst als Mann vor und stellt Ansprüche an das Mutterideal aus männlicher Sicht. Der Mann stellt sich selbst als Frau vor und stellt Ansprüche an das Vaterideal aus weiblicher Sicht.

Diese letzte Übung ist meist sehr aufschlußreich und fördert das Verständnis für die Wünsche des Partners.

Dauer der Übung: jeweils 3 – 5 Minuten pro Person.

⇨ Elternschaft als Befriedigung

Sehr viel wird von den Bedürfnissen der Neugeborenen gesprochen, wie aber steht es mit der Befriedigung der elterlichen Bedürfnisse? Eltern, die ihre eigenen Bedürfnisse nicht wahrnehmen oder sich deren Befriedigung nicht zugestehen, werden es schwer haben, die Bedürfnisse ihres Kindes auf die Dauer wahrzunehmen, zu akzeptieren und zu erfüllen.

Diese Fragen sollten in Paar- oder Gruppengesprächen nach beiden Seiten beleuchtet werden:
- Was braucht mein Kind von mir in der Schwangerschaft?
- Was erwartet mein Kind von mir, wenn es geboren ist?
- Wofür brauche ich diese Schwangerschaft/dieses Kind?
- Was erwarte ich von dieser Schwangerschaft/von diesem Kind?

Halten sich die Bedürfnisse, die wir aneinander haben, und die Befriedigung, die wir uns gegenseitig geben, die Waage?

Dauer der Übung: 30 – 60 Minuten.

⇨ Blumensternübung: Was wollen wir an unsere Kinder weitergeben?

Ein guter Abschluß für eine Einheit, die sich mit der Problematik des Eltern-Alltags befaßt, ist die Übung, mit der werdende Eltern daran erinnert werden, daß Eltern-sein mehr ist als »wickeln und herumtragen, stillen und Flasche geben, sterilisieren und waschen...«. Es ist wichtig, die Teilnehmer an die enorme Herausforderung und Aufgabe zu erinnern, ihrem Kind Werte, Einstellungen und Glaubensgrundhaltungen zu vermitteln.

Bereite drei verschiedenfarbige Kartonsterne für jedes Paar vor, z.B. er = blau; sie = rot; wir = grün.
- Die Blumensterne werden ausgeteilt, jeder Teilnehmer füllt seinen Stern für sich selbst aus. Was jedem am wichtigsten ist, kommt in die Mitte.
- Innerhalb der Paare vergleichen.
- Nun bekommt jedes Paar nochmals einen Blumenstern, den die Partner gemeinsam ausfüllen.

200

So könnte ein ausgefüllter Blumenstern aussehen:

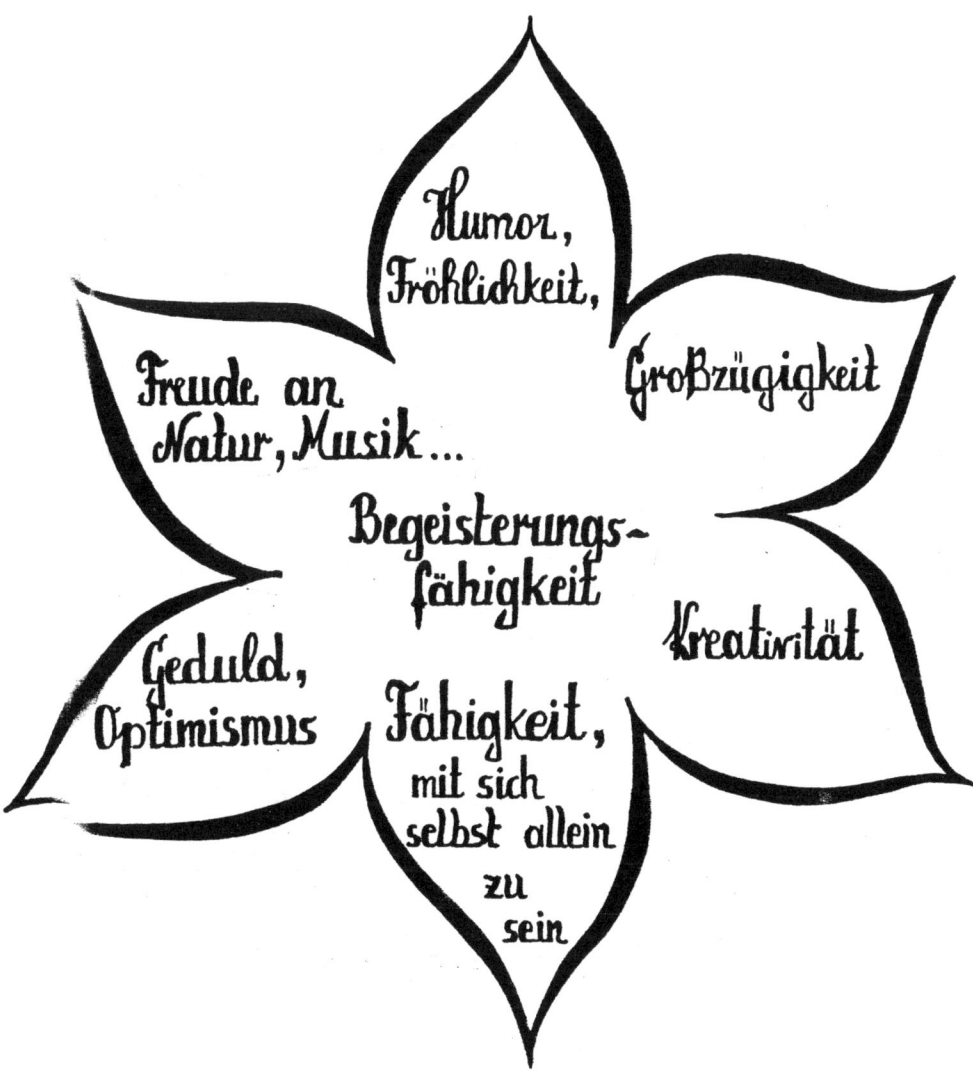

Ausgefüllte Sterne zunächst auf »Info-Wäscheleine« hängen (siehe Seite 241), damit alle Teilnehmer sie betrachten können.

Am Ende der Sitzung können sie abgenommen werden; vielleicht ermutigen, sie zuhause über's Kinderbett zu hängen, als Erinnerung daran, worum es uns im Leben mit unseren Kindern wirklich geht.

Grenzerfahrungen

Der Umgang mit Schmerzen

Als Einführung in dieses Thema eignet sich eine freie Assoziation über das Wort »Schmerz«. Was fällt den Teilnehmern zu diesem Wort ein?

⇨ **Wortkette:**
Die Teilnehmer sitzen im Kreis und werfen sich gegenseitig einen Ball zu. Der Werfende sagt jeweils »Schmerz«, der Auffangende, was ihm spontan zum Wort »Schmerz« einfällt. Daraufhin wird der Ball zügig (wieder »Schmerz« sagend) zum Nächsten geworfen.
Diese Übung eignet sich auch für andere Wortassoziationen, z.B. Mutterschaft, Baby, Stillen, Streß usw.

⇨ **Assoziationen:**
Jeder schreibt für sich auf einen Zettel Worte, Sätze, Symbole, die ihm zum Thema »Schmerz« einfallen. Anschließend werden alle Assoziationen zusammengetragen. Ein oder zwei Freiwillige lesen ihre Liste vor, die von den anderen Teilnehmern noch ergänzt werden kann.
Diese Übung eignet sich besonders zum Aufzeigen von Zusammenhängen durch die Kursleiterin und zum Ergänzen, was beim Zusammentragen in der Gruppe noch fehlte.

Beispiele von gesammelten Assoziationen (eventuell auf Tafel sammeln, ordnen, ergänzen…):
- kämpfen, wehren
- unterwerfen, unterliegen
- unterdrücken
- kontrollieren
- ver-, beurteilen
- verniedlichen
- akzeptieren, zulassen
- überwältigen, überwältigt sein
- Signal, etwas ist verkehrt/ich brauche etwas (anderes)
- warten
- Geduld
- ertragen
- loslassen
- verlangen

- Hilflosigkeit
- Ärger
- Verzweiflung
- Einsamkeit
- Dunkelheit
- irritiert sein
- Forderung
- Schaden
- Medikamente
- schwitzen
- erbrechen
- Übelkeit
- Kälte, Hitze
- zittern
  usw.

Wichtige Schlüsselassoziationen, auf die gehört und eingegangen werden soll, wenn sie angesprochen werden, oder die du als Kursleiterin einbringen sollst, wenn niemand in der Gruppe sie erwähnt:
- Macht des Körpers über mich; über andere Macht haben (weil ich im Schmerz bin)
- Schmerz brauchen oder wollen, um Mitgefühl/Liebe fühlen zu können, Zuwendung zu erhalten
- Unfähigkeit, Hilfe/Liebe/Zuwendung zu akzeptieren
- Angst vor Verlust von Selbstbeherrschung, Kontrolle, »Szene machen«
- Trennung
- Veränderung
- Verlust
- Abschied
- Tod
- Verlassenheit

Es ist günstig, dieses Brainstorming anschließend mit einer Streßsituation (z.B. »Atemwahrnehmung XV« S. 130, oder »Streß-Sequenz« S. 253) zu verbinden, so daß Schmerz und der eigene Umgang damit erfahrbar gemacht werden. Das Thema Schmerz kann in der Gruppe mit meditativen Fragen zum Geburtsschmerz und einer Zusammenfassung aller Möglichkeiten, die bei Schmerz helfen können, abgeschlossen werden. Diese Zusammenfassung – entweder von der Gruppe erarbeitet oder der Geburtsvorbereiterin präsentiert – zeigt, wie viele verschiedene Möglichkeiten und tatsächliche Hilfen es gibt.
Auf diese Weise wird Schmerz nicht verniedlicht, aber doch »erträglich« gemacht.

Wenn in einer Gruppe viel Energie beziehungsweise Interesse für dieses Thema existiert:

Schmerzerfahrungen und persönliche Verhaltensmuster (Paarübung, Partner getrennt):
Jeweils eine Person erzählt, die andere hört zu. Anschließend Wechsel. Beschreibe drei Situationen in deinem Leben, die für dich schmerzhaft/streßreich waren und erzähle, wie du darauf reagiert hast/damit gefühlsmäßig umgegangen bist:

- Situation als Kind
- Situation als Jugendlicher
- Situation als Erwachsener
- Anschließend Blitzlicht in der Großgruppe.

Was hat jede(r) dabei über sich selbst entdeckt? (Veränderung oder Intensivierung des Verhaltensmusters?)
Im Anschluß daran Gespräch über Erwartungen an das eigene Verhalten und die Reaktion des Partners bei der Geburt.

Dauer der Übung: 20 – 30 Minuten.

Was ist bei Geburtsschmerz hilfreich?

Kopf

- Seinen Sinn verstehen (= Trennung/Abschiedsschmerz, vom Kind in der Gebärmutter, vom Mädchen in der Frau)
- Ihn als normal akzeptieren (= Muskeln tun nach gewisser Arbeit weh, es ist nichts verkehrt)
- Die zeitliche Begrenzung in Erinnerung rufen (= jeder einzelnen Wehe und der Geburtsarbeit als Ganzes)
- Sich auf etwas Angenehmes konzentrieren (= das Baby, das bald kommt; Blumenwiese, fließender Bach, tosender Strom, Meeresstrand, Berggipfel)
- Sich mit Angenehmem ablenken (= Musik, Bild, Blume, Pflanze, Düfte)
- Sich auf relevante »Bilder« konzentrieren (= Tunnel mit Lichtpunkt, Gang mit automatischen Türen, sich öffnende Blüte, Surfer auf Wellen, Bergsteigen)

Körper

- Sich auf Körperbedürfnisse einlassen (= Position/Atmung; auf das Kind, das sich in einem senkt/dreht, reagieren)
- Den Schmerz ausdrücken (= stöhnen, seufzen, schreien)

- Den Schmerz (mit)teilen (= den Partner drücken, sich an Partner hängen)
- Sich gehen lassen (= vornehme Haltung, witzige/kluge Bemerkungen aufgeben; Erbrechen zulassen)
- Mit dem Schmerz gehen (wörtlich gemeint, d.h. umherlaufen, Becken kreisen, anstatt sich zu verspannen)

Partner
- Mit Massage behandeln (= lokale Schmerzstillung, generelle Entspannung)
- Wärmen oder erfrischen (= Waschlappen, Schwamm, Tücher, Getränke, Arme, Hände)
- »Schmerz stillen« (= etwas zum Draufbeißen/Saugen … siehe oben)
- Liebe und Zuwendung

Siehe auch Seite 61 – 63 zum Thema »Mit Schmerzen umgehen« als persönliche Reflexion.

Angst vor der Geburt, vor Behinderung und Tod

Es gibt einfache Übungen als Hilfsmittel, um das Thema anzugehen, das entweder unausgesprochen im Raum steht oder durch eine bestimmte Situation (Bericht eines Teilnehmers) in der Gruppe ausgelöst wird. Nun sollst oder willst du mit dieser Angst umgehen.

Wenn das Thema von selbst aufkommt, indem jemand von einer angsterregenden Situation berichtet oder eigene Ängste mitteilt, und darüber in der Gruppe Unruhe besteht, kannst du eine der Übungen als strukturierendes Hilfsmittel in der aktuellen Situation benutzen. Manche Gruppen beziehungsweise einzelne Teilnehmer lehnen vielleicht die Übung ab, wenn du sie vorstellst, weil sie Angst vor ihrer eigenen Angst haben. Meistens hinterläßt es ein ungutes Gefühl, wenn du in dieser Situation nachgibst und ihnen dafür eine Entspannung anbietest oder mit einem anderen Thema weitermachst. Du kannst anbieten, die Übung zu verkürzen (2 Minuten anstatt 5 Minuten pro Person), rege aber an, es zuerst einmal zu versuchen. Wenn jemand die Übung wirklich nicht machen will, nutzt er die Paarübung eben dazu, etwas anderes zu reden, das ist dann in Ordnung.

Es ist wichtig für uns, anzubieten, aber nicht zu zwingen. Solange wir dieser Regel folgen, können wir nicht schaden. Niemand wird Ängste fühlen, die nicht sowieso da waren. Niemand beginnt zu weinen, wenn er oder sie nicht sowieso bereit dazu war und einen Auslöser brauchte.

Jeder Mensch hat seine eigenen Grenzen und selbstschützenden Widerstände, und wir können diese nicht brechen, außer diese bestimmte Person will sie gebrochen haben. Aber sei dir selbst klar, ob du die Übung wirklich anleiten willst, ob du dich sicher und gelöst dabei fühlst. Wenn du sie mit unsicheren Worten vorstellst, wird die Gruppe dies spüren, denn sie weiß, wie du normalerweise Übungen anleitest.

Wenn du dir nicht sicher bist, laß es sein.

Probiere zunächst beide Übungen für dich selbst aus (mit Tonband oder Zuhörer). Wenn dir keine Geburt mehr bevorsteht, sprich über deine Angst, die du vor dem Leiten von Geburtsvorbereitungskursen hast, oder darüber, was das Schlimmste wäre, das dir in einem Kurs passieren könnte.

⇨ Gegenseitige Befragung: »Was macht dir angst?«

Es ist günstig, die Paare getrennt arbeiten zu lassen (je zwei Frauen/je zwei Männer miteinander):
Frage: Was ist deine *Angst* / Was macht *dir* angst, wenn *du* an die *Geburt deines Kindes* denkst?
A: wiederholt die Frage immer wieder, mit unterschiedlicher Betonung.
B: beantwortet die Frage.
Fünf Minuten pro Person, dann Wechsel.

Eine andere Fragestellung zu dieser Methode: »Was wäre für mich das schlimmste, das mir passieren könnte?«

⇨ Rosenkranz: »Meine Angst ist…«

Auch hier ist es günstig, die Paare getrennt arbeiten zu lassen und gleichgeschlechtliche Partner für die Übung zu wählen:
Laß den Satz ergänzen:
• Ich habe Angst, daß …
• Meine Angst ist …
  Fünf Minuten pro Person, dann Wechsel.

Wenn nach einer solchen Übung das Blitzlicht zeigt, daß viel Energie in der Gruppe für das Thema da ist, kannst du entweder nur Zeit und Raum geben, weiter darüber zu reden, oder – wenn du dich mit einer Strukturierung sicherer fühlst – anregen, eine Männer- und

Frauengruppe zu bilden und die Ängste jeweils auf ein Plakat zu schreiben. Anschließend in der Gruppe die Ängste der Frauen und die der Männer vergleichen und diskutieren.

Den Unterschied zwischen Angst und Panik aufzeigen, auch das Positive herausstreichen: ein gewisses Maß an Angst ist konzentrationsfördernd. Es verhindert allerdings den tiefen Entspannungszustand, in dem die körpereigenen Morphine freigesetzt werden.

Häufig zeigt sich auch, daß hinter der Angst andere Bereiche sind, die angesprochen werden wollen, und es lohnt sich dann, danach zu schauen und zu fragen.

Oftmals ist Angst auch mit Mißtrauen gekoppelt: Mißtrauen sich selbst oder einer bestimmten Person gegenüber. Du kannst dann eine Übung zum Thema »Vertrauen« anschließen (siehe entsprechendes Kapitel, ab S. 69) oder zum Thema »Partner-Sensibilisierung« ab S. 166).

Denke auch daran, daß du die Angst der Teilnehmer nicht in Selbstvertrauen verwandeln brauchst. Du kannst sie dazu anregen, ihre Ängste zu konkretisieren. Wenn die Teilnehmer wissen, wovor sie eigentlich Angst haben, können sie selbst etwas zur Veränderung tun (Klinik- oder Arztwechsel, entsprechende Vorbereitungen treffen, Vereinbarungen mit Arzt oder Hebamme herbeiführen usw.).

(Siehe dazu auch »Erfahrungen zum Thema Angst«, S. 64).

⇨ Kleingruppenarbeit zum Thema »Behinderung und Tod«

3 – 4 Teilnehmer, gemischte Gruppe, Paare getrennt.

Mögliche Fragestellungen:
- Was macht uns angst, wenn wir daran denken, unser Kind könnte behindert sein?
- Welche Art von Behinderung ist am schlimmsten?
- Fürchte ich meine eigene Unfähigkeit, ein solches Kind zu lieben, die Ablehnung von Nachbarn, Freunden usw., oder die totale Veränderung meines Erwartungsbildes, Lebensstils usw.?
- Wie würden wir in unserem Leben damit umgehen?

Beispiele zusammentragen, wie sich die Behinderung eines Kindes von Bekannten im Alltag ausgewirkt hat.
Anschließend Bericht aus jeder Kleingruppe.

Dauer der Übung: 10 – 20 Minuten, je nachdem, wie intensiv die Teilnehmer darauf eingehen.

In manchen Gruppen kommt von selbst das Gespräch über Behinderung oder Tod des Kindes auf. Wenn nicht, bringe ich es ein, wo es passend erscheint, oder weil es mich gerade selbst beschäftigt, nachdem ich kurz zuvor von der Behinderung oder dem Tod eines Kindes oder der Mutter gehört habe.

Was mir bei Gesprächen zu diesem Thema wichtig ist:
- Daß wir uns selbst wissen lassen, was uns angst macht, und uns überlegen, wie wir mit einer solchen Situation umgehen würden (Angstabbau durch Konkretisierung).
- Daß wir sensibler und fähiger werden, auf jemanden zuzugehen, der von Tod oder Behinderung seines Kindes betroffen ist. Eines der größten Probleme für die Betroffenen ist ja die Isolation.
- Daß wir über die Bedeutung von Tod und Behinderung nachdenken und darüber ins Gespräch kommen. Es ist nicht »unnatürlich«, es braucht nicht ausgeklammert und weggeschoben zu werden.

Für wen ist das Leben wichtig?
Vielen fällt es schwer, Sterben zuzulassen. Wieso soll ein sterbendes Kind zum Leben gezwungen werden? Für wen ist das Leben wichtig? Warum ist es uns so wichtig?
Die Reflexion darüber, wofür sie das Überleben und »gesunde Funktionieren« ihres Kindes »brauchen«, ist für alle werdenden Eltern wertvoll (siehe dazu auch »Elternschaft als Befriedigung«, S. 200).

Was ist »behindert«, was ist »normal«?
Eine andere Überlegung ist mir in diesem Zusammenhang auch wichtig: Wieso gilt das Fehlen von bestimmten Fähigkeiten als »behindert«, während das Fehlen von anderen Fähigkeiten »normal« ist?

- Ein Kind, das nicht spricht, sich dafür aber zeichnerisch wunderbar ausdrücken kann, gilt trotzdem als behindert. Ein Kind, das nicht zeichnen oder malen kann und dies auch nicht mit außergewöhnlicher Sprachbegabung kompensiert, ist trotzdem normal.
- Ein Mensch, der sich nur mühsam fortbewegen kann, aber sich an seiner Umgebung und an der Erreichung seines Zieles freut, gilt als behindert. Ein Mensch, der sich mühelos fortbewegen kann, aber seine Umgebung kaum wahrnimmt und sich wenig um das Ziel kümmert, ist trotzdem normal.
- Blinde haben oft eine größere Wahrnehmung als Sehende, usw.

Warum ist es für die meisten akzeptabler, ein normal oder überdurchschnittlich begabtes Kind zu haben, das sich im Gefühlsbereich nicht ausdrücken kann und Schwierigkeiten hat, Freude und Liebe zu empfinden, als ein Kind, das zwar eine Sonderschule besucht, aber intensive Gefühle von Dankbarkeit, Freude und Liebe empfinden und ausdrücken kann?

Ich möchte erreichen, daß die Teilnehmer dieses Thema einmal anders betrachten und das eigene »Besser-sein« in Frage stellen. Viele Behinderte entwickeln ja spezielle Fähigkeiten, die ihre Behinderung ausgleichen, so daß sie uns oft überlegen sind.

Aber ich möchte nicht idealisieren, es ist wichtig, auf die Realität einzugehen. Dazu gehört:

- Zu der eigentlichen Behinderung des Kindes kommen oft noch Verhaltensstörungen, die von der notwendigen Institutionalisierung (viele Krankenhausaufenthalte) herrühren, oder davon, daß es von den Eltern übermäßig beschützt oder abgelehnt wird. Diese Verhaltensstörungen sind oft auffallender und unannehmbarer als die eigentliche Behinderung selbst.
- Viele Ehen halten dem Streß des Lebens mit einem behinderten Kind nicht stand. Fast immer sind es die Männer, die ihre Frauen verlassen, weil sich der Lebensstil völlig am Kind orientiert, weil sich die Frau für das Kind »aufopfert«. Gerade die Männer fühlen sich von der Behinderung ihres Kindes viel mehr bedroht und herausgefordert. Eine Herausforderung, der viele Männer aus dem Weg gehen, weil andere Interessen wichtiger sind. Dieser Punkt ist Zündstoff für jedes Gruppengespräch.
  Ich erlebe auch in Gruppengesprächen oft, daß bei vielen Frauen die Angst, mit dem behinderten Kind *allein gelassen* zu werden, weitaus größer ist als jene, dem behinderten Kind mit all seinen Anforderungen nicht gerecht werden zu können.
- Viele Eltern finden in der Nachbarschaft nur schwer Spielkameraden für ihr behindertes Kind, da sich die anderen Kinder vor den ungewöhnlichen Bewegungen oder Lauten des behinderten Kindes fürchten. Das tut weh, vor allem wenn die Eltern mitansehen müssen, wie das eigene Kind den Kontakt sucht und voller Zuwendung, Offenheit und Verzeihung ist.

Ein Gespräch über diese Punkte kann zwar die Konfrontation mit der Realität nicht verhindern, es wird aber Denkanstöße setzen. Vielleicht tauchen diese Gedanken dann wieder auf, wenn sich Teilnehmer des Kurses tatsächlich in der Realität damit auseinandersetzen müssen. Und wenn sie alle gesunde Kinder gebären, so ist viel erreicht, wenn sie es einmal ihren Kindern ermöglichen, mit einem behinderten Kind aus der Nachbarschaft zu spielen.

Im Zuammenhang mit diesem Thema können auch Gedankenanstöße gegeben werden bezüglich mehr oder weniger schweren oder vorübergehenden Krankheiten des Neugeborenen. Vielleicht anhand von Fallbeispielen, die aufzeigen, wie betroffene Eltern organisatorisch und emotional damit zurechtkommen.

Wenn du die Gesprächseinheit durchführst, sage den Teilnehmern, daß du sie nicht anbietest, weil du erwartest, jemand aus der Gruppe könnte mit Tod, Krankheit oder Behinderung konfrontiert werden, sondern weil du ihnen helfen willst, Ängste, die sie diesbezüglich haben, abzubauen. Bevor du jedoch das Thema im Kurs einbringst, reflektiere über deine eigene Einstellung und Intensität von Angst, die du bezüglich Krankheit, Behinderung und Tod hast, so daß du nicht eigene Ängste weitervermittelst.

4. Teil
Methodik und Didaktik in der Geburtsvorbereitung

Lebendig mit Gruppen arbeiten

Zunächst ist es das wichtigste, daß du dir als Leiterin über dein Ziel klar bist, was du einbringen willst und kannst, nicht nur von deiner Aus- und Vorbildung, sondern auch von deiner Persönlichkeit her.

Der zweite Schritt ist, diese Zielsetzung in der Ausschreibung der Kurse deutlich zu machen. Es ist unfair, einen Gymnastikkurs auszuschreiben, weil sonst Ärzte und Kliniken in der Umgebung nicht mittun, in der Praxis jedoch viel mehr psychologisch orientierte Inhalte und Übungen anzubieten.

Der dritte Schritt ist ein klarer Kontrakt zwischen den Kursteilnehmern/innen und dir. Ein Geburtsvorbereitungskurs ist weder Selbsterfahrungs- noch Therapiegruppe. Wenn du letzteres anbieten willst, schreibe den Kurs auch als solchen aus.

Aber auch für einen Geburtsvorbereitungskurs gilt:

Bist du dir klar darüber, wie weit du fähig und bereit bist, mit der Psyche der werdenden Eltern umzugehen?
Was ist dein Ziel für die Gruppe, für die einzelnen Teilnehmer?
Kannst du dies formulieren und den Kursteilnehmern deutlich machen?
Mit welchen Methoden fühlst du dich sicher, mit welchen unsicher?

Wie bei allen Übungen, so gilt auch hier:
Bringe nur ein, worin du dich selbst sicher fühlst und wo du das Gefühl hast, daß du damit umgehen kannst.
Biete nur das an, was dir selbst vertraut ist und was dir auch Spaß macht.
Die Anwendung von Methoden bringt in der Regel den Vorteil:
- daß ein Thema in kurzer Zeit bearbeitet werden kann (z.B. 15 Minuten Übung anstatt eine Stunde Gruppengespräch);
- daß alle zu Wort kommen (nicht nur zwei oder drei, wie oft beim Gruppengespräch);
- daß beim Thema geblieben wird, dadurch wird meist effektiveres Arbeiten möglich (im Vergleich zum nicht gelenkten Gruppengespräch, in dem von einem Thema zum anderen »gewandert« wird).

Selbstverständlich können alle Themen und Probleme auch ohne methodische Hilfen besprochen werden. Dazu brauchst du viel Zeit, damit die Teilnehmer/innen in der Diskussion ihren eigenen Weg finden. Achte als Gesprächsleiterin aber dann darauf, daß alle zu

Wort kommen können und daß ein Thema jeweils befriedigend abgeschlossen wird (mit einer Zusammenfassung, nicht notwendigerweise mit einer Übereinstimmung).

Für mich ist auch wichtig, daß ich als Kursleiterin die Gruppe nicht ständig durch Übungen steuere, ohne zu vertrauen, daß sich von selbst etwas entwickeln kann.

Die im folgenden vorgestellten Methoden müssen nicht Teil eines Geburtsvorbereitungs-kurses sein. Sie sind als Hilfen gedacht, wenn sich in einer Gruppe »nichts tut« bzw. du das Bedürfnis hast, mit einem Thema kontrollierter umzugehen.

Wenn ich diese Übungen einsetze, so möchte ich damit weder Unbewußtes ausgraben noch eine Lösung für alle Probleme anbieten. Für mich haben diese Übungen eines gemeinsam, und das spreche ich immer an, wenn ich sie in die Gruppe einbringe: daß wir uns im Zuhören üben! Nicht nur dem Partner oder einem Andersdenkenden zuzuhören, sondern auch mir selbst!

Was sage ich eigentlich?

Was kommt an Gedanken aus mir heraus?

Was meine ich denn damit?

Mich selbst und auch das, was ich sage, wichtig zu nehmen, ist der Anfang, um auch andere wahr- und wichtig nehmen zu können.

Vorstellungsrunde

Egal, welche Form wir für die Vorstellungsrunde wählen, für viele ist es ungewohnt, in einer Gruppe über sich selbst zu sprechen. Dieses Vorstellen ist für jeden so etwas wie eine Geburt. Man weiß, daß sie auf einen zukommt. Die Spannung und eventuelle Angst davor steigert sich zunehmend, je näher der Zeitpunkt rückt. Man kann sich nicht mehr richtig konzentrieren auf das, was andere wichtig finden. Dann ist es plötzlich so weit, man entwickelt unheimlich viel Energie, der Blutdruck steigt manchmal mehr, manchmal weniger, der Atem stockt oder kommt ins Flattern …

Vielleicht läuft alles ganz anders, als man geplant hat. Die wohlgeformten Sätze, die man sich vorher überlegt hatte, sind weg. Man hört sich plötzlich etwas ganz anderes sagen. Der Partner verhält sich nicht so wie erwartet, fällt mit dem, was er oder sie sagt, aus der gewünschten Rolle …

Diese Parallele zur Geburt kann gleich am ersten Abend angesprochen werden. Es ist ein günstiger Einstieg ins Nachdenken darüber, wie wir uns unter Streß verhalten, denn eine Vorstellungsrunde ist eine Streßsituation und kann als solche genutzt werden.

⇨ Namensrunde – erstes Kennenlernen

- Im Uhrzeigersinn kurz erzählen lassen, was der Name für jede(n) bedeutet, wie jemand lieber heißen möchte, welche Beziehung jede(r) zu seinem (ihrem) Namen hat.
- Im Sitzen oder Stehen den eigenen Namen sagen und dies mit einer Geste oder einer kleinen Handlung verbinden, die zu einem selbst paßt.

Dauer der Übung: von Größe der Gruppe abhängig, pro Person bis zu einer Minute, deshalb eher für kleinere Gruppen zu empfehlen.

⇨ Vorstellen in der Gruppe – ohne Interaktion

Im Uhrzeigersinn, oder je nachdem, wer wann etwas sagen will. Leiterin beginnt oder schließt die Runde ab.

- Name, Wohnort, Beruf, Alter, Kinder, Geburtstermin, Schwangerschaftsverlauf, Krankenhausgeburt oder Hausgeburt usw.
- Jede(r) soll über sich selbst etwas erzählen, was nicht mit Schwangerschaft/Geburt zu tun hat.
- Jede(r) kann etwas von sich selbst erzählen, was er/sie will.

⇨ Vorstellen in der Gruppe – mit Interaktion

- **Cocktailparty:**
Teilnehmer gehen durch das Zimmer und stellen sich jedem einzeln vor:
a) Jede(r) sagt seinen/ihren Namen oder sonst etwas über sich selbst
b) Jede(r) stellt sich selbst vor und hat dann eine Frage an sein Gegenüber frei.
- **Gegenseitige Befragung in der Runde:**
Jede(r) schaut zunächst still um sich. Von wem will ich gern etwas wissen? Mit wem möchte ich Kontakt? Wer interessiert mich nicht? Wen getraue ich mich nicht zu fragen? Welche Frage fällt mir leicht? Was möchte ich gern wissen, getraue es mir aber nicht zu fragen?
Sich selbst einfach die Antworten zu diesen Fragen wissen lassen. Es wird darüber nicht gesprochen. Dann fragen, wen und was ich fragen will.
Die Befragten haben das Recht, sich selbst wissen zu lassen, worüber sie eigentlich reden wollen, und dies dann auch zu tun. Sie können z.B. sagen, wenn sie gefragt werden: »Ich möchte dir lieber von …….. erzählen«.
- **Gegenseitige Befragung in Paargruppen:**
Jede(r) wählt sich einen Partner (nicht den eigenen) und befragt diese Person (2 bis 5 Minuten). Ebenso umgekehrt.
Jede(r) stellt dann den Partner mit dem in der Gruppe vor, was aus dem vorangegangenen Gespräch in Erinnerung geblieben ist.
- **Etwas Persönliches in der Runde erzählen:**
Jede(r) schaut sich zunächst still um. Wem hier in der Gruppe wollte ich etwas erzählen? Was möchte ich über mich erzählen? Wer in der Gruppe hindert mich daran, etwas Bestimmtes über mich zu erzählen? Was über mich möchte ich einer bestimmten Person mitteilen? Was sollte die Gruppe über mich wissen?
Sich einfach die Antworten zu diesen Fragen wissen lassen, ohne dies unbedingt tatsächlich auch durchzuführen.
Wer dann will, kann etwas über sich selbst erzählen.

Beginn ohne Vorstellungsrunde

- *Nach dem Grundsatz:* Ich muß nicht alles steuern, persönliche Interaktionen geschehen von allein – der Kurs ist locker gestaltet, mit Pausen und stillen Zeiten, in denen etwas geschehen kann.
- *Nach dem Grundsatz:* Persönliche Informationen sind nicht so wichtig – Kurs ist unpersönlich konzipiert.

Zum Beginn

⇨ **Erwartungen – Befürchtungen abklären**
(Kursbeginn)

4 Packpapierbögen aufhängen, auf denen je ein Satzanfang steht:
- Ich hoffe, wir werden hier …
- Ich hoffe, wir werden hier nicht …
- Es wird ein guter Kurs, wenn …
- Ich hoffe, wir erfahren etwas über …

(Filzstifte bereit halten)

Teilnehmer können diese Sätze vor Kursbeginn oder in der ersten Pause ergänzen.

Variante: Jedem Teilnehmer einen Zettel mit 4 Satzanfängen geben und bitten, diese zu ergänzen. Zettel einsammeln und (nach Sitzungsbeginn und Vorstellungsrunde) die Sätze – anonym – auf ein großes Plakat aufschreiben oder aufkleben.

○ **Erste Körperselbstwahrnehmung**
(Kursbeginn oder Beginn eines Kursabends)

Ziel: Sich besser auf den gemeinsamen Abend einstellen, ganz bei der Geburtsvorbereitung sein zu können.

Um wirklich gemeinsam hier sein zu können, wollen wir jetzt den heutigen Tag einmal in uns vorbeiziehen lassen. Sucht euch dazu eine bequeme Haltung und schließt bitte eure Augen … Atmet ein paarmal tief durch und versucht, mit jedem Ausatmen vorhandene Anspannungen rauszulassen. Dabei wird euer Körper weich werden und schwer, und ihr habt das Gefühl, tiefer in eure Unterlage einzusinken (selbst tief atmen). Dann laßt euren Atem wieder einpendeln und versucht, mit Hilfe meiner Fragen den heutigen Tag noch einmal zu erleben:
- Wie seid ihr aufgestanden?
- Was hattet ihr für ein Gefühl dem Tag gegenüber?
- Was ist vom Tagesgeschehen her bedeutsam für euch gewesen?
- Was davon hat euch geärgert?
- Was davon hat euch gefreut?
- War der Tag ruhig oder gehetzt?
- Wie war euer Gefühl auf dem Weg hierher? Geht diesen Weg nochmals in Gedanken und kommt dann hier an.

- Könnt ihr jetzt hier sein, seid ihr offen dem Kommenden gegenüber, oder hält euch noch etwas davon ab?
- Wenn euch etwas vom Hiersein abhält, wie wollt ihr damit umgehen: es beiseite schieben oder darüber sprechen?
- Jetzt atmet wieder tief durch, räkelt euch und öffnet wieder die Augen.

Dauer der Übung: 3 – 5 Minuten.

⇨ **Darstellung der Kursinhalte**
(für den ersten Abend vorsehen)

	Dachboden Windeln … Kinderwagen … Ausstattung…	
Kinderzimmer Welche Rolle soll das Kind in unserem Leben spielen? *Unser* Kind, nicht *ein* Kind. Was braucht ein Neugeborenes? Wichtiges zur Säuglingspflege. Stillen	**Schlafzimmer** Entspannung, Körperwahrnehmung, Gymnastik, Massage, Atmung, Positionen, Zuwendung/ Zärtlichkeit, Sexualität	**Bad** Pflegetips, Körperliche Umstellung und Beschwerden (Schwangerschaftsstreifen, Hämorrhoiden…)
Küche Ernährung in der Schwangerschaft Heilkräuter Tee	**Wohnzimmer** Paarbeziehung/Umstellung durch die Schwangerschaft Vorbereitung auf die Familie Paarübungen, Paargespräche	**Studierzimmer** Geburtsverlauf aus medizinischer Sicht wissenschaftliche Erkenntnisse Untersuchungsergebnisse

Fundament (Grundmauern)
Ich als Frau mit meinen Erwartungen, Ängsten, Gefühlen…
Ich als Mann mit meinen Erwartungen, Ängsten, Gefühlen…
Die Beziehung zu uns selbst, zu unserem Körper
Meine Lebenserfahrungen… meine Schmerzerfahrungen … und was das für die Schwangerschaft und für die Geburt bedeutet

Für die Darstellung der Kursinhalte innerhalb einer Geburtsvorbereitungsgruppe wird die Graphik »Geburtshaus« auf einen großen Karton gezeichnet. Dann das Haus in die einzelnen Zimmer zerschneiden und die Zimmer danach einzeln nacheinander auflegen, die Inhalte erläutern beziehungsweise besprechen.

Dauer der Übung: 20 Minuten.

⇨ ○ **Wo bin ich?**
(Mit dem Gruppenraum vertraut werden)

- Guten Stand suchen, mit dem Körper kreisen und beweglicher werden, die Füße langsam vom Boden lösen, zu gehen beginnen, im Raum umhergehen …
- Schauen: was sehe ich … was gefällt mir … was gefällt mir nicht …?
- Spüren: mit den Fußsohlen den Boden wahrnehmen … weich/hart/kalt/warm … Unterschiede spüren … wie geht es mir dabei …?
- Wahrnehmen: mit geschlossenen Augen (stehenbleiben) … Was ändert sich, wenn ich die Augen schließe? … Was spüre ich mit meiner Haut? … Was höre ich? … Was rieche ich? … Wie geht es mir dabei…?
- Augen wieder öffnen: im Raum einen Platz suchen, wo ich mich wohlfühle … den Platz mit meinem Sessel/meiner Decke möglichst gemütlich gestalten …
- Gespräch: Wie ist es mir dabei ergangen? … Wie wirkt ein neuer Raum auf mich? … Wie beeinflußt mich eine ungewohnte Situation (Kreißsaal) …?

Dauer der Übung: 5 Minuten.

⇨ **Schneeball**
(zum Abklären von Erwartungen)

- Jede(r) macht sich – auf den Kurs bezogen – Gedanken (eventuell schriftlich) zur Frage »Was will ich hier – was erwarte ich?«
  (ca. 2 Minuten)
- Jede(r) sucht sich einen Partner. Die beiden besprechen ihre Erwartungen und formulieren daraus einen gemeinsamen Satz. Es ist wichtig, daß jede(r) der beiden sich in der neuen gemeinsamen Formulierung ganz verstanden und ausgedrückt fühlt.
  (ca. 5 Minuten)

- Jedes Paar sucht sich ein weiteres Paar und beide Paare versuchen wiederum, eine gemeinsame Formulierung zu finden, in der sich jeder voll einbringen konnte.
  (ca. 10 Minuten)
- Jede Viergruppe teilt ihre Erwartungen der Großgruppe mit.
  (ca. 12 Minuten)

Diese Übung eignet sich besonders gut, um Erwartungen der Teilnehmer abzuklären. Darüber hinaus können sich jene, die zusammenarbeiten, persönlich besser kennenlernen. Günstig ist, wenn sich jeweils Männer und Frauen zusammensetzen. So ergeben sich von selbst Kombinationen aus Erwartungen von Männern und Frauen.
Die Leiterin versucht, auf jede der Erwartungen einzugehen (ja, das machen wir; nein, das ist nicht möglich; wir können das gegen Ende des Kurses noch in Erwägung ziehen; ich fühle mich dadurch überfordert; das entspricht genau meinen Vorstellungen usw.), je nachdem, was für diese Gruppe und diese Leiterin richtig ist. Damit wird ein Kontrakt hergestellt, auf den sich die Leiterin in künftigen Sitzungen beziehen kann.

Dauer der Übung: 30 Minuten.

⇨ Aufwärmrunde
(für den Beginn des zweiten oder eines späteren Kursabends)

Es ist mir wichtig, daß von Anfang an alle Frauen und Männer sich im Kurs äußern, sich selbst in der Gruppe hören …; das erleichtert die Teilnahme an späteren Gruppengesprächen. Manche sind es nicht gewohnt, in oder vor der Gruppe zu sprechen, sie schieben ihre beabsichtigte Wortmeldung gerne auf später auf, wo es ihnen immer schwerer fällt, sich einzubringen.

- Du kannst in der Runde eine themenspezifische Frage an eine bestimmte Person stellen und sie mit Namen ansprechen:
  »Ruth, hast du viele Schwangerschaftsbeschwerden?«
  »Horst, warst du beim Ultraschall dabei?«
  »Karin, habt ihr euch schon entschieden, in welche Klinik ihr gehen möchtet?«
- Der/die Befragte antwortet und richtet eine andere oder dieselbe Frage an eine andere Person in der Gruppe, bis jede(r) einmal gefragt und geantwortet hat.

Dauer der Übung: Eine Minute pro Teilnehmer.

⇨ Blitzlicht

(zum Erheben von Stimmungen bzw. zum Feststellen der Motivation in der Gruppe)

Regeln:

- Jede(r) kann zu jedem Zeitpunkt ein Blitzlicht zu einem Thema erbitten (ein Thema, bei dem es dem Betreffenden wichtig ist, die Meinung aller Gruppenteilnehmer zu hören).
- Jede(r) muß etwas sagen, selbst wenn es nur ist: »Ich will im Moment dazu nichts sagen«.
- Jede(r) gibt ein Blitzlicht, keinen Dauerbrenner.
- Jede(r) kann sich ohne Scheu äußern. Was im Blitzlicht gesagt wird, bleibt Privateigentum.
- Es wird weder hinterfragt noch darüber diskutiert.
- Jeweils die Person, die um ein Blitzlicht bittet, beginnt. Dann geht es im Uhrzeigersinn reihum.

Diese Übung eignet sich dazu, eine momentane Stimmung in der Gruppe zu erfassen (z.B. nach einer Übung, nach der Behandlung eines Themas, um ein »Stimmungsbild« im Laufe eines besonderen Gruppenprozesses zu erhalten usw.). Außerdem kann sie eingesetzt werden, wenn ein kurzes Feedback erwünscht wird.

Dauer der Übung: etwa 1 Minute pro Teilnehmer/in planen, bei 12 Teilnehmern/innen also ca. 12 Minuten.

Zur Arbeit mit bestimmten Themen

⇨ **Paarübung »Rosenkranz«**
(zur vertieften Auseinandersetzung mit einer Frage)

Regeln:
- A und B sitzen einander gegenüber (Blickkontakt, wenn gewünscht auch Körperkontakt).
- Vorgegeben wird ein Satz, wie z.B. »Für die Geburt wünsche ich mir, daß…«
- A beginnt und macht 5 Minuten lang Aussagen zu diesem Satz, indem er/sie immer den ganzen Satzanfang sagt und dann entsprechend ergänzt. Dann wieder den ganzen Satzanfang und wiederum eine neue Ergänzung dazu, usw.
- B hört diese 5 Minuten nur aufmerksam zu. Danach – ohne Diskussion dazwischen – Wechsel.
- Nach dieser Übung eventuell die Paare kurz nachbesprechen lassen, wie diese Übung erlebt wurde, jedenfalls aber abschließend ein Blitzlicht reihum.

Variante: Sich als Paar 5 Minuten gegenüber sitzen. Jeder sagt abwechselnd einen Satz, der mit demselben Satzanfang beginnt, oder jeder stellt abwechselnd die gleiche Frage (siehe nächste Übung).

Manche Gedanken aus dem eher Unbewußten kommen dann, wenn alle vordergründigen und bewußten Gedanken ausgesprochen sind. Diese Übung hilft, an solche Gedanken heranzukommen.
Es können natürlich auch andere Sätze vorgegeben werden, wie z.B.: »Ein idealer Vater/eine ideale Mutter ist für mich…«, »Ich wünsche mir von dir, daß du…«, »Ich habe Angst, daß…«.

Dauer der Übung: ca. 12 Minuten, anschließend Blitzlicht.

⇨ **Paarübung: Gegenseitige Befragung**
(zur Behandlung eines konkreten Themas)

- A und B sitzen einander gegenüber (Blickkontakt, wenn gewünscht auch Körperkontakt).
- B beginnt mit der Frage: »Wie stellst du dir die Geburt deines Kindes vor?«

- A antwortet darauf und B hört aufmerksam zu. Wenn A mit den Antworten stockt oder vom Thema abkommt, stellt B die Frage erneut.

  Dabei kann es günstig sein, wenn die Betonung einzelner Worte hervorgehoben wird, zum Beispiel:

  Wie stellst du dir die Geburt deines Kindes vor?

  Wie stellst *du* dir die Geburt deines Kindes vor?

  Wie stellst du dir die *Geburt* deines Kindes vor?

  Wie stellst du dir die Geburt *deines* Kindes vor?
- Nach etwa 7 Minuten – ohne Diskussion dazwischen – Wechsel.

Als Fragen können alle Themen formuliert werden, die im Moment behandelt werden sollen oder im Raum stehen. Einige Beispiele: »*Wie* plantst *du dein* Kind in *dein Leben* ein?«, »*Was* macht *dir* angst?«, »*Worauf freust du* dich?«. Entweder die Paare miteinander diese Übung machen lassen, oder Frauen und Männerpaare bilden.

Diese Übung hilft, daß die Teilnehmer eine Fragestellung beziehungsweise ein Thema von verschiedenen Seiten betrachten und vor allem sich selbst wichtige Fragen ausführlich beantworten.

Dauer der Übung: 15 Minuten, anschließend Blitzlicht.

⇨ Getrennte Männer-Frauengruppen
(zum Erarbeiten geschlechtsspezifischer Fragestellungen)

Themen für Frauen- beziehungsweise Männergruppen:
- Sexualität: Was sich Frauen von Männern wünschen…;
  Was sich Männer von Frauen wünschen…
- Geburtsverlauf: Wie können Männer dabei helfen?
- Elternschaft: Wie ist der ideale Vater/wie ist die ideale Mutter?
  (Männergruppe erarbeitet Mutterideal und umgekehrt. Ideale werden dann in der Gesamtgruppe vorgestellt, anschließend bearbeiten die Frauen das Mutterideal der Männer und umgekehrt, dann präsentieren sie ihre Stellungnahme dazu).

Im Rahmen von gleichgeschlechtlichen Gruppen fällt es manchmal leichter, gewisse Themen offen »unter sich« zu besprechen. Dies betrifft besonders auch solche Fragen, die stark mit Rollenfixierungen zusammenhängen oder heikle Fragen innerhalb einer Beziehung sein können.

· *Dauer der Übung:* 10-15 Minuten pro Thema; 10 Minuten Austausch der Ergebnisse, anschließend Diskussion oder Blitzlicht.

⇨ Kleingruppenarbeit
(Paare zusammen mit anderem Paar, oder Paare getrennt)

Für die Arbeit in Kleingruppen ist es wichtig, daß das Thema gut vorgegeben und abgeklärt ist. Manchmal hilft es, wenn zu einem Thema oder einer Frage ein bis drei Antwortsätze formuliert werden. Die Gesprächszeit sollte genau festgelegt werden. Eine zusätzliche Hilfe ist, wenn die Kursleiterin einige Minuten vor Ablauf der festgelegten Gesprächszeit kurz darauf aufmerksam macht. Eine Person aus der Gruppe notiert auftauchende Fragen oder wichtige Gesprächsergebnisse und berichtet diese dann der Großgruppe.

Mögliche Themen:
- Was habe ich bis jetzt an der Schwangerschaft schön erlebt, was war unangenehm, was war aufregend?
- Welche Anregungen für das Stillen sind mir bekannt und von wem habe ich sie erfahren?
- Welche Fehler haben meine Eltern in meiner Kindheit gemacht und was war gut an der Art, wie mich meine Eltern erzogen?
- Welche Erziehungsideale beziehungsweise -vorstellungen möchte ich auf jeden Fall verwirklichen, welche möchte ich vermeiden?

In einer Kleingruppe ist es für manche Teilnehmer/innen leichter, zu Wort zu kommen und zu einem Thema zu diskutieren.

Dauer der Übung: ca. 20 Minuten Gruppenarbeit, anschließend je nach Wunsch oder Situation: Bericht des Gruppensprechers in der Großgruppe oder Blitzlicht zur Frage: »Wie ist es jedem einzelnen in der Kleingruppe mit dem Thema ergangen? Was war wichtig?«

⇨ Stille Reflexion
(zum persönlichen Nachdenken und zum Sammeln eigener Gedanken)

Nicht alles muß in der Gruppe besprochen bzw. ausgesprochen werden. Oft ist es genauso wirkungsvoll, die Teilnehmer zu einer stillen Reflexion anzuregen. Dazu können beispielsweise Zettel und Stifte verteilt werden, damit sich die Teilnehmer/innen zu einem bestimmten Thema Notizen machen.

- **Brainstorming:**

  Assoziationen aufschreiben, die zu einem bestimmten Wort einfallen (z.B. zu: Schmerz; Geburt; Kreißsaal, Baby; Brüste usw., je nach Thema innerhalb der Gruppe).

- **Listen erstellen:**

  Zum Beispiel:

  »Welche geburtshilflichen Interventionen könnte ich akzeptieren? – Welche geburtshilflichen Interventionen kommen auf keinen Fall in Frage?«

  »Wem oder was vertraue ich – bezogen auf die Geburt – und wem oder was mißtraue ich?«

  »Was will/kann ich dem Kind geben?«

  Positive und negative Auswirkungen der Schwangerschaft.

  Jeder erstellt seine eigene Liste. Sie dient entweder als Anregung zum weiteren persönlichen Nachdenken oder auch als Einstieg in ein Gruppengespräch zu einem Thema.

- **»Glaubenssätze«:**

  Die Teilnehmer erhalten Zettel und Bleistift und sollen zu einem Thema, z.B. »Glaubenssätze zum Umgang mit Babys«, Aussagen formulieren, die ihnen wichtig erscheinen. Jeder Satz soll mit »Ich glaube, daß...« beginnen.

Siehe auch »Mein Credo«; S. 51-55.

Dauer der Übung: 2 – 3 Minuten.

⇨ ○ »Klagelied«

(als »Ventil«, zum Loswerden von Klagen und Beschwerden)

Wenn viele Klagen in der Gruppe da sind – manchmal kommt es vor, daß nicht am Thema gearbeitet werden kann, weil jeder noch eine Beschwerde anbringen will – ist es sinnvoll, die Klagen aussprechen zu lassen, anstatt sie zu unterdrücken.

Eine Minute lang reden, klagen, jammern alle gleichzeitig – über die Krankenhaussituation ... über die wehleidigen Frauen ... über die eigenen »Wehwehchen« ... über die schlaflosen Nächte ... über das Unverständnis von Eltern, Freunden, Kollegen ...
Nach Ablauf der Zeit mit einem entspannten Gelächter abschließen.

Ziel: Die Erfahrung, daß das Aussprechen (das Herauslassen) wichtiger ist als das Gehörtwerden, ... über sich selbst lachen können ...

Dauer der Übung: ca. 3 Minuten.

Animation von größeren Gruppen
(ab 15 Personen)

Nicht jede Geburtsvorbereiterin hat die Möglichkeit, mit kleineren und geschlossenen Gruppen zu arbeiten. Oft muß sie organisatorische Vorgaben des Veranstaltungsträgers akzeptieren und in größeren Gruppen die Frauen oder Paare auf die Geburt und die Zeit danach vorbereiten.

Die traditionelle Form solcher Geburtsvorbereitung besteht aus einem Gymnastikteil (»Schwangerenturnen«) und einem Informationsteil, in dem meist ein Fachreferent die Themen im Stil eines Vortrages behandelt: oft mit einem Überhang an Informationen, weitgehend referentenzentriert (der Vortragende steht im Mittelpunkt) und nur selten mit ausreichender Gelegenheit zum Austausch zwischen den Teilnehmern/innen.

Manche Geburtsvorbereiterinnen in Großgruppen klagen besonders darüber, daß die Teilnehmer/innen sich zu wenig einbringen, daß sie keine differenzierten Fragen stellen und eigentlich nur zuhören möchten. In solchen Gruppen zu arbeiten kann wirklich entmutigend sein.

Aber sind die Teilnehmer/innen wirklich so uninteressiert? Oftmals macht man nämlich die Erfahrung, daß sich Erwachsene besonders dann so wie Schüler verhalten, wenn sie von ihren »Lehrern« dementsprechend behandelt werden.

Wer in größeren Kursgruppen eine lebendige Beteiligung wünscht, wird mit Vortrag und anschließender Diskussion, vielleicht noch mit einigen Lichtbildern, nicht auskommen. Schließlich geht es nicht nur darum, Informationen »an den Mann« bzw. »an die Frau« zu bringen, sondern um Inhalte, die von verschiedenen Menschen in den eigenen Erfahrungsbereich integriert werden sollen.

In der Regel sind in diesen Kursen Frauen oder Paare, die ihr erstes Kind erwarten. Für sie ist Geburt ein Thema, zu dem sie keine oder nur wenige Erfahrungen haben. Die meisten Menschen profitieren aber besonders dann von einer Information, wenn sie dieses neue Wissen mit den eigenen Erfahrungen verknüpfen können.

Ein weiterer wichtiger Aspekt ist für mich, was und wieviel an Informationen weitergegeben werden soll. Manche Ärzte, Hebammen und Geburtsvorbereiterinnen glauben, sie müssen das ganze Detailwissen weitergeben, das sie selbst besitzen. So wird den werdenden Eltern zwar viel Information geboten, aber ein großer Teil davon dient lediglich der Wissensansammlung, die der einzelne dann in der Praxis kaum anwenden kann.

Ich rate eher dazu, den Umfang der Informationen vorerst einmal auf die wirklich notwendigen *Grundinformationen* einzuschränken. Dadurch kann ich eher erwarten, daß sich die

Teilnehmer damit auseinandersetzen, daß sie nach weiterem Wissens-werten fragen, daß sie selbst ergänzen, wenn sie etwas beitragen können.

Mit Sicherheit ist die Annahme falsch, daß ich die Teilnehmer/innen nur lange genug instruieren müsse, damit sie sich in der konkreten Situation dann auch »richtig« verhalten. Ich kann aber Bereitschaften anlegen helfen, daß sie in bestimmten Situationen aus variablen Handlungs- und Entscheidungsmöglichkeiten wählen und auf diese zurück-greifen können.

Auf den nächsten Seiten sind eine Reihe methodischer Anregungen zusammengefaßt, die in größeren Gruppen zur Motivation, zur Informationsvermittlung, für Gruppenarbeiten oder auch zur Reflexion verwendet werden können. Dabei hilft es mir, wenn ich weiß, daß die Anwendung verschiedener Methoden kein Allheilmittel ist, sondern erst als Ergänzung und Unterstützung zu folgenden Überlegungen wirksam wird.

Überzeugt sein von dem, was ich weitergebe

- Wie überzeugt bin ich von dem, was ich weitergeben möchte? Wenn ich selbst nicht motiviert bin, kann ich auch andere nicht motivieren.
- Wie gut habe ich mich vorbereitet – nicht nur im Hinblick auf den Inhalt, sondern auch auf die jeweilige Gruppe?
- Kann ich mit einem offenen Konzept arbeiten (ich habe zwar einen Rahmen, kann aber Flexibilität zulassen)?
- Was von den Inhalten ist für die Teilnehmer wichtig?

Hilfe zur Selbsthilfe

- Kann ich akzeptieren, daß es jeweils verschiedene Wege zum Ziel gibt? Für die Geburts-vorbereitung heißt das, daß ich keine fertigen Rezepte und Verhaltensmaßregeln weiter-gebe, sondern Hilfen anbiete, die den einzelnen befähigen sollen, selbständige Lösungen zu finden.
- Ist es mir nur wichtig, daß sich die Teilnehmer/innen möglichst viel merken, oder biete ich Möglichkeiten an, daß sie sich auch in ein bestimmtes Verhalten einüben? In der Regel können wir nur das anwenden, was wir selbst erfahren haben (Ich emanzipiere mich, indem ich mich permanent in kleinen Schritten emanzipiere).

Teilnehmerbezogenheit

- Was kann ich dazu beitragen, daß persönliche Kontakte zwischen der Gruppe und mir, aber auch zwischen den Gruppenmitgliedern untereinander möglich werden?
- Gelingt es mir, äußere Ängste wahrzunehmen (wie Fremdheit, Schwellenangst…) und darauf einzugehen?

- Kann ich Erfahrungen und Erkenntnisse der Teilnehmer gegenüber meinen eigenen als gleichwertig betrachten und in die Arbeit einbinden?
- Welche Möglichkeiten kenne ich, um in einer größeren Gruppe nicht nur mit der Gesamtgruppe zu arbeiten, sondern auch mit einzelnen?
- Wie wichtig ist mir die Interaktion zwischen den Gruppenmitgliedern und mir und den Gruppenmitgliedern untereinander?

⇨ Kennenlernen mit Symbolbildern

Es werden mindestens so viele Symbolbilder aufgelegt, wie Personen in der Gruppe sind (besser die doppelte Bildanzahl). Die Teilnehmer/innen suchen sich je ein Bild, das symbolisch zu ihrer momentanen Situation/Stimmung paßt.

Dann stellt sich jeder zuerst persönlich vor (Name, voraussichtlicher Geburtstermin, wo Geburt vorgesehen…) und beschreibt, warum er sich das betreffende Bild ausgesucht hat.

Diese Methode schafft in der Regel eine entspannte Gruppenatmosphäre, weil sich alle persönlich einbringen können und durch das Bild angeregt werden, etwas von sich selbst zu erzählen.

Als Symbolbilder eignen sich Bildausschnitte aus diversen Illustrierten. Anregungen finden sich auf Seite 230.

Diese Methode wäre auch dazu geeignet, um zu einem Thema die Erwartungen (und Befürchtungen) der Teilnehmer/innen abzuklären. Dann müßten sich alle ein Bild aussuchen, das ihren Erwartungen entspricht (und eventuell auch eines, das ihren Befürchtungen entspricht). Als Beispiel das Thema »Vater sein«.

Geeignet für Gruppen mit maximal 25 Teilnehmern. Oder es werden vorher Kleingruppen gebildet, die sich dann ein gemeinsames Bild aussuchen. Diese Variante eignet sich gut zum vorhin genannten Thema »Vater sein«, nicht aber zum Kennenlernen, weil es da ja wichtig ist, daß jede(r) zu Wort kommt.

Dauer der Übung: von Größe der Gruppe abhängig, ca. 1 Minute pro Person.

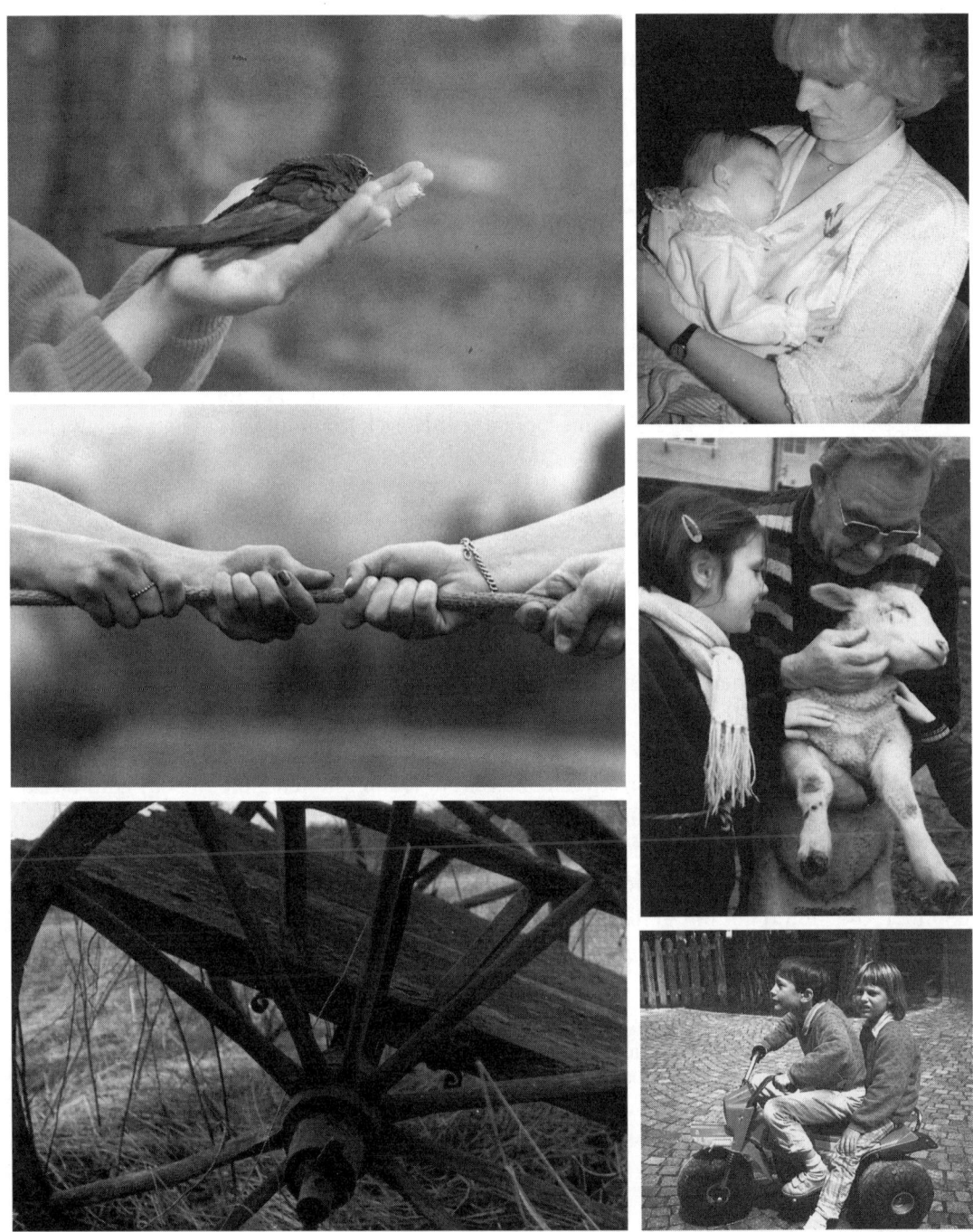

⇨ »Referentenporträt«

Diese Vorgehensweise – meist am Anfang eines Kurses – kann viel zu einer entspannten Gruppensituation beitragen.

Die Kursleitung stellt sich nicht, wie in der Regel üblich, mit Namen, Titel und Berufsqualifikation vor, sondern in erster Linie als Person. Eigene Erinnerungen an die Geburt, Motivation für die Tätigkeit als Geburtsvorbereiterin oder als GeburtshelferIn, eventuell 2-3 Dias von den eigenen Kindern.

So sind die Kursleiter nicht nur Informationsträger, sondern Menschen, die ein Stück von sich selbst geben. Den Teilnehmern könnte bewußt werden: diese Personen vor mir haben ähnliche *Lebenssituationen* erlebt, wie sie vielleicht auf mich zukommen, oder sie sind damit zumindest vertraut.

Dauer der Übung: 2 – 3 Minuten.

⇨ Pro und contra

Diese Methode schafft einen guten Zugang zu einem kontroversen Thema.

Es werden zwei Hauptthesen gegeneinandergestellt, oder noch besser, die Teilnehmer/innen stimmen ab, so daß zwei Gruppen entstehen, die dann ihre Entscheidung nach kurzer Beratung begründen sollen.
Themenbeispiel: »Sind Sie dafür, daß möglichst jeder Mann die Hälfte des Erziehungsurlaubs beim Kind zuhause bleibt, oder sind Sie dagegen?«

Dauer der Übung: 20 – 30 Minuten.

Natürlich ginge es bei der Aufarbeitung des Themas in der Gesamtgruppe nicht nur darum, ob nun der Mann diese Zeit zuhause sein soll oder nicht, sondern um die prinzipielle Frage, wieweit der Mann bereit ist, verbindlich Aufgaben in dieser nun neuen Familiensituation zu übernehmen, und wieweit es für die Frau gut sein kann, wenn sie auch im ersten Jahr mit dem Kind nicht ausschließlich auf den Haushalt und das Leben mit dem Baby fixiert ist. Es liegt hier sehr an der Referentin/Kursleiterin, das Gruppengespräch auf zusätzliche Fragestellungen auszuweiten.

⇨ Plebiscito
(zum Thema »Erwartungen der Teilnehmer«)

Auf einem Plakat sind eine Reihe von Inhalten aus der Geburtsvorbereitung aufgeführt. Jede(r) erhält 5 Klebepunkte (in jedem Papierfachgeschäft in verschiedenen Farben erhältlich) und kann nun »bewerten«, welche Inhalte ihr/ihm am wichtigsten erscheinen.
Wenn alle ihre Punkte vergeben haben, dann im Plenum über die Ergebnisse sprechen, eventuell als Kursleiterin die eigenen Kursschwerpunkte gegenüberstellen beziehungsweise mit diesen vergleichen.

Besonders für Grußgruppen geeignet, die vorher noch weniger gesprächsbereit (gesprächsgeübt) sind.
Selbstverständlich könnte diese Methode auch für andere Themenstellungen verwendet werden, etwa: »Was kann ein Mann bei der Geburt tun?« Dazu mehrere Möglichkeiten aufschreiben (lassen). Die Teilnehmer/innen merken nun mit ihren Klebepunkten an, welche *fünf* Möglichkeiten sie sich am besten vorstellen können. Eventuell Frauen und Männern verschiedenfarbige Klebepunkte geben, dann ließe sich gut über geschlechtsspezifische Erwartungen diskutieren.

Dauer der Übung: 20 – 30 Minuten.

⇨ Impulsreferat

Ein Impulsreferat der Geburtsvorbereiterin zielt darauf ab, daß die Teilnehmer/innen Zugang zu einer Thematik und Anreize zur weiteren Beschäftigung mit dem Thema erhalten.
Solche Impulsreferate dauern nicht länger als 10 Minuten, wecken die Neugier und können zu selbständigem Denken und Handeln herausfordern.

⇨ Methoden zur Visualisierung

Unser Alltagsleben ist in sehr hohem Maße von optischen Eindrücken geprägt. Wahrscheinlich ist unser Auge das aufmerksamste Sinnesorgan. Deshalb bleiben optische Eindrücke besonders stark präsent. Wenn andere Wahrnehmungsmöglichkeiten in Großgruppen oftmals nicht so intensiv eingesetzt werden können (z.B. Sensibilisierungsübungen, Körperwahrnehmung, Übungen mit der Stimme…), so ergeben sich für visuelle Methoden viele Einsatzmöglichkeiten. Dabei sind diese Visualisierungsmethoden selten eine Methode für sich, sondern meist eine Hilfe für die Gruppenleiterin/Referentin, die dargelegten Inhalte anschaulich im Bewußtsein der Gruppenmitglieder zu verankern.

- **Overheadfolien:**
  Inhalte in Stichworten aufschreiben, eventuell auch Prozeßfolien (= Grundraster auf erste Folie, dann zweite Folie darüberlegen und auf dieser schreiben. Dies eignet sich besonders dafür, ein Thema zu erarbeiten und die Ergebnisse Schritt für Schritt festzuhalten. Die Grundfolie kann für jeden Kurs wiederverwendet werden, die Überdeckfolie muß jedesmal neu sein).
  Viele Overheadfolien werden zu voll beschriftet. Besser ist wenig Text, mehr Bild/Graphik/Symbolik.
- **Textpuzzle:**
  Eine Aussage/ein Text/ein Spruch…, in enger Verbindung zum Thema stehend, werden in einzelnen Wortteilen auf größere Kartons geschrieben. Jede(r) erhält einen Karton mit einem Wort. Dann soll die Gruppe versuchen, den Satz richtig zu legen.
  Spielregel:
  In einer ersten Phase nonverbal. Jeder darf nur ein eigenes Wort hinlegen oder wieder wegnehmen.
  In einer zweiten Phase darf jeder auch *einmal* das Wort eines anderen woanders hinlegen.
  In einer dritten Phase kann auch noch miteinander gesprochen werden.
  Darauf achten, daß für jede(n) mindestens ein Wort vorhanden ist. Sonst zwei Parallelgruppen bilden.
  Wenn das Puzzle richtig auf dem Boden liegt, dann Gruppengespräch, etwa: »Wie weit stimmt dieser Satz für euch?«
  Beispiel für ein Satzpuzzle mit 27 Teilen (wenn die Kartons mit gestrichelter Linie geteilt werden, mit 36 Teilen, vgl. die Abbildung auf S. 234)
  Dauer der Übung: 10 – 15 Minuten.
- **Poster, Wandzeitungen, Tafel:**
  Zur Verdeutlichung und für Skizzen.
- **Dias:**
  Es ist oft wirkungsvoller, einige wenige Dias zur Veranschaulichung einzusetzen als gleich ganze Reihen.
- **Sechsecke:**
  Durch beschriftete Sechsecke aus Pappe, die am Boden aufgelegt werden, lassen sich die Verflechtungen und wechselseitigen Berührungspunkte zu einem Thema deutlich machen.

Beispiel »Textpuzzle«

| GEBURT | BEDEUTET: | ABSCHIED | NEHMEN |

| VON SEINEM | KIND | IN DER | BISHERIGEN |

| FORM | UND VON | SICH SELBST | IN SEINER |

| FROHEREN | FORM: | ALS FRAU | ODER MANN |

| OHNE KIND, | ALS | BERUFSTÄTIGE | FRAU, |

| ALS | FAMILIE | MIT EINEM | KIND, | ALS |

| ALLEINSTEHENDE | FRAU ..... |

Beispiel »Sechsecke«

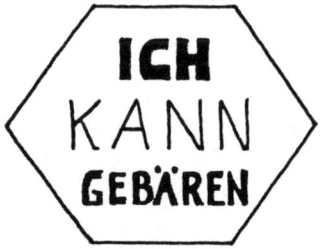

Auflegen eines zentralen Begriffes zum Verdeutlichen eines Schwerpunktes.

234

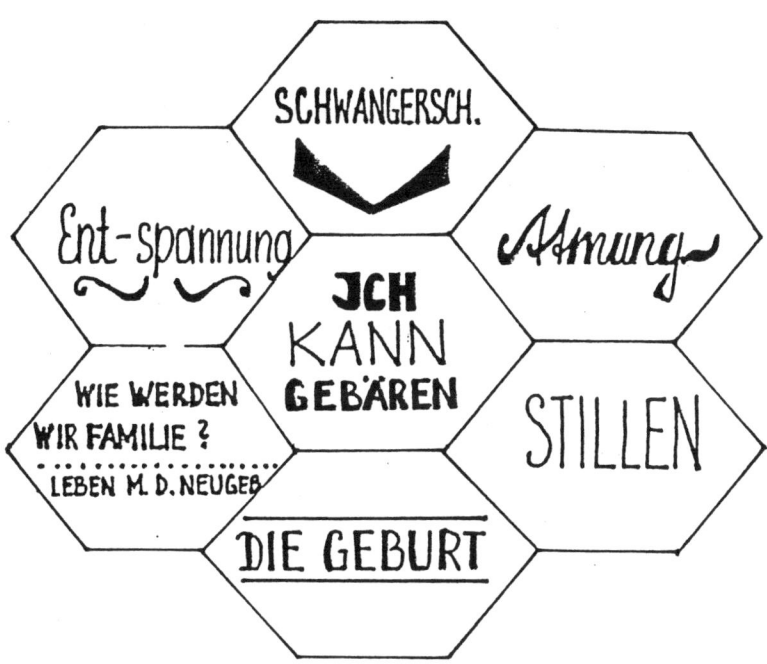

Auflegen mehrerer Sechsecke, um das zentrale Thema weiter aufzufächern.

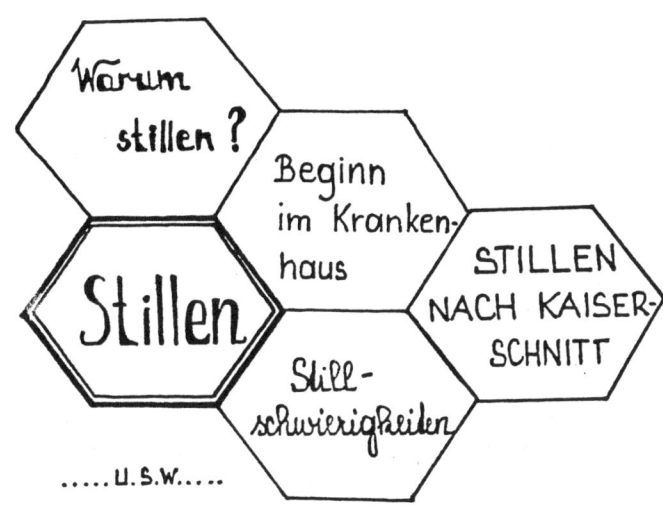

Herausgreifen eines Teilthemas und auch dazu weitere Differenzierung.

- **Verwendung von Demonstrationsmaterial:**
  Vieles kann besser anhand von einfachem Demonstrationsmaterial erklärt werden. Viele Geburtsvorbereiterinnen arbeiten schon gut damit, etwa unter Verwendung einer Beckennachbildung, eines Strumpfes zur Verdeutlichung der Muttermunderöffnung usw. Wichtig ist, daß solche Anschauungsmaterialien ästhetisch annehmbar sind.

⇨ Vier-Ecken-Spiel

In jeder Ecke des Raumes wird ein Plakat mit einer These (Fragestellung…) zum Thema aufgehängt. Die Teilnehmer/innen werden aufgefordert, in jene Ecke zu gehen, deren These sie am liebsten besprechen möchten (oder der sie am ehesten zustimmen können). In diesen Kleingruppen soll dann besprochen werden, *warum* sie diese These unterstützen.

Dauer der Übung: 20 – 30 Minuten.

⇨ Strukturiertes Partnergespräch

Diese Methode gibt den Paaren die Möglichkeit, eine für sie vielleicht neue Fragestellung zu diskutieren, zu der sie dann entweder im nachfolgenden Plenumsgespräch noch weitere Denkanstöße erhalten, oder nach dem Kursabend angeregt sind, weiter miteinander zu sprechen.
Oftmals ist es hilfreich, wenn diese Methode noch weiter strukturiert wird, weil sich aus der Erfahrung zeigt, daß gerne vom Thema abgewichen wird (manchmal auch aus Unsicherheit der gestellten Frage gegenüber).

Beispiele für eine Strukturierung der Methode zur Fragestellung: »Was erwartest du von mir bei der Geburt?«:
- »Rosenkranz«, siehe Seite 223;
- Bevor die Paare miteinander ins Gespräch treten, schreibt jeder Partner drei Begriffe auf je ein Begriffskärtchen (etwa Zuwendung, Ruhe, Aufmerksamkeit, Abschirmung, …), dann kann darüber gesprochen werden;
- »Kontrollierter Dialog«: Zuerst spricht ein Partner (A) ca. 2 – 3 Minuten, der andere (B) hört zu. Dann wiederholt B in eigenen Worten, was er von A gehört hat. Danach Wechsel.

Dauer der Übung: 5 – 10 Minuten.

⇨ Fallbeispiele

Kleingruppen mit 4-7 Personen bilden. Jede Kleingruppe erhält ein Fallbeispiel zu einer konkreten Situation (z.B. Konfliktsituation in einer Familie mit einem Baby). Die Gruppen beraten, welche Lösungsmöglichkeiten es für diese Situation gäbe, und bringen dann diese Vorschläge im Plenum ein. Dies gibt meist genug Anregungen für ein reges Gruppengespräch.

Es ist gut, wenn alle Kleingruppen das gleiche Fallbeispiel bekommen. In der Beratung über die Lösungsmöglichkeiten wird sich wahrscheinlich zeigen, daß die verschiedenen Kleingruppen auch verschiedene Lösungsmöglichkeiten entwickeln.

Dauer der Übung: 10 Minuten.

⇨ Rollenspiele

Spiele sind eine bewährte Form der Teilnehmeraktivierung. Allerdings ist gerade bei Erwachsenen die Spielhemmung oft groß. Um sich in andere (kommende) Rollen hineinzufühlen – etwa in die Vaterrolle – können Rollenspiele eine gute Vorbereitung sein. Dabei sollen die Teilnehmer/innen klare Anregungen erhalten, etwa folgendermaßen:

- **Situationsbeschreibung**
  Die Spieler erhalten ein Fallbeispiel, das eine offene Situation beschreibt, z.B.: Sonntagnachmittag, Tante (Schwester, Freundin, beliebig austauschbar) ist zu Besuch. Frau stillt das Baby, der Mann liest die Zeitung. Kind schläft an der Brust ein, aber wacht nach 10 Minuten wieder auf und weint. Tante nimmt das Kind aus den Armen der Mutter und schaukelt es mit den Worten: »Du armes Kleines, bist du hungrig? Haben sie dir noch kein ordentliches Breichen gegeben?« Die Spieler sollen von dieser Szene aus darstellen, wie Mutter und/oder Vater darauf reagieren und welches Gespräch sich daraus entwickelt (je nachdem, welche Einstellung zum Stillen bei den jeweiligen Spielern besteht).

- **Impulsrollenspiel**
  Die Spielgruppe bekommt vier Impulskärtchen mit vier Begriffen, etwa: Erster Konzertbesuch nach der Geburt – Babysitter – Schwiegermutter – Freundin.
  Aus diesen vier Begriffen soll eine kurze Handlung erarbeitet werden, die dann vorgespielt wird.

- **A-B-C-Rollenspiel**
  Diese Methode ist mehr als ein Rollenspiel, nämlich eine intensive Gruppenarbeit mit meist verschiedenartigen Ergebnissen. Dazu wird die Großgruppe in Dreiergruppen aufgeteilt. Jede Dreiergruppe vereinbart vorher, wer A, B und C ist.

Das besondere an dieser Methode liegt u.a. darin, daß alle Dreiergruppen gleichzeitig im Raum spielen, wobei jeweils zwei die Spieler sind und eine Person beobachtet. Für den Spielleiter ist wichtig, daß er spontane Einstiegssituationen für das Spiel beschreibt, wobei entsprechende Leitsätze günstig sind, die den jeweiligen Spielbeginn signalisieren (siehe nachstehende Beschreibung).

Dauer der Übung: 10 – 15 Minuten.

⇨ A-B-C-Rollenspiel
(zum Thema »Rollenverhalten – Partnerverhalten«)

Erste Spielsituation:
Spieler: A = Vater; B = Mutter; C = Beobachter
Vater (A) steht beim Wickeltisch und versorgt die Tochter Petra. Nach ca. 1 Minute kommt die Mutter (B) dazu und findet, daß das Baby schlecht gewickelt ist. Ihr Satz zu A: *»Kannst du das Baby immer noch nicht ordentlich wickeln!? Schau mal, wie schlampig das ist!«*
Dauer: 3 – 4 Minuten

Zweite Spielsituation:
Spieler: A = Beobachter; B = Freundin; C = Mutter
C (Mutter) trifft sich an der Straßenecke mit B (Freundin). Sie kommen ins Plaudern und B (Freundin) sagt zu C (Mutter): *»Weißt du, was mir an deinem Mann gefällt? Er hilft überall mit, sogar das Baby wickelt er...«*
Dauer: 3 – 4 Minuten

Dritte Spielsituation:
Spieler: A = Mutter; B = Beobachter C = Vater
Vater (C) und Mutter (A) sitzen abends beim Tisch. Das Baby schläft. Mutter (A) erzählt vom Gespräch mit ihrer Freundin und sagt: *»Also die Ingrid hat heute ziemlich geklagt. Stell dir vor, ihr Mann hilft zuhause überhaupt nichts!«*
Dauer: 3 – 4 Minuten

Der *Beobachter* greift in den Spielverlauf nicht ein, sondern verfolgt das Spiel lediglich. Er kann in der ersten Nachbesprechung innerhalb der Spielgruppe seine Eindrücke äußern, nachdem vorher die Spieler einander mitgeteilt haben, wie sie sich in der Rolle erlebt haben.

Zur Rollenspielauswertung

Nach dem Rollenspiel muß genügend Zeit zur Nachbesprechung gegeben sein. Die Kursleiterin kann dabei auch einige Fragen an die Teilnehmer/innen richten, damit eine Reflexion des Gespielten leichter fällt. Mögliche Fragestellungen:

Habt ihr eure Rolle als realistisch erlebt?
Welche persönlichen Motive, Gefühle und Eigenarten wurden in die Rollen eingebracht?
Welche Lösungen wurden aufgezeigt, welche Argumente waren entscheidend?
Welche (neuen) Erkenntnisse wurden gewonnen?

Eine solche Nachbesprechung kann in vielen Fällen zu einem intensiven Gespräch führen.
Es kommen auch die Klischees ins Gespräch, die in solchen Spielen meistens zutage treten.
Dazu folgende Fragen: Woher entstehen die Klischeevorstellungen? ... Es ist leichter, sich
über traditionelle Rollen lächerlich zu machen als neue Rollen wirklich auszufüllen ... Wie
unterscheiden sich die Ergebnisse der einzelnen Dreiergruppen? ... Welche Rolle spielt das
Kind, wenn Eltern im Konflikt sind? ... Gibt es Ähnlichkeiten in den Frauen- bzw.
Männerrollen? usw.

⇨ Gruppenarbeit

Gerade in Großgruppen ist die Gruppenarbeit eine gute Möglichkeit, den Verlauf eines Abends
aufzulockern und die Teilnehmer/innen anzuregen, ein Thema eingehender zu besprechen.
In der Regel werden Kleingruppen zu 4-10 Personen gebildet, damit sich möglichst jeder
ausreichend beteiligen kann. Wenn die Gruppenarbeit trotzdem ergebnislos bleibt, liegt es
teilweise an mangelhaften Vorgaben:

* *Die Gruppenarbeit ist nicht klar definiert.*
  Es ist zu wenig, wenn die Geburtsvorbereiterin sagt: »So, und jetzt sprecht darüber einmal
  in der Kleingruppe«.
  Es ist wichtig, *klare Fragen* an die Gruppen zu richten, etwa: »Jeder soll erzählen, wie
  in der eigenen Herkunftsfamilie die Themen Schwangerschaft und Geburt vorkamen«.
  An diese Fragestellung eventuell anschließen: »Was davon stimmt mit euren Vorstellun-
  gen, Erwartungen oder auch Befürchtungen überein?«
* *Die Gruppenarbeit wurde zu früh eingeplant.*
  Für Einstiegssituationen ist eine Gruppenarbeit wenig geeignet, weil Gruppen selten so
  spontan arbeiten können, wie meist angenommen wird. Außerdem kann es sein, daß sich

die Teilnehmer/innen noch etwas fremd fühlen, wenn sie sehr bald in eine Kleingruppe geschickt werden.

- *Ein komplexes Thema ist zu wenig strukturiert.*

Wenn ich frage: »Welche Methode der Empfängnisregelung findet ihr für euch geeignet?«, so ist das Thema sicher zu komplex, um eine eindeutige Antwort zu geben. Viele sind sich ja selbst im Moment nicht im klaren darüber und wollen vorher noch eine eingehendere Auseinandersetzung damit, bevor sie auf diese Frage antworten können.

Ich kann aber mehreren Kleingruppen (eventuell geschlechtsspezifisch) je 10 beschriftete Kärtchen geben, auf denen Begriffe zur Empfängnisregelung stehen (alles Aspekte, die wichtig sein können), etwa: möglichst keine Chemie, möglichst hohe Sicherheit, nicht allein in der Verantwortung der Frau, leicht zu handhaben, leicht zu besorgen, keine regelmäßigen Arztkontrollen, usw. Nun wird die Kleingruppe aufgefordert, vier Begriffe auszuwählen, die ihr am wichtigsten erscheinen. Allein das Auswahlverfahren innerhalb der Gruppe regt bereits zum Gespräch über ein Thema an, über das sonst nicht offen gesprochen werden könnte. Wenn alle Kleingruppen ihre Ergebnisse (nach Prioritäten gereihte vier Begriffskarten) im Plenum auflegen, kann festgestellt werden, welche unterschiedlichen Erwartungen an die Methoden der Empfängnisregelung gestellt werden. Die Gruppe findet so nicht nur Zugang zum Thema, sondern bringt auch bereits erste Teilergebnisse in das Plenum mit.

Dauer der Gruppenarbeit: 10 – 20 Minuten, je nach Thema.

⇨ Filme über Geburt und Elternschaft

Die Ankündigung eines Films ist für viele Teilnehmer/innen ein Anlaß, zu diesem Abend sicher zu kommen. In manchen Kursen möchte man mit dem Film besonders auch die Väter zur Teilnahme an einzelnen Abenden gewinnen.

Ein Film ist dann gut, wenn er Impulse gibt, Fragen und Stellungnahmen herausfordert. Dazu sollte er nicht länger als 15 Minuten dauern. Solche Filme sind für die Geburtsvorbereitung aber kaum bekannt. Die meisten zeigen die Geburt aus rein medizinischer Sicht, andere propagieren gewisse Verhaltensmuster in bezug auf Atmung, Entspannung usw.

Deshalb ist es vielleicht besser, mit Bildsequenzen von jeweils 5-10 Dias zu arbeiten, die dann laufend in den gesamtcn Kurs eingebaut werden können. Vor allem können diese Dias leichter auf die eigenen Kursschwerpunkte abgestimmt werden.

⇨ Info-Wäscheleine

Die Info-Wäscheleine ist eine Form, um Ergebnisse aus Kleingruppen sichtbar zu präsentieren. Dazu werden die Kleingruppen gebeten, etwa 3 für sie bedeutsame Ergebnisse (Erkenntnisse, Erinnerungen usw.) gut leserlich auf ein Blatt zu schreiben. Diese Blätter werden dann mit Wäscheklammern auf eine Wäscheleine geheftet. In der verlängerten Pause kann jeder die Ergebnisse lesen. Nach der Pause gibt es eine Aufarbeitung der Kleingruppenarbeit im Plenum.

⇨ Kurskritik mit Reflexionsscheibe

Auf einem Plakat – am besten auf dem Boden aufgelegt – wird diese Reflexionsscheibe dargestellt. Jede(r) kann zu jedem der drei Bereiche eine Bewertung abgeben. Dies geschieht dadurch, daß sie/er einen bunten Klebepunkt aufklebt. Je weiter dieser im Zentrum klebt, umso mehr Übereinstimmung und Zufriedenheit drückt er aus. Je weiter entfernt er vom Zentrum steht, umso weniger positiv fällt in diesem Bereich die Kritik aus.

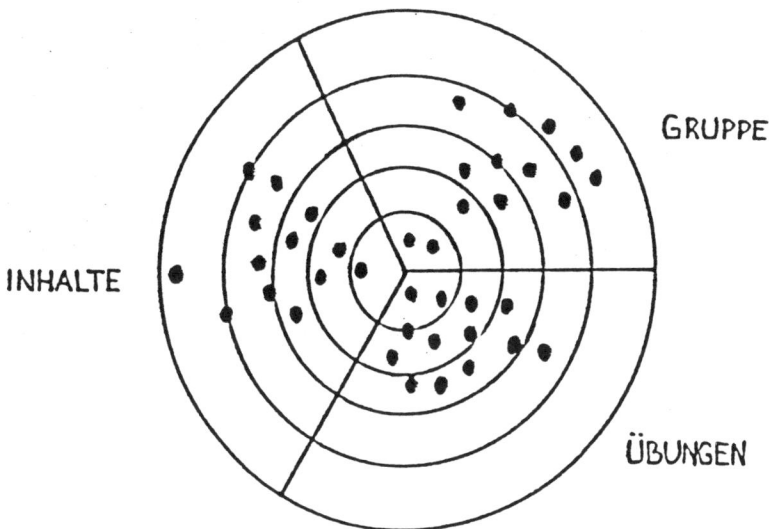

Dauer der Übung: ca. 15 Minuten, einschließlich Nachbesprechung.

⇨ Kurskritik mit Farbkarten

Es werden drei verschiedenfarbige Zettel (DIN A6) für jede(n) Teilnehmer/in bereitgestellt, z.B.:

rot = größte Zustimmung
grün = Zustimmung
blau = wenig/keine Zustimmung.

Außerdem werden drei weiße Blätter im DIN A4-Format auf den Boden gelegt:

Blatt I ist beschriftet mit »Inhalte«.
Blatt II ist beschriftet mit »Praktische Vorbereitung/Übungen«.
Blatt III ist beschriftet mit »Atmosphäre/Gruppe«.

Dann vergeben alle ihre kleinen Zettelchen. Es müssen *alle drei* vergeben werden (auch wenn dies einzelnen schwerfällt), nur dadurch wird die Differenzierung erreicht.

Über das Ergebnis in der Gruppe sprechen.

Es ist günstig, eine solche Kritik nicht am letzten Abend, sondern nach der Hälfte des Kurses zu erfragen, so daß sich für die Gruppe noch etwas ändern kann.

Dauer der Übung: 10 – 20 Minuten, je nach Gruppengröße.

⇨ Kurskritik mit Fragebogen

Modell eines Fragebogens

Kurs hilft, Ängste abzubauen	ja					nein
Wissensvermittlung, Informationswert	sehr groß					sehr gering
hilft mir zu mehr Selbstsicherheit	bestimmt					keinesfalls
Kursatmosphäre	sehr ansprechend					»steril«
Möglichkeit, sich selbst einzubringen	immer gegeben					nie gegeben
Qualifikation der Kursleitung	sehr groß					zu gering
pers. Art der Referenten	angenehm					unangenehm
Körperübungen (inkl. Massage)	brauchbar					unbrauchbar
Atemübungen	brauchbar					unbrauchbar
Gespräche untereinander	wichtig					unwichtig
Entspannungsübungen	wichtig					unwichtig
Kursgestaltung	abwechslungsreich					fad, theoretisch
Teilnehmerunterlagen (Anzahl)	ausreichend					zu wenig
Teilnehmerunterlagen (Gestaltung)	brauchbar					unbrauchbar
Anzahl der Abende	zu viele Abende					zu wenig Abende
Kursort	sehr geeignet					ungeeignet

In Hinkunft sollte ausführlicher behandelt werden: . . . .
. . . .
. . . .

In Hinkunft sollte kürzer behandelt werden: . . . .
. . . .
. . . .

In Hinkunft sollte weggelassen werden: . . . .
. . . .
. . . .

Dieses Thema sollte neu aufgenommen werden: . . . .
. . . .
. . . .

Dieser Fragebogen zur Kursreflexion ist eher formal gestaltet, hat dafür aber den Vorteil, daß er in sehr kurzer Zeit ausgefüllt und nachher einheitlich ausgewertet werden kann. Es ist jedoch ebenso möglich, weniger Fragen zu stellen und dafür den Fragebogen persönlicher zu halten.

Abschließende Ergänzungen

- Auch viele andere Übungen dieses Buches können in Großgruppen eingesetzt werden. Manchmal ist dazu eine Teilung in Untergruppen notwendig, manchmal eine weitere Strukturierung oder Veränderung des Ablaufes.
- Als Geburtsvorbereiterin ersparst du dir durch den Einsatz solcher Methoden keinesfalls das Gespräch mit der Gruppe oder mit einzelnen Teilnehmern/innen. Du forderst dieses Gespräch vielmehr selbst heraus.
- Bei allen Methoden solltest du aber nachfragen, was du damit erreichen willst. Sie wirken nämlich meist nicht von selbst, sondern brauchen eine konsequente Aufarbeitung. Sieh vor, daß dir genug Zeit dafür zur Verfügung steht.

Anhang

Beispiel für einen Kursaufbau

Inhalte	Ideen und Anregungen
1. Treffen	
Kursüberblick	S. 219
Vorstellen der Kursleitung	S. 231
Übungen zur Körperselbstwahrnehmung	S.107-116; 218, 220 u.a.
Vorstellen der Teilnehmer, Erwartungen abklären	S. 215-218
Grundwissen auf einen Nenner bringen;	
erster kurzer Überblick über den Geburtsverlauf	
Informationen über den Geburtsbeginn	S. 260-263
2. Treffen	
Übungen zur Körperselbstwahrnehmung	S. 107-116; 218, 220 u.a.
Atmung und Positionen für die Eröffnungsphase	S. 137-138; 164
Paarübungen zur Einstimmung aufeinander	S. 168-177
Erste Paarübungen zur Wehensimulation	S. 129-130, 131, 173-174 u.a.
Information über die Krankenhausroutine	ab S. 262
3.Treffen	
Bewegungsentspannung	S.114, 116 u.a.
Atmung und Positionen für die Übergangsphase	S.139, 140, 164
Informationen zur »normalen« medikamentösen Geburtshilfe	ab S. 262
Gespräche zum Thema »Schmerz« und/oder »Angst«	S. 61-64; 202-207
Berührungsentspannung und Massage	S. 157-162
4.Treffen	
Körperselbstwahrnehmung	S. 107-116; S.218, 220 u.a.
Übungen zur Lockerung des Beckens	S. 149-154
Atmung und Positionen für die Austreibungsphase	S.141-143; 164
Information über eventuelle Komplikationen	ab S. 267
(Steißlage, Saugglocke, Kaiserschnitt…)	

Inhalte	Ideen und Anregungen

5.Treffen

Wiederholung aller Atemmuster und Berührungsentspannung ab S. 250 und ab S. 157
   in verschiedenen Positionen (»Generalprobe«)
Vorlesen verschiedener Geburtsberichte
Fragen … Probleme …

6.Treffen

Körperselbstwahrnehmung   S. 107-116; 218, 220 u.a.
Tagtraum oder Gespräch: Einstimmung auf das Kind   S. 185
Information zum Umgang mit dem Neugeborenen und
   zum Thema »Stillen«
Gespräche zur Vorbereitung auf die Elternschaft   S. 191-201

7.Treffen

Körperselbstwahrnehmung   S. 107-116; 218, 220 u.a.
Tagtraum: Geburtsverlauf   S. 186-188
Wiederholung von (gewünschten) Übungen
Ergänzende Informationen,
   Fragen… Probleme… Tips

8. Treffen

(Dieses Treffen kann angesetzt oder von den Teilnehmern organisiert werden, wenn die Kinder geboren sind).

Ziele eines Geburtsvorbereitungskurses

Zusammenstellung von Zielen, die in Trainingsgruppen erarbeitet wurden

1. Jeder Kursverlauf ist anders, je nach Konstellation und Bedürfnis der Gruppe.
2. Schwangerschaft, Geburt und der Umgang mit dem Kind sollen ganz den individuellen Bedürfnissen von Eltern und Kind entsprechen.
3. Körperselbstvertrauen ist wichtiger als Wissen und körperliche Fitneß.
4. Schwangerschaft, Geburt und Leben mit dem Kind nicht idealisieren. Normen und Werte – eigene und die der Kursteilnehmer – ansprechen und reflektieren.
5. Vermittlung von

   a) Körperselbstwahrnehmung, -regulation, -vertrauen (Körperbedürfnisse wahrnehmen und ihnen entsprechen können; zu dem stehen können, was ich will, was mein Körper braucht).

   b) Wissen um Vorgänge während der Schwangerschaft und Geburt (körperliche und geburtshilfliche Vorgänge; Krankenhausroutine; was ist normal/nicht normal/hilfreich/unnötig/schädlich?).

   c) Wissen um Hilfen (Atemrhythmus, Positionen, Kräutertees, Stillgruppenadressen usw.).

   d) Wissen um Rechte und Möglichkeiten, den Geburtsprozeß angenehmer zu gestalten.
6. Vorbereitung auf die Elternschaft

   a) Einstellung zum Kind in der Schwangerschaft und zum Leben mit dem Kind ansprechen und reflektieren (neue Identität fördern, die das Kind miteinschließt).

   b) Kontakt zum ungeborenen Kind intensivieren und seinen und den eigenen Bedürfnissen nachspüren lassen (in den Eltern Bereitschaft und Interesse wecken, sich auf einen neuen Menschen einzulassen).

   c) Gespräche in der Gruppe und innerhalb der Paarbeziehung über das Thema Elternschaft anregen: Veränderung in der Paarbeziehung, Sexualität, Beruf, Alltag usw. Umgang mit dem Kleinkind und den eigenen Erwartungen an die Mutter- bzw. Vaterrolle.
7. Angebot von verschiedenen Atemrhythmen und Entspannungshilfen, so daß jedes Paar das individuell Richtige herausfinden und anwenden kann.
8. Förderung von Elastizität, Beweglichkeit, Zentriertheit und körperlichem Wohlbefinden.
9. Aussprechen und Reflektieren der Gefühle, Einstellungen und Erwartungen bezüglich Schwangerschaft, Geburt und Leben mit dem Kind.
10. Förderung des Vertrauens und des harmonischen Zusammenspiels innerhalb der Paarbeziehung (Energiefluß).
11. Stärkung des Selbstvertrauens (Autonomie) des Paares (Kommunikationsförderung in der Partnerschaft; Bedürfnisse wahrnehmen und aussprechen üben; Nein-sagen und Ablehnen üben).
12. Eingehen auf die Rolle und die Bedürfnisse der Männer während Schwangerschaft und Geburt; Reflexion der Vaterrolle.
13. Förderung der Selbständigkeit der Frauen; Animation der Frauen, ihre Geburt selbst aktiv zu gestalten.

14. Nutzung der Schwangerschaft als Entwicklungschance (persönliche Situation akzeptieren und als Entwicklungsmöglichkeit betrachten).
15. Aufbau von realistischem Vertrauen gegenüber GeburtshelferInnen.
16. Animation der Gruppe zum Kontakt untereinander.

⇨ Wie ist deine Rangordnung?

Versuche diese Liste entsprechend *deiner persönlichen Rangordnung neu anzulegen:*

- Was steht für dich an erster Stelle, was würdest du eventuell ergänzen oder weiter hinten einordnen?
- Welche der Ziele findest du nicht gut?
- Welche der Ziele erkennst du zwar als gut an, sind in deiner Arbeit jedoch nebensächlich?
- Laß es dich selbst wissen, mit welchen Zielen du Schwierigkeiten hast oder welche proportional übergewichtig sind.
- Überprüfe im Verlauf eines Kurses immer wieder, welche Ziele in dieser bestimmten Gruppenkonstellation besonders bestimmend und welche in den Hintergrund geraten sind.
- Überprüfe, ob die Ziele, die du an den Anfang stellst, mit dem übereinstimmen, was du geben kannst. Sei ehrlich mit dir selbst. Unterrichte entsprechend deinen Fähigkeiten und nicht entsprechend deinen Idealen. Du kannst mehr geben, wenn du dich selbst nicht überforderst.

»Generalprobe«

Positionen – Atmung – Entspannung – Massage

Nachstehend ein Modell für eine »Generalprobe« der Geburt. Es sind natürlich auch andere Kombinationen möglich.

Eröffnungsphase

Dauer	Positionen	Atmung	Anregungen
1 Min.	Stehende Position, an der Wand oder am Partner gelehnt	Tiefe Atmung, langsam und kontinuierlich	Partner streicht mit jedem Ausatmen Arm oder Rücken entlang
1 Min.	Kniende Position, vornübergelehnt über Bett, Stuhl, Kissenberg	Tiefe Atmung mit unregelmäßigen schnellen, aber tiefen Atemzügen dazwischen	Partner versucht, durch gleichbleibend regelmäßigen Druck zur ursprünglichen langsamen, tiefen Atmung zurückzuführen
1 Min.	Seitenlage	Zu Beginn tiefe Atmung, zum Wehenhöhepunkt hin schneller und flacher, dann zum Wehenende hin wieder langsamer und tiefer werdend	Partner übt Rückenmassage durch festen Druck und kreisende Bewegungen und produziert Gegendruck zum kindlichen Kopf
1 Min.	Reiterstand (als Wehensimulation, nicht als Position während der Geburt gedacht, obwohl manche Frauen instinktiv eine ähnliche Position wählen)	Atmung, bei der wir uns bewußt über einen Luftanhalte-Punkt hinweg helfen; stufenweise ein- und ausatmen	Beckenkreisen; Becken locker halten
1 Min.	frei gewählte Position	Tiefe, entspannte Atmung, zum Wehenhöhepunkt hin noch langsamer und tiefer werdend	Dem Partner gegenüber Wünsche frei äußern: laß mich allein, halt mich fest, streichle mich, massiere meinen Rücken, usw.

Nochmals wiederholen: Wehenbeginn, Schleimpfropf, wann ins Krankenhaus, geburtshilfliche Routine, Positionen, Tips... Wichtigstes in Erinnerung rufen und eventuell Fragen der Teilnehmer kurz behandeln. Günstig dazu ist ein Gruppengespräch, nicht einseitige Information durch die Kursleiterin.

Übergangsphase

Nochmals wiederholen: unregelmäßige Wehen, Schwindel, Kribbeln, Erbrechen, genug haben – es beinahe geschafft haben... Positionen, Tips.
Wichtiges in der Gruppe durchgehen.

Dauer	Positionen	Atmung	Anregungen
1 1/2 Min.	Kniend, vornübergebeugt, Kopf und Brust tiefer als Po	Worte murmeln, nicht ans Atmen denken, nur reden, reden... eine bestimmte Phrase wiederholen	
1 1/2 Min.	Seitenlage	Ha-ho-hu-Atmung oder »Geburtstagskerzen ausblasen«, eigenen Rhythmus und eigene Tiefe regulieren	Bauchselbstmassage
1 Min.	»Kitzeln« (als Wehensimulation; frei gewählte Position, Becken beweglich-bequem-entspannt-kein Hohlkreuz!)	Frei gewählte Atmung; was hilft, trotz des Kitzelns nicht zu verspannen, sondern offen und entspannt zu bleiben?	Partner kitzelt als Wehensimulation

Austreibungsphase

Atmen… sich öffnen… Becken lockern.
Wichtiges in Erinnerung rufen.

Dauer	*Positionen*	*Atmung*	*Anregungen*
1 Min.	Rückenlage, halbsitzend, Becken flach liegend, Oberkörper gerundet erhöht	Vorgabe eines Atemmusters mit kurzen Preßphasen (etwa 6 Sek.).	Partner kann, wenn gewünscht, Schulter der Frau umfassen und hochheben
1 Min.	Vierfüßlerstand, Becken beweglich, abwechselnd mit Oberkörper tiefer oder höher als Becken	Tiefe Atmung, jeweils bei vorgegebenem Preßdrang leicht und schnell atmen und dabei nach unten »schieben«	
1 Min.	Hockend, von ein oder zwei Personen unterstützt	Tiefe, kontinuierliche Atmung, sich dann dem vorgegebenen Preßdrang überlassen	
1 Min.	Kniend, am Partner hängend	Tiefe Atmung, jeweils bei Preßdrang ganz langsam ausatmen und dabei nach unten »schieben«	

Streß-Sequenz
(Übungsfolge mit Wehensimulation, für den letzten Kursabend)

Gegen Ende des Kurses biete ich eine Streß-Sequenz als Geburtssimulation an. Ich sage den Teilnehmern/innen, daß wir Streßübungen von jeweils 1 bis 1 1/2 Minuten aneinanderreihen, mit jeweils 2 Minuten Pause zum Erholen, Entspannen und Atmen, um eine ganze Reihe von Wehen zu simulieren.

Wie in der realen Geburtssituation beginnen die Streßübungen ganz leicht, werden aber allmählich anstrengender. Ich sage zu Beginn nicht, wie lange diese Übung dauern wird und wie viele Wehensimulationen sie beinhaltet, damit jede(r) für sich selbst erfahren kann, wie es ist, die Dauer des »Aushalten-müssens« nicht zu kennen. Anders als in der Geburtssituation kann frau jedoch jederzeit »aussteigen«.

Diese Übung ist eine ausgezeichnete Gelegenheit, die verschiedenen Atemrhythmen auszuprobieren und dabei zu erfühlen, wie sich der Körper selbst helfen kann.

- 1 1/2 Minuten:
  Umhergehen im Raum, zunächst auf Zehenspitzen, dann auf Ferse, Innenkante, Außenkante, zum Schluß in der Hocke.
- Pause:
  nicht zum Reden, sondern zum Entspannen. Sich darauf einstellen: die Wehe kommt bald…
- 1 1/2 Minuten:
  Kniesitz, Beine gespreizt, vornüberlehnen, Po auf Fersen, ein Ohr auf dem Boden auflegend.
- Pause:
  wie oben.
- 1 1/2 Minuten:
  Spreizübung im Sitzen.
- Pause:
  wie oben.
- 1 1/2 Minuten:
  Reiterstand: vom Stehen in die Hocke.
- Pause:
  wie oben.
- 1 1/2 Minuten:
  Reiterstand: aus der tiefen Hocke halbhoch kommen; siehe Seite 130.
- Pause:
  wie oben.

- 1 Minute:
  Reiterstand an der Wand: Füße ca. 30 cm von der Wand entfernt, Rücken an die Wand lehnen, nach unten rutschen, bis Oberschenkel waagrecht zum Boden sind. In dieser Haltung 1 Minute verharren. Atmen… stöhnen … singen… schreien…
- Pause:
  wie oben.
- 1 Minute:
  »Kitzeln«: als Simulation für die Übergangsphase (Paarübung); siehe Seite 132.

Den Frauen anbieten, daß sie jederzeit aufhören können, wenn es ihnen zuviel ist; aber anregen, daß die Männer diese Geburtssimulation möglichst mitmachen sollten.

Wenn du am »Ende« bist

(Reflexionshilfen für dich als Kursleiterin)

⇨ Reflexion I: Deine Gefühle

Wenn du nach einer Beratung/einer Kurseinheit gefühlsmäßig durcheinander bist:

Beantworte dir schriftlich oder einem zuhörenden Partner folgende Fragen:
- Was fühle ich?
- Welche körperlichen Reaktionen habe ich (geballte Fäuste, Zittern, Kopfweh)?
- Was ist geschehen (zu dem Zeitpunkt, als das Gefühl begann)?
- Was ist sonst in mir vorgegangen (Gefühle, die du schon vor dem Geschehnis hattest, aber noch nicht wahrgenommen hast)?
- Woran erinnert mich das?

⇨ Reflexion II: Die Situation

Wenn in einer Beratung/einer Kurseinheit eine Konfliktsituation entstanden ist, deren Lösung dir schwerfiel:

- Wer waren die Beteiligten?
- Was weiß ich über die betreffenden Personen?
- Was sagten sie, was sagten sie nicht?
- Was war meine instinktive Reaktion?
- Wie war die Stimmung in diesem Kurs generell (und zu diesem Zeitpunkt)?
- War die Konfliktsituation in irgendeiner Weise repräsentativ – für die Gruppe? – für einzelne Teilnehmer? – für mich?
- Wie ist mein eigener privater Lebensbereich zur Zeit?
- Welche Bezüge kann ich erkennen?

⇨ Reflexion III: Das Umfeld

- Beschreibe deine momentane Arbeit, welchen Raum sie in deinem Leben einnimmt. Welche anderen Aktivitäten beeinflussen dein Leben, deine Arbeit?
- Beschreibe, wie es dir mit der Geburtsvorbereitung geht. Was ist Befriedigung, Bereicherung, Spaß, Herausforderung, Anstrengung, Streß…?

- Beschreibe die Reaktion deiner Familie auf deine Arbeit in der Geburtsvorbereitung: früher... jetzt... Unterstützung oder Behinderung...? Gibt es Spannung, Verstimmung, ...wieso?
- Beschreibe Veränderungen, die im nächsten Jahr auf dich zukommen (Kinder kommen zur Schule, Teilzeitbeschäftigung, Umzug, neues Baby...).
- Beschreibe, in welcher Weise sich deine Tätigkeit in der Geburtsvorbereitung verändern wird. Willst du diese Arbeit ausweiten,... einschränken? Beziehe deine Erkenntnisse darüber mit ein, wieviel du dir zutrauen kannst/zutrauen willst.

Anmerkungen für die zuhörende Partnerin:

- Gefühle in der Partnerin wahrnehmen und benennen.
- Mit den Augen sprechen und aufnehmen (nonverbale Zustimmung und Aufmerksamkeit).
- Nachfragen: Fragen, die für dich und/oder die Sprechende zur Klärung wichtig sind.
- Spiegelndes Zusammenfassen am Ende jedes Themas (Widerspruch zwischen verbalen und nonverbalen Informationen, z.B. »Mir gefällt...« mit flacher Stimme, gelangweiltem Gesichtsausdruck).
- Zuhörende Partnerin vermeidet, von sich selbst zu erzählen und gibt auch keine Tips und Ratschläge; sie kann jedoch beispielsweise fragen: »Wie wäre es für dich, wenn du...«.

Selbstauswertung im Zwiegespräch:

1. Finde deine Stärken:

Was kannst du gut? Sei so spezifisch wie möglich und führe Beispiele dafür an, etwa:

Ich kann meine Teilnehmer sprachlich gut erreichen.

Ich weiß das, weil mir die Teilnehmer oft sagen, wie gut sie meine bildhafte und unkonventionelle Sprache aufnehmen können.

Bereiche der Selbstauswertung:

- Kursinhalte
- Lerntechniken und Methoden
- Beziehungsaufnahme zu Paaren/Kolleginnen...
- Veränderungen im Kurskonzept über Jahre gesehen (Theorie und Methode)

Die zuhörende Partnerin schreibt alle Stärken auf, gruppiert sie nach oben genannten Bereichen und fragt nach Bereichen, die du nicht von selbst ansprichst. Sie ermuntert, weitere Stärken zu finden, und widersteht deiner Tendenz, Schwächen zu beschreiben. Sie hilft, Schwächen in Stärken umzuformulieren.

Zum Schluß händigt sie dir diese Liste aus.

2. Finde Verbesserungsmöglichkeiten:

Beschreibe, in welchen Bereichen (siehe oben) du dich verbessern möchtest.

Die zuhörende Partnerin erstellt eine neue Liste mit all den Wünschen nach Verbesserung, Veränderung, Erweiterung, Verfeinerung ... und händigt dir dann diese Liste aus.

3. Finde Konkretisierungsmöglichkeiten:

Beschreibe, was du tun kannst, um die gewünschten Verbesserungen zu erreichen. Setze konkrete Ziele und lege fest, wann du was tun möchtest. Wie wirst du wahrnehmen können, daß eine Verbesserung eingetreten ist?

Zuhörer(in) ermutigt, spezifisch und konkret zu bleiben, und widersteht deiner Tendenz, die Situation als aussichtslos zu beschreiben. Sie bestärkt dich darin, daß du dich verändern kannst und daß Verbesserung möglich ist.

Erinnerungsstützen für die GeburtshelferInnen

- *Selbst entspannt sein:*
  Tief und ruhig atmen, bei Verspannung mit dem nächsten Ausatmen loslassen.
- *Auf die eigenen Körpersignale achten:*
  Eigene Bedürfnisse wahrnehmen und – wenn möglich – befriedigen (Positionsveränderung, Nahrung, frische Luft, Pause usw.). Es kommt der Gebärenden zugute!
- *Zurückhaltend sein:*
  Die Gebärende ist der Mittelpunkt, Hauptsender und Empfänger! Alle Signale der Gebärenden wichtig nehmen.
- *Mit den Augen strahlen:*
  Oft sprechen wir zwar ruhig und freundlich, der Mund lächelt sogar, aber die Augen schauen gehetzt auf die Uhr, zum Monitor …
- *Bei gestörter Atmosphäre im Raum Ursache herausfinden und zur Beseitigung beitragen:*
  Ist die Beziehung zwischen Frau und Mann, Frau und Arzt, Mann und Hebamme, Arzt und Hebamme usw. angespannt? (Nach klärender Aussprache geht der Geburtsprozeß meist schnell voran.) Ist das Licht zu hell? Der Raum zu heiß?
- *Den Geburtsprozeß ungestört laufen lassen:*
  Keine medizinische Intervention, solange keine notwendigen Gründe vorliegen. Darauf achten, daß Gebärende ihren Energiefluß nicht selbst blockiert, z.B. durch Verspannen, Reden, zu häufige Positionswechsel, falsche Position u.ä.
- *Die Gebärende in entspannter Atmosphäre* (und wenn möglich/nötig, im warmen Wasser) *»baden«:*
  So kann sie besser loslassen und den Geburtsprozeß zulassen.
- *Die Gebärende zum bewußten Ausatmen ermuntern:*
  Anregen (es selbst auch tun!), ruhig bei jedem Ausatmen zu stöhnen oder wohlig »aah« zu sagen; vor allem, wenn sie dazu neigt, beim Einatmen Geräusche zu machen; dazu ermuntern, lieber beim Ausatmen loszulassen: haa-hoo-huu-Laute anbieten, von ee und üi wegbringen.
- *Kein Selbstmitleid unterstützen:*
  Positives Ja-sagen – innerlich, und wenn gewünscht, verbal mit jedem Ausatmen – ist wichtig, damit der Prozeß fließen kann.
- *Auf verspannte Körperteile achten* (Stirn, Kiefer, Schultern, Hände, Po, Oberschenkel):
  Mit jedem Ausatmen der Gebärenden fest oder sanft (wie es sich für beide Beteiligten am besten anfühlt) den verspannten Körperteil ausstreichen oder anwesenden Partner dazu ermuntern. Mit diesem rhythmischen Ausstreichen läßt sich der Atemrhythmus –

wenn nötig – vertiefen und verlangsamen und auch stabilisieren, falls die Gebärende »außer Atem« ist.

- *Scheinbar Unangenehmes positiv bewerten:*
  Stärkere schmerzhafte Wehen und vermehrter Druck im Rücken z.B. weisen meist darauf hin, daß sich etwas tut, daß der Prozeß vorangeht. Unfreiwilliger Stuhlgang und Erbrechen sind Zeichen dafür, daß sich der Körper öffnet (ist oft nötig, wo Energie blockiert war, z.B. wenn sich die Gebärende sehr kontrolliert verhält).
- *Auf eigene Gefühle achten, wenn sich etwas nicht richtig anfühlt:*
  Eigene Instinkte und Intuition wahr- und ernstnehmen.
- *Auf die eigene Sprache achten:*
  Worte wählen, die eher ein Sich-öffnen und Geschehenlassen stimulieren.
- *Die Gebärende an ihr Kind in sich erinnern:*
  ohne ihr das Gefühl zu geben, das Kind sei wichtiger als sie selbst.
- *Positionswechsel anbieten, wenn es sich richtig anfühlt:*
  die Gebärende aber weitgehend selbst bestimmen lassen, ob sie umhergehen oder liegen, sitzen, hocken oder knien will. Darauf achten, daß sie, welche Lage sie auch wählt, entspannt ist und kein Hohlkreuz dabei macht.

Bei Rückenschmerzen auf Positionen achten, bei denen Gebärmutter und kindlicher Kopf möglichst wenig auf die Wirbelsäule drücken. Gegendruck anbieten. In der Austreibungsphase ist allerdings oft mehr als überreden notwendig; die Gebärende dazu bringen, in aufrechter Position zu sein, gerade wenn es langsam oder nicht vorangeht und sie erschöpft ist. Stehend (an 1 oder 2 Personen hängend) ist am besten, da diese Haltung das Becken am beweglichsten hält. Leichtes Rotieren des Beckens zwischen und während der Wehen.

Manchmal ist es allerdings genauso notwendig, zum Liegen zu überreden, wenn eine Frau krampfhaft stehen bleiben will, sich jedoch dabei nicht entspannen kann.

- *Zu Beginn der Austreibungsphase* nur mitteilen, daß sie völlig eröffnet ist.
  Wenn sie möchte, kann sie jetzt mitpressen. Nicht zum Pressen anfeuern! Zum tiefen Durchatmen auch während der Austreibungsphase ermuntern. Sie hält zum Pressen von allein die Luft an oder atmet weiter, während sie preßt, sobald der Preßdrang sie überwältigt.
- *Nach der Geburt des Kindes:*
  Laß dir Zeit und gib der Gebärenden Zeit für das Kind, ihren Partner und sich selbst. Die Natur hat es so eingerichtet, daß die Plazenta gar nicht so schnell kommt. Selbst wenn dies (bei normalem Blutverlust) bis zu 2 Stunden dauert, gib der Versuchung nicht nach, an der Nabelschnur zu ziehen oder auf die Gebärmutter zu drücken. Dadurch löst du eher eine partielle Ablösung und dadurch vermehrte Blutung aus, was einen Eingriff nötig macht.

Laß der Natur ihren Lauf und greife nur ein, wenn es wirklich nötig ist.

Erinnerungsstützen für Eltern

In den letzten Schwangerschaftswochen

Was geschieht?

- Irgendwann in den letzten 4 Wochen senkt sich das Baby tiefer ins Becken der Mutter. Das hat oft Rückenschmerzen, häufigeres Urinieren, unregelmäßigen Stuhlgang und Druckgefühl zur Folge, aber oft auch leichteres Atmen und weniger Druck auf den Magen.
- Manche Babys senken sich jedoch auch erst bei Geburtsbeginn.
- Viele Frauen bemerken mehr Ausfluß als normalerweise, manchmal rosa bis bräunlich.
- Die Babys sind in den letzten Tagen oft weniger aktiv.
- Manche Mütter verlieren kurz vor der Geburt 1-2 kg an Gewicht.
- Die meisten Frauen haben häufigere Vorbereitungswehen, oft sogar einige Stunden lang in regelmäßigeren Abständen.

Tips für dich

- Frage den Arzt bei der letzten Untersuchung, ob das Köpfchen des Babys schon fest im Becken ist.
- Versuche, dich mit jeder Vorbereitungswehe, die du spürst, zu entspannen, so daß sich ein Reflex einspielt und du dich bei jeder Wehe automatisch entspannst.
- Experimentiere bei den Vorbereitungswehen mit den verschiedenen Atemmustern. Finde heraus, welche dir am besten passen.
- Bereite alle Notwendigkeiten und »Extras« vor, für die Geburt in der Klinik/oder für eine Geburt zuhause/oder für die Zeit danach.
- Spanne ein Plastik- oder Wachstuch unter das Leintuch, falls sich die Fruchtblase eines Nachts öffnet und du Fruchtwasser verlierst.

Tips für den Partner

- Bereite deine Kollegen und Vorgesetzten darauf vor, daß du demnächst plötzlich einen Tag frei nehmen oder Urlaub möchtest.
- Mache eine Liste mit all den Telefonnummern, an denen du möglicherweise zu erreichen bist, wenn du gebraucht wirst. Habe vor allem alle Telefonnummern bereit, die du spontan brauchen könntest: Hebamme, Krankenhaus, Großeltern …
- Mache eine Testfahrt zum Krankenhaus (wie lange brauchst du, welche »Schleichwege« für den Stoßverkehr gibt es …?)
- Informiere dich über Parkmöglichkeiten im Krankenhaus.
- Plane oder organisiere etwas Schönes für die Tage (Abende) nach dem errechneten Geburtstermin, damit ihr nicht enttäuscht zu Hause sitzt, wenn das Baby erst ein paar Tage später kommt.

Seid für alles offen. Ein gut »gesenktes« Baby kann sich wieder herausstrampeln, und eine Steißlage kann sich noch während der Eröffnungswehen umdrehen.

Seid auf eine ganz lange und auf eine ganz kurze Geburt eingestellt.

Versucht, außer einer positiven und vertrauensvollen Einstellung, keine vorgefertigte Meinung zu haben.

Spontaner Geburtsbeginn

Was geschieht?

Es kann sein:
- daß die Fruchtblase platzt, das Fruchtwasser herauströpfelt oder in einem großen Schwung kommt und für Stunden/Tage keine beachtenswerten Kontraktionen beginnen;
- daß du den blutigen Schleimpfropf, der den Muttermund verschloß, bemerkst, und die regelmäßigen Kontraktionen erst Stunden/Tage später beginnen;
- daß du einen Tag oder länger regelmäßige Wehen spürst, die weder intensiver werden noch in immer kürzer werdenden Abständen kommen, und die richtigen Geburtswehen, die den Muttermund öffnen, erst viel später beginnen;
- daß du die Kontraktionen der ersten Hälfte der Eröffnungsphase gar nicht bemerkst und plötzlich von starken Kontraktionen überrascht wirst, die in kurzen Abständen kommen;
- daß die Fruchtblase erst am Ende der Eröffnungsphase platzt (sofern sie nicht bei einer internen Untersuchung geöffnet wird);
- daß du den Schleimpfropf übersiehst oder erst nach Wehenbeginn feststellst.

Tips für dich

- Solange Kontraktionen nur 10-30 Sekunden dauern, sind es noch Vorbereitungswehen. Erst Kontraktionen zwischen 50-90 Sekunden öffnen wirksam den Muttermund.
- Solange du keine regelmäßigen, allmählich stärker werdenden Kontraktionen hast, bleibe in deinem normalen Tagesablauf. Wenn jedoch die Fruchtblase platzt und viel Fruchtwasser in einem Schwung herauskommt, bedeutet es, daß das Köpfchen noch nicht oder nicht mehr richtig im Becken sitzt. Du solltest dich gleich hinlegen und eine Hebamme rufen lassen, um einen eventuellen Nabelschnurvorfall auszuschließen oder liegend ins Krankenhaus gebracht zu werden.
- Nachts: Versuche weiterzuschlafen oder dich zumindest auszuruhen, vielleicht mit Hilfe einer Wärmflasche. Stehe morgens wie für einen normalen Tag auf. Bewege dich, aber unternimm nichts Anstrengendes. Du brauchst deine Kraft für die Geburt.
- Du kannst ein warmes Bad nehmen, das kann entspannen und dir noch eine Ruhepause

Tips für den Partner

- Erinnere sie daran, bei jedem Wehenbeginn zunächst auszuatmen.
- Gib Hilfestellung, um den richtigen Atemrhythmus zu finden.
- Biete Ablenkung und Unterhaltung an für die Pausen zwischen den Kontraktionen oder solange sich noch nichts tut (Spiele, Vorlesen, Fernsehen, Spaziergang, Bewegung!).
- Wenn die Kontraktionen *regelmäßig* kommen, kannst du auf die Uhr sehen und die nächstfolgende ankündigen, so daß sie sich innerlich darauf vorbereiten kann.
- Denke daran, daß manche Frauen lieber allein sein möchten, um sich nur darauf zu konzentrieren, was in ihrem Körper vorgeht. Allein daß du da und bereit bist, falls sie dich braucht, ist oft schon ausreichend.
- Vergiß dich selbst nicht, iß und stärke dich, schlafe noch eine Weile, solange sie dich nicht braucht.

geben, oder es aktiviert, so daß die Wehen stärker werden.

- Während des Geburtsprozesses ist alle Energie auf die Gebärmutter gelenkt und der Magen verdaut nichts. Nimm Trinkjoghurt, reine Fruchtsäfte, Kräutertees (Himbeerblätter, Kamille, Zimt) mit Honig. Du kannst auch in kleinen Mengen Honig oder Traubenzucker nehmen, um dich zu stärken, ohne deinen Magen zu belasten.

- Werde nicht zu früh aufgeregt, sonst kommt dir der Geburtsprozeß unendlich lange vor.

Eingeleiteter Geburtsbeginn

Was geschieht?

- Du wirst gebeten, frühmorgens ins Krankenhaus zu kommen. Du wirst untersucht und bekommst wahrscheinlich einen Einlauf oder ein Bad. Wahrscheinlich wirst du auch rasiert.

- Manchmal wird zuerst die Fruchtblase geöffnet, meistens jedoch erhältst du gleich ein künstliches Wehenmittel aus einem Tropf in die Vene deines Armes oder Handrückens.

Tips für dich

- Entspanne dich und deine Scheiden- und Aftermuskeln bei der Untersuchung, bei Einlauf und Rasur.

- Frage nach Kissen. Eine Einleitung ist kein Grund, falsch im Bett zu liegen. Es ist am besten, wenn du auf einer Seite liegst und zwischen den Wehen die Positionen wechselst, so daß du etwas Bewegung hast.

Tips für den Partner

- Die meisten Krankenhäuser erlauben ungefähr eine Stunde, nachdem der Wehentropf angeschlossen wurde (erkundige dich vorher, dann weißt du Bescheid), Zutritt für dich.

- Wenn es euch angenehmer wäre, so besprecht mit dem Personal, daß du von Anfang an dabei sein kannst. Vielleicht braucht sie gerade dann deine Nähe und deinen Zuspruch.

- Ungefähr nach einer Stunde beginnen die Kontraktionen.
- Meist sind bei einer eingeleiteten Geburt die Wehen von Anfang an stärker und die Abstände dazwischen kürzer.
- Mit dem Wehentropf zusammen bekommst du meist einen Wehenmesser und Herztonschreiber, manchmal auch einen Tropf mit Dextrose, damit dein Blutzuckerspiegel nicht sinkt.

- Laß dich nicht bange machen, wenn die Taststifte des elektrischen Meßgerätes verrutschen und die Hebamme sich ärgert, weil du dich bewegst. Es ist wichtig, deine Bedürfnisse wahrzunehmen, wenn es für dich dadurch leichter wird.
- Die Quantität des künstlichen Oxytocins, das in deine Vene tropft, kann reguliert werden, so daß die Wehen nicht so stark sind. Besprich auch diesbezügliche Wünsche mit der Hebamme. In den meisten Fällen besteht kein Grund, weshalb der Geburtsverlauf in 7 Stunden abgeschlossen sein muß. Wenn der Wehentropf richtig reguliert ist, sind die Wehen nicht stärker als bei einer normalen Entbindung.

Es kann auch schöner sein, wenn ihr die letzte Stunde des Wartens vor dem Wehenbeginn gemeinsam verbringt. Bei eingeleiteter Geburt braucht sie vielleicht mehr Zuspruch und Ermunterung als sonst, weil sich ihr Körper an etwas zunächst Unnatürliches gewöhnen muß.
- Rede mit ihr in einer Weise, daß sie sich als Gesamtperson angesprochen fühlt. Gib ihr nicht das Gefühl, daß sie eine arme, schwerkranke Patientin ist, nur weil sie liegt und an Maschinen angeschlossen ist. Es ist trotzdem ihr gesunder Körper, der mit diesen Kontraktionen umgehen kann.
- Hilf ihr, sich zwischen den Wehen zu entspannen.
- Vielleicht tut ihr eine Massage gut (Entspannungsmassage).
- Erinnere sie daran und ermuntere sie, zu seufzen, auszuatmen, Ärger und Verspanntheit wegzublasen.
- Sei ganz bei deiner Partnerin und nicht bei den interessanten Maschinen.

Eröffnungsphase 1-5 cm, normaler Geburtsverlauf

Was geschieht?

- Die Muskeln der Gebärmutter verkürzen sich während der Wehen und entspannen sich in den Wehenpausen.
- Der Muttermund öffnet sich allmählich immer mehr.
- Die Kontraktionen können in 3- bis 5minütigen Abständen kommen und 30-90 Sekunden dauern.
- Oft fühlst du die Kontraktionen als Rückenschmerzen oder als Ziehen im Unterleib.
- Mit jeder Kontraktion spannt sich die Bauchdecke und wird hart und prall.
- Irgendwann im Verlaufe der Eröffnungsphase wirst du wahrscheinlich ins Krankenhaus gehen oder die Hebamme kommt zu euch ins Haus.
- Du wirst untersucht, eventuell rasiert, wahrscheinlich bekommst du einen Einlauf oder ein Abführzäpfchen, und die kindlichen Herztöne werden abgehört.
- Vielleicht wird bei der internen Untersuchung die Fruchtblase geöffnet. Nach dem Abgang des Vorwassers sind die Kontraktionen dann meist stärker.
- Es ist möglich, daß du in der ersten Hälfte der Eröffnungsphase noch gar keine Kontrak-

Tips für dich

- Entspanne dich mit und nach jeder Kontraktion und finde deinen Atemrhythmus.
- Versuche, möglichst viel aufrecht zu sein, weil dadurch der Geburtsprozeß beschleunigt wird. Gehe umher, lehne dich an eine Wand, sitze in der Hocke … o.ä.
- Iß etwas Traubenzucker oder Honig, vor allem, bevor du ins Krankenhaus gehst. Wenn dort eine Urinprobe gemacht wird und der Blutzuckerspiegel in Ordnung ist, kannst du den Dextrosetropf vermeiden. Trinke immer wieder zwischendurch Kamillentee, Himbeerblättertee o.ä.; dein Körper braucht Flüssigkeit und Erfrischung.
- Bleibe solange zuhause, wie du dich wohlfühlst. Gehe ins Krankenhaus, wenn du fühlst, daß du von dort her Hilfe haben möchtest. Wenn du dir wegen der vielleicht längeren Fahrzeit unsicher bist, so ist es möglich, früher wegzufahren und dann noch eine gewisse Zeit im Krankenhausgelände (Park) zu warten, ehe du dich in den Kreißsaal begibst. Wenn du kommst und der Muttermund ist weit eröffnet, so ist die Wahrscheinlichkeit

Tips für den Partner

- Atme zurückhaltend ihren Rhythmus mit. Wenn sie dann von einer plötzlichen Kontraktion überrascht wird und ihren Atemrhythmus nicht finden kann, kann sie deinen Atem wahrnehmen und zu ihrem Rhythmus zurückfinden.
- Voratmen bzw. Mitatmen ist besser als theoretische Anweisungen zu geben: »Atme so oder so …«
- Massiere eventuell im gleichen Rhythmus ihren Arm oder Rücken, abwärts beim Ausatmen und aufwärts beim Einatmen.
- Wann immer sie ihren Rhythmus verliert, atme aus! Dann atmet sie mit aus, und mit dem nächsten Atemzug kann sie ihren Rhythmus wiederfinden.
- Wenn sie Rückenschmerzen hat, presse mit einer Hand gegen ihr Steißbein, dazu eventuell Druckmassage. Sprecht euch ab, was gut tut.
- Ermuntere sie oft, damit sie in ihrem Glauben an ihre eigenen Kräfte gestärkt wird. Rede ihr aber nicht ein, daß sie keine Schmerzen hätte.
- Erinnere sie daran, daß eine gefüllte Blase gegen den sich öffnenden Muttermund drückt. Es ist gut, oft die Bla-

tionen spürst, sondern die ersten Wehen bei 4-5 cm Eröffnung wahrnimmst.

geringer, daß du zusätzlich einen Wehentropf bekommst bzw. an den Monitor angeschlossen wirst.
- Wenn dein Krankenhaus für deine Bedürfnisse offen ist, und du dich dort sicherer fühlst, so gehe ruhig auch früher hin.

se zu leeren. Wahrscheinlich fühlt sie das Bedürfnis dazu nicht.
- Wenn Nebengespräche mit dem Personal (erwünschte Daten, Gespräche über eure Wünsche und Bedürfnisse) erforderlich werden, so nimm ihr diese weitgehend ab. So kann sie sich besser entspannen und auf die Kontraktionen konzentrieren.

Fortgeschrittene Eröffnung 5-10 cm, normaler Geburtsverlauf

Was geschieht?

- Die Kontraktionen sind stärker und die Abstände kürzer (2-10 Minuten).
- Wenn du für die ersten 5 cm etwa 10 Stunden gebraucht hast, so bedeutet dies nicht, daß die nächsten 5 cm nochmals solange dauern. Normalerweise braucht die Eröffnung der ersten 3 cm am längsten.
- In dieser Phase werden gerne Buscopan oder Odolan, zwei krampflösende beziehungsweise entspannend wirkende Mittel, angeboten oder verabreicht.
- Es kann sein, daß du jetzt sehr müde bist und zwischen den Wehen einschläfst. Die hart arbeitende Gebärmutter bekommt alle Sauerstoff- und Blutzufuhr aus deinem Körper.

Tips für dich

- Vielleicht bist du jetzt so erschöpft, daß du liegen möchtest. Lege dich dann auf die Seite. Wechsle die Positionen zwischen den Wehen, bis du wirklich bequem liegst. Manche Frauen ziehen es vor, auf allen Vieren zu knien. Diese Position entlastet vor allem bei Rückenschmerzen.
- Du kannst auch in dieser Phase umhergehen, stampfen, tanzen, wenn dir die Bewegung Erleichterung bringt. Nimm die Positionen, Bewegungen ein, die dir helfen, zu entspannen und loszulassen. Achte darauf: wenn du dich dabei anstrengen mußt oder verkrampfst, verschwendest du unnötige Energie.

Tips für den Partner

- Hilf ihr und erinnere sie daran, sich auf ihren Körper zu konzentrieren. Ermuntere sie und lobe sie. Auch wenn sie sich nicht so fühlt: sie macht Fortschritte.
- Erinnere sie daran, daß euer Baby bald kommen wird. Viele Frauen stehen so intensiv in der Geburtsarbeit, daß sie dabei leicht vergessen, wofür sie das tun.
- Beobachte ihr Gesicht, ihre Schultern, ihre Hände. Hilf mit Entspannungsmassage, erfrischendem Tuch oder Schwamm.
- Arrangiere eventuell, daß sie mehr Kissen bekommt und hochgerichtet im Bett sitzen kann. Oder ermuntere sie,

Deshalb ist der Rest deines Körpers sehr müde.

- Je entspannter du bist, je mehr du dich den Wehen überlassen kannst, desto schneller wird sich der Muttermund öffnen.
- Wenn du die Kontraktionen unerträglich findest, frage selbst, ob du ein Schmerzmittel haben kannst (Buscopan).
- Wenn du dich schwindlig fühlst oder es in deinen Fingern kribbelt, ist der Sauerstoffgehalt in deiner Lunge unausgeglichen. Lege deine Hände über deinen Mund und atme so einige Minuten lang. Wenn das Kribbel- und Schwindelgefühl nachläßt, atme wieder normal, vielleicht weniger hektisch als vorher.
- Achte darauf: Tendierst du dazu, während der Wehen eine bestimmte Position zu wählen, »weil es da weniger weh tut«? (Oft geht es dennoch nicht voran, wenn du nicht bereit bist, dich in den Schmerz einzulassen.)
- Entspannen … nachgeben … mitschwingen … dich deinem Körper anvertrauen! Es ist sicherlich schwer, aber doch so entscheidend.

noch eine Weile im Kreißsaal hin und her zu laufen, wenn sie nicht aus medizinischen Gründen liegen muß.
- Zwischen den Kontraktionen: biete Erfrischungen, in Tee getauchten Schwamm oder Waschlappen zum Aussaugen (weil die Lippen beim Atmen sehr trocken werden); erfrische ihr Gesicht und ihre Hände, wenn sie nicht mehr zum Waschbecken gehen kann oder will; sage nicht: »Entspanne dich doch«, sondern streichle den Körperteil, der verkrampft ist (Entspannungsmassage); hilf ihr, der nächsten Kontraktion entspannt entgegenzugehen; massiere ihren Rücken, wenn sie seitlich liegt und wenn ihr das angenehm ist. Beachte aber auch, daß manche Frauen nicht zu sehr berührt werden wollen.

Die Übergangsphase

Was geschieht?

- Der Muttermund ist etwa 9 cm eröffnet, manchmal ragt nur noch auf einer Seite eine sogenannte Lippe herein.
- Der Kopf des Kindes ragt aus dem fast eröffneten Muttermund heraus (von außen nicht sichtbar) und drückt auf die Scheide. Dadurch wird das Bedürfnis zum Pressen stimuliert.
- Der Muttermund ist jedoch noch nicht ganz eröffnet und die Hebamme verlangt von dir, noch nicht zu pressen.
- Manchmal wird sie bei interner Untersuchung versuchen, die Lippe zurückzumassieren.
- Es ist dir vielleicht zu heiß oder zu kühl. Möglicherweise zitterst du, oder du weinst. Vielleicht mußt du erbrechen, vielleicht willst du eine Vollnarkose oder einfach nach Hause gehen und kein Baby bekommen.
- Manche Wehen sind sehr stark und unregelmäßig und es können auch zwei Kontraktionen aufeinander folgen – ohne Zwischenpause und somit ohne mögliche Entspannung.
- Die Übergangsphase kann 2 Minuten, aber auch bis zu 40 Minuten dauern.
- Viele Frauen haben keine Übergangsphase, zumindest aber nicht so ausgeprägt. Oft ist der Muttermund völlig eröffnet,

Tips für dich

- Trotz allem körperlichen Unwohlsein – freue dich! Du hast es beinahe geschafft, bald kommt dein Baby.
- Versuche jedes Mal, wenn du den Drang zum Pressen verspürst und noch nicht pressen sollst, auszuatmen. Versuche, die Lampe vor dir, die Hebamme, deinen Ärger »wegzublasen«.
- Wenn du dem Drang absolut nicht widerstehen kannst, presse *sachte*! Bei angestrengtem Pressen ermüdest du nur vorzeitig. Dein Baby muß aber erst noch in die richtige Position gleiten, ehe es herausgepreßt wird.
- Konzentriere dich auf's Atmen. Versorge dich selbst und dein Baby mit Sauerstoff (beim Pressen hältst du die Luft an, da bekommt das Baby nichts!).
- Wenn du die Kontraktionen unangenehm findest, atme zu Beginn jeder Kontraktion Lachgas ein.
- Nimm an dieser Stelle besser kein anderes Schmerzmittel mehr, sonst bist du zu müde, um dein Baby zu begrüßen. Bis Buscopan wirkt, bist du ohnehin schon in der Austreibungsphase.

Tips für den Partner

- Wenn sie will, hilf ihr in eine Position, in welcher der kindliche Kopf möglichst wenig auf den Muttermund drückt (Seitenlage, auf allen Vieren).
- Ermuntere sie, durchzuhalten: »Gleich hast du's geschafft«. Wenn du deine Freude zeigst, daß das Baby bald da ist, kann sie selbst auch Freude empfinden.
- Zweifle nicht an ihrer Fähigkeit, durchzuhalten. Ihr Körper ist so vorbereitet, daß er gebären kann.
- Laß sie spüren, daß du da bist.
- Wenn es ihr unangenehm ist, daß sie preßt, obwohl sie noch warten soll, beruhige sie. Die Gebärmutter drückt mit jeder Wehe das Baby nach unten und stoppt auch nicht, wenn noch eine »Lippe« vorsteht. Durch vorzeitiges Pressen kann sie niemandem schaden, aber sie kann sich schonen und nochmals ausgiebig Sauerstoff »tanken«, wenn sie noch ein wenig zuwartet.

wenn die Frau das Bedürfnis zum Pressen spürt, und es ist ein glatter Übergang von der Eröffnungs- zur Austreibungsphase.

Die Austreibungsphase

Was geschieht?

- Die Muskeln der Gebärmutterwand entspannen sich in den Wehenpausen nicht mehr, sondern bleiben kurz und werden mit jeder neuen Wehe noch kürzer. Dadurch verkleinert sich die Gebärmutter und das Baby wird durch die Scheide hinausgeschoben.
- Solange Fortschritte da sind (mehr und mehr vom Kopf des Babys ist zu sehen) und die kindlichen Herztöne normal sind, kann die Austreibungsphase bis zu 2 Stunden dauern. Manchmal wird sie in den Krankenhäusern nach 40-60 Minuten durch Dammschnitt, Zangengeburt oder Vakuumextraktion beendet.
- Der Kopf des Babys preßt genau auf das Rektum. Deshalb verwechseln viele Frauen dieses Gefühl damit, daß sie dringend auf die Toilette müssen.
- Mit jeder Kontraktion wird das Baby von den enger werdenden Gebärmutterwänden vorwärts und auswärts geschoben. Durch dein Pressen hilfst du zusätzlich mit, daß sich die

Tips für dich

- Laß dich von deinem Körper leiten, wie stark du pressen mußt. Manchmal macht die Gebärmutter die Arbeit allein und zusätzliches intensiveres Pressen würde das Perineum belasten, indem es weniger Zeit hat, sich zu dehnen.
- Konzentriere dich darauf, daß deine Scheidenmuskeln entspannt sind und du deinem Körper und deinem Baby genügend Sauerstoff zuführst.
- Wenn du preßt, solange kein Drang dazu da ist, oder wenn du mit Beginn jeder Kontraktion zu pressen beginnst, nur weil du dazu aufgefordert wirst (ohne den Preßimpuls wahrzunehmen), ist es wahrscheinlich, daß es für dich sehr anstrengend wird. Nimm hier deine Impulse wahr.
- Laß dich nicht von der Vermutung irreführen, daß du vorher noch auf die Toilette mußt. Was du fühlst, ist mit großer Sicherheit dein Baby. Selbst wenn sich beim Pressen der After öffnet und Winde oder Stuhlgang abgehen, so ist das

Tips für den Partner

- Sag ihr, wieviel vom Kopf des Babys schon zu sehen ist, oder halte ihr einen Handspiegel hin, damit sie es selbst sehen kann. Das gibt ihr neuen Aufschwung, und es hilft ihr vielleicht, das Pressen in die richtige Gegend zu lenken.
- Erinnere sie daran, beim Pressen den Kopf nach vorne hängen zu lassen. Zwischen den Preßwehen kann sie ihn dann nach hinten legen, damit sie mehr Raum zum Atmen hat.
- Viele Frauen mögen, wenn ihr Kopf während des Pressens gehalten wird.
- Wenn du siehst, daß sie ein Hohlkreuz macht, lege deine Hand unter ihren Rücken und ermuntere sie, gegen deine Hand zu drücken, damit sie wieder in der richtigen, gerundeten Position ist.
- Gib Lob und Ermunterung. Viele Hebammen fordern zu mehr und mehr Pressen auf, obwohl die Frauen schon ihr Letztes geben. Besprich es mit der Hebamme, wenn du das Gefühl hast, daß sie im Mo-

Scheide weitet und sich das Perineum nach außen (unten) wölbt, um Raum zu schaffen für das heraustretende Baby.

- Mit jeder Kontraktion und jedem Vorwärtsdringen des Babys wird die Scheide mehr geweitet, die ganze Scheidengegend fühlt sich heiß an und so, als ob sie zerreißen würde.
- Für manche Frau ist die Scheidengegend wie betäubt, andere erleben den Durchtritt des Kopfes ähnlich einem überwältigenden Orgasmus. Wieder andere wollen nicht pressen, aus Angst vor dem Schmerz der sich dehnenden Scheide.
- Wenn du einen Dammschnitt brauchst, wird dieser normalerweise gemacht, während du eine Kontraktion hast. Wenn er zum richtigen Zeitpunkt gemacht wird, spürst du dabei keinen Schmerz, nur ein Gefühl der Erleichterung. Der Kopf des Babys wird wahrscheinlich bei der nächsten Kontraktion hindurchschlüpfen.
- Vielleicht bekommst du kurz vor der Geburt zwei Spritzen in dein Perineum. Die eine, um die Scheidengegend zu betäuben, wenn ein Schnitt genäht werden muß. Die andere, um ein paar starke Nachwehen hervorzurufen, damit sich die Plazenta leichter löst.
- Dein Baby schlüpft hindurch – dein Baby ist geboren!

völlig normal. Das passiert immer wieder und hat für das Personal nichts Außergewöhnliches an sich.

- Presse vom Zwerchfell abwärts. Du kannst spüren, wie sich beim Pressen die Scheide weitet.
- Laß deinen Kopf vorwärts sinken! Wenn du den Kopf beim Pressen nach hinten legst, preßt du in deinen Hals. Die Kraft und Energie wäre dorthin gelenkt, wo sie nicht gebraucht wird.
- Laß deine Gesichtsmuskulatur, deine Arme, deine Schultern und Beine entspannt. Das Pressen spielt sich nur zwischen Zwerchfell und Scheide ab.
- Ehe du zum Pressen die Luft anhältst, atme ein paar Mal schnell aus und ein. Dann halte die Luft an. Taucher lernen, daß sie so mehr Sauerstoff einatmen als mit einem großen Atemzug. Dasselbe gilt für's Pressen.
- Vertraue der Kraft deiner Wehen und laß zu, daß sie dich offen machen für die Geburt deines Kindes. Wehre dich nicht gegen die Gefühle in deiner Scheide.

ment zuviel fordert. Eine vertrauensvolle Zusammenarbeit ist auf das Zusammenwirken aller Beteiligten angewiesen.

- Rede davon, daß euer Baby gleich da ist. Sie vergißt leicht, wofür die ganze Anstrengung ist.
- Vielleicht braucht sie eine Erfrischung zwischen den Preßwehen oder einfach hin und wieder einen feuchten Waschlappen auf die Stirn. Achte auf kleine Bedürfnisse.
- Wenn du eine Gesichtsmaske tragen mußt, denke daran, daß deine Augen viel ausdrücken können: Abscheu, Angst, Besorgnis; aber auch Verständnis, Zuwendung und Hilfsbereitschaft. Nimm das wahr und bedenke, daß sie unter einer Maske deinen Mund nicht lächeln sehen kann. Tu es mit deinen Augen!
- Wenn die Kontraktionen in der Austreibungsphase nicht mehr stark genug sind und das Baby nur langsam oder gar nicht sichtbar wird, erinnere sie: Während der Kontraktionen in eine Halb-Hockstellung zu gehen, der Beckenausgang ist dabei weiter als im Liegen; mitpressen in dieser Stellung ist einfacher und effektiver; zwischen den Kontraktionen aufzustehen und Kreisbewegungen mit den Hüften zu machen (Bauchtanz).

Mit Hilfe der Schwerkraft und mit Hilfe von Kreisbewegungen wird das Baby nach unten geschoben.

- Manchmal scheint es allerdings auch nicht weiterzugehen, wenn die Frau in aufrechter Position ist. Ein Positionswechsel in jede Richtung kann helfen.

Beim Liegen ist der Preßdrang oft stärker, da der kindliche Kopf nach hinten auf den After preßt.

Anmerkung:

Manche Hebammen möchten nicht in der aufrechten Haltung Geburtshilfe leisten. Dann ist es trotzdem möglich, vorübergehend aufzustehen. Sobald der Kopf am Scheideneingang gut sichtbar ist, legt die Gebärende sich wieder hin.

Die Nachgeburtsphase

Was geschieht in deinem Körper?

- Die Kontraktionen sind jetzt viel geringer. Die Gebärmuttermuskeln ziehen sich so zusammen, daß die Gebärmutter nach einer Stunde nur noch so groß ist wie eine Grapefruit.

Was geschieht mit dem Baby?

- Dein Baby liegt bei dir auf dem Bauch, nuckelt oder schaut dich an.
- Oder es wurde dir nur kurz gezeigt und wird bereits in einer anderen Ecke des Raumes versorgt.

Tips für dich und deinen Partner

- Laßt euch von euren Gefühlen leiten! Vielleicht wollt ihr beide oder einer von euch das Baby gleich in Empfang nehmen, es halten und streicheln.
- Wenn ihr das Baby gleich bekommt, laßt es nuckeln, wenn

- Du wirst ein normales Gefühl der Erleichterung und der Entspannung empfinden.
- Sehr wahrscheinlich bekommst du eine Spritze, um ein paar stärkere zusätzliche Wehen anzuregen, damit sich die Plazenta von der Gebärmutterwand löst. Mit Hilfe einer solchen Spritze kommt sie dann bereits nach wenigen Minuten. Ohne diese Intervention dauert es etwas länger.
- Wenn die Plazenta nicht kommen will, lege dein Baby an die Brust. Das bringt vielleicht noch ein paar natürliche und nützliche Nachwehen. Oder versuche zu hocken, auch das hilft.
- Nachdem die Plazenta nachgekommen ist, wird untersucht, ob sie vollständig ist. Wenn Reste der Plazenta in der Gebärmutter zurückbleiben, kann sich diese nicht vollständig zurückbilden. Das führt zu Blutungen, schmerzhaften Kontraktionen und eventuell zu Entzündungen.
- Du wirst gewaschen, wenn nötig genäht.
- Eventuell bekommst du noch eine Spritze, um dich für die Naht lokal zu betäuben. Oder es wird dir dazu Lachgas angeboten.
- Wenn es dir beim Nähen weh tut, verlange noch eine Spritze. Jetzt brauchst du nicht mehr

- Meist wird das Baby, solange du versorgt wirst, von einer Säuglingsschwester oder dem Kinderarzt untersucht, gewogen, gewaschen und angezogen.
- Oft wird es dir dann noch einmal kurz gezeigt und ins Säuglingszimmer gebracht.
- Besteht darauf, daß euer Baby nicht ins Säuglingszimmer gebracht wird, wenn ihr das nicht wollt. Es geschehen oft Wunder in den konservativsten Kliniken, wenn Eltern sich über ihre Bedürfnisse klar sind und diese ausdrücken.

es will. Das hilft der Rückbildung der Gebärmutter und der Loslösung der Plazenta (wenn nicht ohnehin eine Spritze verabreicht wurde).
- Kläre möglichst schon bei den Vorsorgeuntersuchungen, was deine Hebamme/dein Krankenhaus routinemäßig macht. Werden die Babys erst versorgt und dann den Müttern gezeigt bzw. gegeben? Oder können die Mütter die Babys halten, während sie selbst versorgt werden? Oder ist es gar so, daß die Babys von Anfang an lange bei der Mutter bzw. bei den Eltern bleiben? Wie möchtet ihr diese Zeit verbringen und welchen Platz soll das Kind dabei haben? Sprecht die verschiedenen Wünsche und Möglichkeiten vorher ab und klärt dann mit dem Krankenhaus oder der Hebamme, was möglich ist.

tapfer sein. Diese lokale Betäubung schadet nicht.

- Wenn du dein Baby bei dir
hast, ist Lachgas keine gute
Lösung, da du dich dann nicht
um dein Baby kümmern
kannst.
- Wenn du fertig genäht und
versorgt bist, liegst du meist
noch 2 Stunden im Kreißsaal
zur Beobachtung, falls Nach-
blutungen auftreten sollten.
- Wenn dir die Bettschüssel angeboten wird, frage, ob du
nicht aufstehen kannst. Bei einer normalen Geburt gibt es
keinen Grund, mehrere Stunden lang nur zu liegen. Du
kannst selbst zur Toilette gehen. Vielleicht fühlst du dich
aber sicherer, wenn dich jemand zur Toilette begleitet.
- Kurze Zeit nach der Geburt bekommen manche Frauen
Schüttelfrost. Das ist meist eine Reaktion auf die Umstel-
lung von harter Arbeit auf totale Ruhe des Körpers.
- Bei Schüttelfrost nützen viele
Decken wenig. Bewege dich
selbst, kreise mit den Füßen,
um deine Blutzirkulation anzuregen, oder bitte deinen Partner um eine kraftvolle Massage (speziell die Füße, Beine,
Arme und Hände).

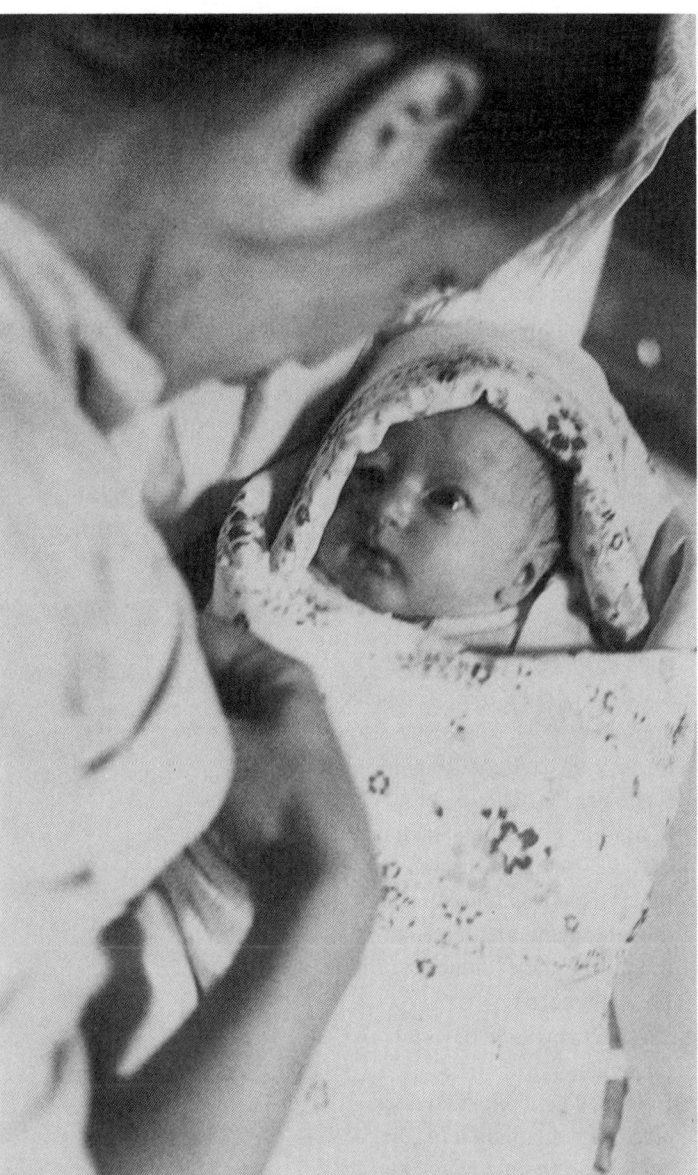

272

Literaturvorschläge für werdende Eltern

Schwangerschaft, Geburt, Wochenbett

Adam, Michael/Daimler, Renate/Korbei, Volker: *Rund ums Kinderkriegen. Was Wichtigste auf einen Blick*, München, Kösel 1997

Albrecht-Engel, Ines (Hg.): *Geburtsvorbereitung. Handbuch für werdende Mütter und Väter*, Reinbek, Rowohlt Tb 1993

Albrecht-Engel, Ines: *Wo bringe ich unser Kind zur Welt? Geburtshaus, Klinik, zu Hause: Vorteile und Risiken*, Reinbek, Rowohlt Tb 1996

Albrecht-Engel, Ines/Albrecht, Manfred: *Kaiserschnitt-Geburt. Vorbereitung, Eingriff, Nachsorge*, Reinbek, Rowohlt Tb 1995

Balaskas, Janet: *Aktive Geburt. Ein praktischer Ratgeber für junge Eltern*, München, Kösel 1993

Balaskas, Janet: *Fit durch die 9 Monate – Fit für die Geburt. Leichte Übungen, die Spaß machen*, München, Kösel 1997

Balaskas, Janet: *Massage für Schwangere. Die natürliche Vorbereitung auf die Geburt*, München, Mosaik 1996

Balaskas, Janet: *Yoga für Schwangere. Übungsprogramm mit Tonkassetten*, München, Kösel 1996

Balaskas, Janet: *Yoga für werdende Mütter*, München, Kösel 1995

Balaskas, Janet/Gordon, Yehudi: *Alles über die Wassergeburt. Der umfassende Ratgeber für werdende Eltern*, München, Kösel 1996

Balaskas, Janet/Gordon, Yehudi: *Mein Baby und ich. Schwangerschaft, Geburt, die ersten Wochen*, Stuttgart, Trias 1994

Berryman, Julia/Thorpe, Karen/Windridge, Kate: *Mut zur späten Schwangerschaft. Mutter werden ab 35*, München, Kösel 1997

Borelius, Maria: *So geht's mir gut nach der Geburt. Was junge Mütter für ihr körperliches und seelisches Wohlbefinden tun können*, München, Kösel 1996

Brunn, Sylvia/Schmidt, Eberhard: *Die Kunst des Stillens*, Niedernhausen, Falken Tb 1996

Chamberlain, David: *Woran Babys sich erinnern. Die Anfänge unseres Bewußtseins im Mutterleib*, München, Kösel [3]1994

Charlish, Anne: *Gesund und entspannt in der Schwangerschaft. Sanfte Heilmethoden*, München, Kösel 1996

Church, Dawson: *Zwiesprache. Kontakt mit der Seele deines ungeborenen Kindes*, Neuwied, Smaragd 1994

Flanagan, Geraldine Lux: *Ein Kind kommt in die Welt. Die wundervolle Entwicklung von der Empfängnis bis zur Geburt*, München, Mosaik 1996

Fritsch, Julie/Ilse, Sherokee: *Unendlich ist der Schmerz... Eltern trauern um ihr Kind*, München, Kösel 1995

Geisel, Elisabeth: *Tränen nach der Geburt. Wie depressive Stimmungen bewältigt werden können*, München, Kösel 1997

Hertl, Michael: *Die Welt des ungeborenen Kindes. Unser Leben vor der Geburt. Entwicklung, Verhalten, Gefühle*, München, Piper 1994

Horner, Maria: *Aus dem Leben einer Hebamme*, Wien, Böhlau [2]1994

Kitzinger, Sheila: *Bereit zur Geburt. Das Übungsprogramm mit Tonkassette*, München, Kösel 1986

Kitzinger, Sheila: *Geburt ist Frauensache. Leitfaden für eine selbstbestimmte Geburt*, München, Kösel 1993

Kitzinger, Sheila: *Hausgeburt. Ein Ratgeber für werdende Eltern*, München, Kösel 1994

Kitzinger, Sheila: *Schwangerschaft und Geburt. Das umfassende Handbuch für junge Eltern*, München, Kösel [7]1992

Kitzinger, Sheila/Bailey, Vicky: *Mein Schwangerschaftsbuch. Der persönliche Begleiter für alle Wochen der Schwangerschaft. Mit Informationen, praktischen Tips und Übungen*, München, Kösel [2]1991

Korbei, Volker/Adam, Michael: *Natürliche Geburten. Mit Tipps zur Babypflege*, München, Kösel 1997

Leboyer, Frédérick: *Atmen und Singen* (Übungskassette zu *Die Kunst zu atmen*), München, Kösel 1984

Leboyer, Frédérick: *Geburt mit Leboyer. 1: Geburt. 3: Wellen des Lebens (Videos)*, München, Kösel 1985

Leboyer, Frédérick: *Geburt ohne Gewalt*, München, Kösel [8]1995

Leboyer, Frédérick: *Das Geheimnis der Geburt*, München, Köscl 1997

Leboyer, Frédérick: *Die Kunst zu atmen*, München, Kösel 1983

Lothrop, Hannah: *Gute Hoffnung – jähes Ende. Ein Begleitbuch für Eltern, die ihr Baby verlieren, und alle, die sie unterstützen wollen*, München, Kösel [5]1996

Lothrop, Hannah: *Das Stillbuch*, München, Kösel [22]1997

Ludington-Hoe, Susan M./Golant, Susan K.: *Liebe geht durch die Haut. Eltern helfen ihrem frühgeborenen Baby durch die Känguruh-Methode*, München, Kösel 1994

Mühlratzer, Eva/Horkel, Wilhelm: *Kaiserschnitt. Ein praktischer und psychologischer Ratgeber*, München, Kösel [2]1992

Nees-Delaval, Barbara: *Ich bekomme ein Baby. Wegweiser für Schwangerschaft und Geburt*, Niedernhausen, Falken [6]1996

Odent, Michel: *Geburt und Stillen. Über die Natur elementarer Erfahrungen*, München, Beck 1994

Odent, Michel: *Die sanfte Geburt*, Bergisch-Gladbach, Bastei-Lübbe Tb 1990

Odent, Michel/Johnson, Jessica: *Wir alle sind Kinder des Wassers*, München, Kösel 1995

Peterson, Gayle: *9 Monate... und viele Fragen. Wie ich mich emotional auf die Geburt vorbereite*, München, Kösel 1995

Preuschoff, Gisela: *Mein Buch für die Schwangerschaft. Ganzheitliche Anregungen für Körper und Seele*, Köln, PapyRossa 1997

Przyklenk, Andrea: *Liebe und Sex junger Eltern. Ein Ratgeber für die Schwangerschaft und die Zeit danach*, München, Kösel 1996

Schindele, Eva: *Schwangerschaft. Zwischen "guter Hoffnung" und medizinischem Risiko*, Hamburg, Rasch und Röhring 1995

Staehr, Elsbeth von: *Der große Atemzug fürs Kind. Schwangerschaftsgymnastik, Geburtsvorbereitung, Geburt*, Berlin, Springer 1990

Stillerman, Elaine: *Wohltuende Massagen in der Schwangerschaft*, München, Kösel 1996

Strobel, Kornelia: *Frühgeborene brauchen Liebe. Was Eltern für ihr "Frühchen" tun können*, München, Kösel [3]1993

Stukane, Eileen: *Träume in der Schwangerschaft. Eine Hilfe für werdende Eltern, sich selbst und ihr Baby besser zu verstehen*, München, Kösel 1996

Tomatis, Alfred: *Klangwelt Mutterleib. Die Anfänge der Kommunikation zwischen Mutter und Kind*, München, Kösel [2]1996

Trienekens, Frauke: *Das Still-Video*, München, Kösel 1997

Weed, Susun S.: *Naturheilkunde für schwangere Frauen und Säuglinge. Ein Handbuch*, Berlin, Orlanda Frauenverlag [2]1992

Wilberg, Gerlinde M./Brüser, Elke: *Zeit für uns. Ein Buch über Schwangerschaft, Geburt und Kind*, München, Kunstmann 1996

Zimmer, Katharina: *Das Leben vor dem Leben. Die seelische und körperliche Entwicklung im Mutterleib*, München, Kösel [5]1996

Vater-Sein

Balaskas, Janet: *Väter begleiten die Aktive Geburt. Gemeinsam Schwangerschaft und Geburt erleben*, München, Kösel 1994

Colman, Arthur/Colman, Libby L.: *Wir sind schwanger*, Bergisch-Gladbach, Bastei-Lübbe Tb 1993

Gustafsson, Lars H.: *Wir Väter. Was Männer an ihren Kindern haben und Kinder von ihren Vätern brauchen*, Stuttgart, Kreuz [2]1994

Hass, Aaron: *Ich hätte nie gedacht, dass ich so gern Vater bin*, München, Kösel 1996

Leibold, Gerhard: *Ich werde Vater! Ein Ratgeber für die Zeit vor und nach der Geburt*, München, Humboldt Tb o.J.

Mallmann, Helmut W.: *Schwangerschaftsbuch für Männer*, Ravensburg, Ravensburger Buchverlag [2]1996

Schlenz, Kester: *Mensch Papa! Vater werden – Das letzte Abenteuer. Ein Mann erzählt*, München, Mosaik 1996

Leben mit Kindern

Austermann, Marianne/Wohlleben, Gesa: *Zehn kleine Krabbelfinger. Spiel und Spaß mit unseren Kleinsten*, München, Kösel [13]1997

Austermann, Marianne/Wohlleben, Gesa: *Zehn kleine Krabbelfinger* (Liedkassette mit 23 Liedern), München, Kösel 1993

Blume, Angelika/Bopp, Annette (Hg.): *Das erste Jahr. Das umfassende Handbuch für die junge Familie*, München, Kösel 1993

Cadalbert-Schmidt, Yolanda: *Sind Mütter denn an allem schuld?* München, Kösel [4]1993

Czermak, Hans: *Die erste Kindheit. Ein ärztlicher Ratgeber für das 1. und 2. Lebensjahr*, Wiener Neudorf, Österreichischer Bundesverlag [5]1991

Eason, Cassandra: *Der inneren Stimme vertrauen. Mütter und ihr sechster Sinn*, München, Kösel 1995

Jones, Sandy: *Schreiende Babys – schlaflose Nächte*, Ravensburg, Ravensburger Buchverlag [9]1996

Kitzinger, Sheila: *Das Jahr nach der Geburt. Ein Überlebenshandbuch für Mütter*, München, Droemer Knaur 1995

Kitzinger, Sheila: *Wenn mein Baby weint. Praktische Hilfen und Informationen für Eltern*, München, Kösel [3]1993

Laves, Clara U./Trienekens, Frauke: *Babymassage – Kontakt durch Berührung* (Video), Hannover, Staude 1996

Leboyer, Frédérick: *Geburt mit Leboyer. 2: Sanfte Hände* (Video), München, Kösel 1984

Leboyer, Frédérick: *Sanfte Hände. Die traditionelle Kunst der indischen Baby-Massage*, München, Kösel [15]1996

Manns, Anja/Schrader, Anne Ch.: *Ins Leben tragen. Entwicklung und Wirkung des Tragens von Kleinstkindern unter sozialmedizinischen und psychosozialen Aspekten*, Berlin, VWB 1995

Prekop, Jirina: *Der kleine Tyrann. Welchen Halt brauchen Kinder?* München, Kösel [16]1995

Prekop, Jirina: *Schlaf Kindlein – verflixt noch mal! Ein Ratgeber für genervte Eltern*, München, Kösel [3]1996

Preuschoff, Gisela: *Ganz entspannt mit Kind und Kegel. Meditationen für gestresste Mütter*, München, Kösel 1997

Preuschoff, Gisela: *Von 0 bis 3. Alltag mit Kleinkindern*, Köln, PapyRossa [10]1996

Rahn-Huber, Ulla: *Der ultimative Survival-Guide für junge Eltern*, München, Kösel 1997

Sanger, Sirgay: *Schau, ich will dir was sagen! Die wortlose Sprache der Babys*, München, Kösel 1992

Schneider, Vimala: *Baby-Massage. Praktische Anleitung für Mütter und Väter*, München, Kösel [6]1996

Sichtermann, Barbara: *Leben mit einem Neugeborenen. Ein Buch über das erste halbe Jahr*, Frankfurt, Fischer Tb [19]1996

Solter, Aletha J.: *Warum Babys weinen. Die Gefühle von Kleinkindern*, München, Kösel [7]1996

Stern, Daniel N.: *Mutter und Kind. Die erste Beziehung*, Stuttgart, Klett-Cotta [2]1994

Stern, Daniel N.: *Tagebuch eines Babys. Was ein Kind sieht, spürt, fühlt und denkt*, München, Piper [4]1996

Walker, Peter: *Das entspannte Baby. Mehr Wohlbefinden für Ihr Kind durch Massage und Gymnastik*, München, Kösel [2]1993

Williams, Frances: *Babypflege leichtgemacht. Schritt für Schritt erklärt und illustriert* (aufstellbares Ringbuch), München, Kösel 1997

Zimmer, Katharina: *Das wichtigste Jahr. Die körperliche und seelische Entwicklung im ersten Lebensjahr*, München, Kösel [5]1996

Sonstiges

Alexander, Gerda: *Eutonie. Ein Weg der körperlichen Selbsterfahrung*, München, Kösel [8]1992

Allwinn, Sabine: *Entdecken, was guttut. Sich wohl fühlen im Alltag*, München, Kösel 1996

Bräutigam, Walter/Christian, Paul: *Psychosomatische Medizin*, Stuttgart, Thieme [5]1992

Drake, Jonathan: *Alexandertechnik*, Düsseldorf, Econ Tb 1997

Eberwein, Werner: *Abenteuer Hypnose. Heilung durch Trance*, München, Kösel 1996

Eberwein, Werner: *Angst verwandeln in Gelassenheit. Selbsthypnose mit Musik* (CD), München, Kösel 1996

Eberwein, Werner: *Selbstheilungskräfte in der Seele entfalten. Selbsthypnose mit Musik* (CD), München, Kösel 1996

Elleberger, Oswald: *Qi Gong. Grundübungen und Grundlagen für Anfänger und Fortgeschrittene*, München, Kösel 1995

Feldenkrais, Moshé: *Die Feldenkrais-Methode in Aktion. Eine ganzheitliche Bewegungslehre*, Paderborn, Junfermann 1990

Fromm, Erich: *Die Kunst des Liebens*, München, dtv 1996

Fuchs, Marianne: *Funktionelle Entspannung. Theorie und Praxis eines körperbezogenen Psychotherapieverfahrens*, Stuttgart, Hippokrates o.J.

Gräff, Christine: *Konzentrative Bewegungstherapie in der Praxis*, Stuttgart, Hippokrates [2]1989

Grof, Stanislav: *Geburt, Tod und Transzendenz. Neue Dimensionen in der Psychologie*, Reinbek, Rowohlt Tb 1991

Langbein, Kurt/Martin, Hans P./Weiss, Hans (Hg.): *Bittere Pillen 1996/98. Nutzen und Risiken der Arzneimittel. Ein kritischer Ratgeber*, Köln, Kiepenheuer & Witsch 1996

Leuner, Hanscarl: *Lehrbuch der Katathym-imaginativen Psychotherapie*, Bern, Huber [3]1994

Lowen, Alexander: *Freude. Die Hingabe an den Körper und das Leben*, München, Goldmann Tb 1996

Lowen, Alexander/Lowen, Leslie: *Bioenergetik für jeden. Das vollständige Übungshandbuch*, München, Goldmann Tb 1996

Middendorf, Ilse: *Der erfahrbare Atem. Eine Atemlehre*, Paderborn, Junfermann [8]1993

Mitscherlich, Margarete: *Die friedfertige Frau*, Frankfurt, Fischer Tb 1996

Montagu, Ashley: *Körperkontakt. Die Bedeutung der Haut für die Entwicklung des Menschen*, Stuttgart, Klett-Cotta [8]1995

Perls, Frederick S.: *Gestalt-Therapie in Aktion*, Stuttgart, Klett-Cotta [8]1996

Reich, Eva/Zornànszky, Eszter: *Lebensenergie durch Sanfte Bioenergetik*, München, Kösel 1997

Scheu, Ursula: *Wir werden nicht als Mädchen geboren – wir werden dazu gemacht. Zur frühkindlichen Erziehung in unserer Gesellschaft*, Frankfurt, Fischer Tb [20]1995

Seiler, Susanne G.: *Die richtige Therapie finden. Ganzheitliche Methoden für Körper, Geist und Seele*, München, Kösel 1995

Watzlawick, Paul: *Anleitung zum Unglücklichsein*, München, Piper 1997

Zemach-Bersin, David/Zemach-Bersin, Kaethe/Reese, Mark: *Gesundheit und Beweglichkeit. 10 Feldenkrais-Lektionen*, München, Kösel 1992

Zemach-Bersin, David/Reese, Mark: *Relaxercise – Gesund und beweglich mit Feldenkrais-Übungen* (4 CDs), München, Kösel 1994

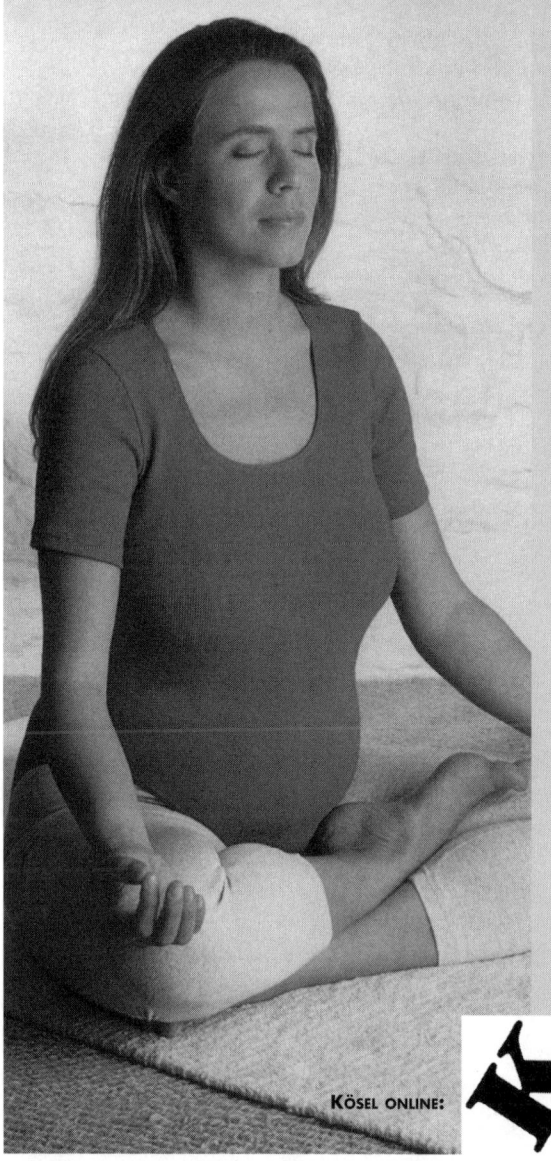

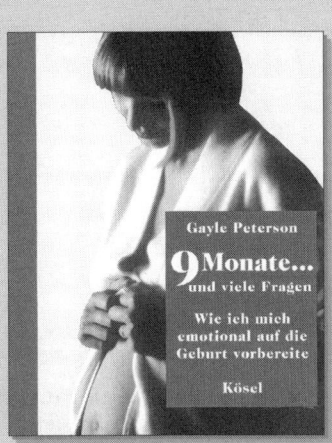
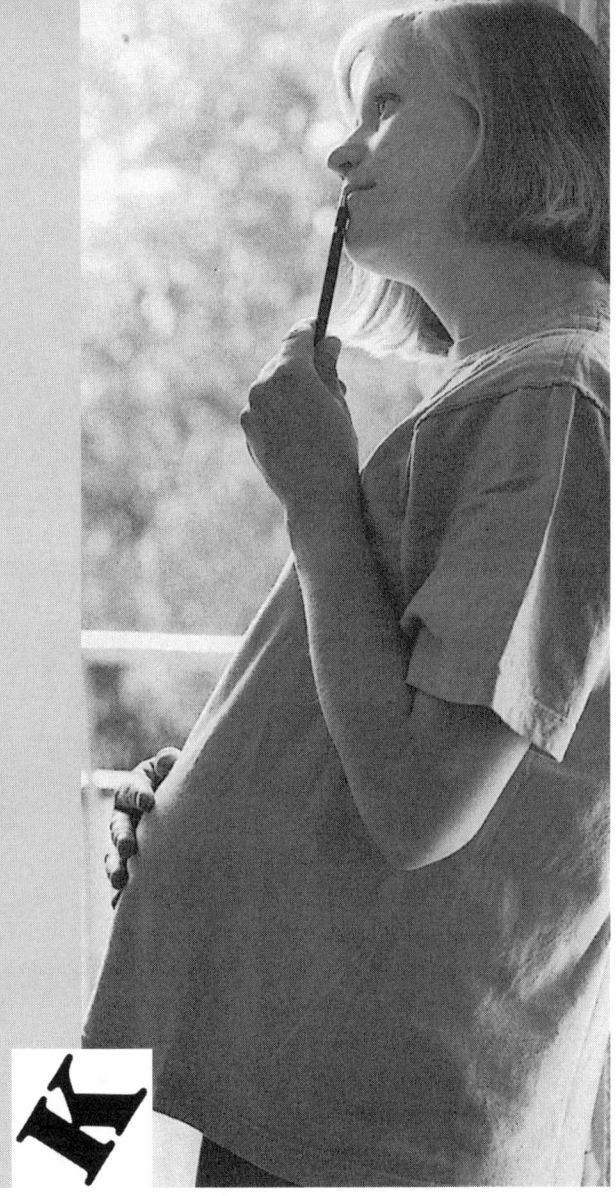

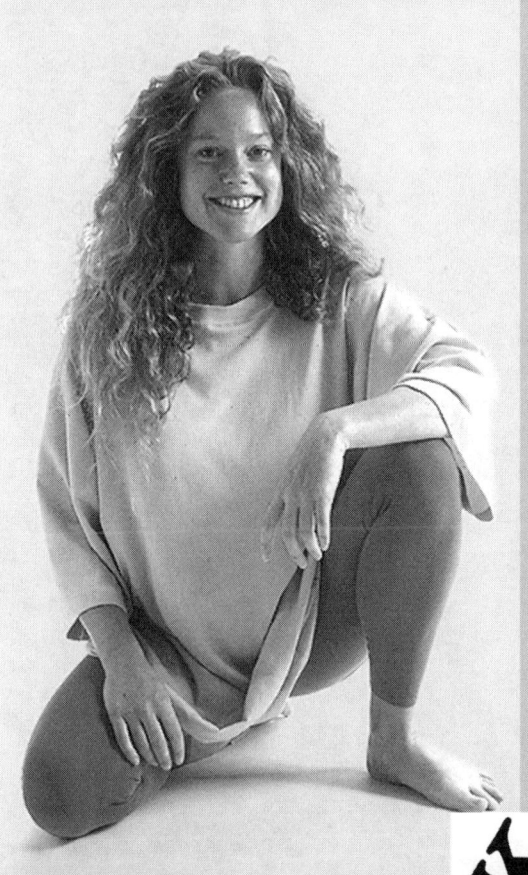
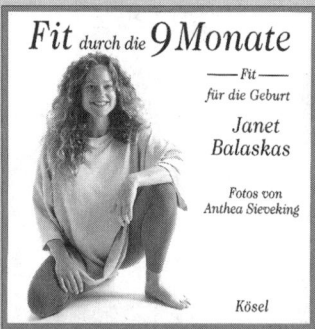